Hämophilie zur Jahrtausendwende

Springer
Berlin
Heidelberg
New York
Barcelona
Hongkong
London
Mailand
Paris
Singapur
Tokio

A. Kurme   H. J. Klose   H. Lenk
M. H. Maurer   H.-J. Beer   (Hrsg.)

Hämophilie zur Jahrtausendwende

Ausgewählte Beiträge
aus den Darmstädter Gesprächen 1986–1999
zu psychosozialen Aspekten

Unter Mitarbeit von
G. Auerswald, U. Braun, W. Eberl, H. Egli, M. Endres, A. Haack
C. Heinrichs, L. Hempelmann, F.H. Herrmann, T. Hilberg
H. Hofmann, J. Ingerslev, R. Kobelt, M. Kunz, G. Lauth
W. Lesemann, M.H. Maurer, J. Oldenburg, K. Poek, H. Scheel
A. Scheer, K. Schimpf, C. Schmitt, R. Schwaab, M. van der Loo
Z. Vorlova, A. Wagner, S. Wässer, J. Weisser, J. Wendisch
R. Zimmermann, B. Zoll

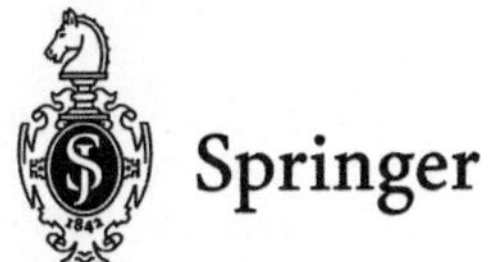

Springer

Dr. med. ANATOL KURME
Scharpenbargshöhe 9, 21149 Hamburg

Priv.-Doz. Dr. med. HANS JOACHIM KLOSE (†)

Priv.-Doz. Dr. med. HARALD LENK
Klinik und Poliklinik für Kinder und Jugendliche der Universität Leipzig
Oststr. 21–25, 04317 Leipzig

Gymn.-Prof. MAXIMILIAN H. MAURER
Landesarbeitsgemeinschaft „Hilfe für Behinderte" in Bayern e.V. (LAGH)
Weißenburger Str. 43, 81667 München

Dr. rer. nat. HANS-JÖRG BEER
Grifols Deutschland GmbH
Siemensstr. 18, 63225 Langen

ISBN-13:978-3-642-63989-0   e-ISBN-13:978-3-642-59474-8

DOI: 10.1007/978-3-642-59474-8

Die Deutsche Bibliothek – CIP-Einheitsaufnahme
Hämophilie zur Jahrtausendwende: ausgewählte Beiträge aus den
Darmstädter Gesprächen 1986–1999 zu psychosozialen Aspekten/Hrsg.:
Anatol Kurme ... Unter Mitarbeit zahlreicher Fachwissenschaftler. –
Berlin; Heidelberg; New York; Barcelona; Hongkong; London;
Mailand; Paris; Singapur; Tokio: Springer, 2001

Springer-Verlag Berlin Heidelberg New York
ein Unternehmen der BertelsmannSpringer Science+Business Media GmbH
http://www.springer.de
© Springer-Verlag Berlin Heidelberg 2001
Softcover reprint of the hardcover 1st edition 2001

Einbandgestaltung: de'blik, Berlin
Satz: K+V Fotosatz GmbH, Beerfelden

Gedrucht auf säurefreiem Papier   SPIN: 10794790   26/3130SM – 5 4 3 2 1 0

Vorwort

Seit Menschengedenken ist die im allgemeinen Sprachgebrauch als Bluterkrankheit bezeichnete Hämophilie existent. Bis in die Mitte des 20. Jahrhunderts wurden alle mit ihr verbundenen körperlichen und seelischen Krankheitserscheinungen sowie sozialen und gesellschaftlichen Benachteiligungen als unausbleiblich angenommen. Das Lebensschicksal der Betroffenen war von Resignation bestimmt, ihre Lebenserwartung sehr gering. Erst die Klärung der Krankheitsursache ermöglichte wirksame medizinische Behandlungsansätze, die in den letzten vier Jahrzehnten das Krankheitsgeschehen grundlegend verändert haben und an deren Ende voller Optimismus Entwicklungen in Gang gesetzt worden sind, die eine Heilung dieser Erkrankung durchaus in Aussicht stellen.

So erschien es uns geboten, den Ablauf dieses Prozesses besonders im Hinblick auf seine psychosozialen Auswirkungen zu dokumentieren wie auch eine Einbindung in die allgemeine Behindertenproblematik und Selbsthilfebewegung anhand von Originalreferaten aus den Darmstädter Gesprächen der Jahre 1986–1999 – um einige gesonderte Beiträge ergänzt – darzustellen. Ganz bewusst wurde auf eine redaktionelle Angleichung verzichtet, um die individuelle Gestaltung und persönliche Einschätzung nicht zu beeinträchtigen. Zum besseren Verständnis sind den jeweiligen Abschnitten kurze einleitende Anmerkungen vorangestellt.

Die Darmstädter Gespräche bieten in jährlich stattfindenden Seminaren zu psychosozialen Aspekten chronisch Kranker vorwiegend ärztlichen Hämophiliebetreuern, Psychologen und Betroffenen ein Ausspracheforum zu internationalem Erfahrungsaustausch.

Dank sagen möchten wir gleichermaßen allen, die uns bei den Vorbereitungen zu diesem Projekt tatkräftig unterstützt haben, den an der Gestaltung dieses Buches beteiligten Autoren, Frau H. Ritter für die Manuskripterstellung, dem Springer-Verlag für seine Bereitschaft zur Realisierung dieses Vorhabens und der Grifols Deutschland GmbH, ohne deren finanzielle Unterstützung weder die Fortsetzung der Darmstädter Gespräche noch die Drucklegung zu realisieren gewesen wäre.

Herbst 2000   Die Herausgeber

Inhaltsverzeichnis

Hämophilie: Historische und psychosoziale Aspekte

Hämophilie: Rehabilitation und Integration

Hämophilie: Vom Gen zur Gentherapie

Mitarbeiterverzeichnis

AUERSWALD, GÜNTER, Dr. med., Zentralkrankenhaus St.-Jürgen-Straße,
Prof.-Hess-Kinderklinik, St.-Jürgen-Straße 28, 28203 Bremen

BRAUN, UTE, Dr. med., Lommelstraße 8c, 81479 München

EBERL, WOLFGANG, Dr. med., Städtisches Klinikum Braunschweig,
Kinderklinik, Holwedestraße 16, 38118 Braunschweig

EGLI, HANS, Prof., Sachsenstraße 1, 53175 Bonn

ENDRES, MANFRED, Dr. med., Spiegelstraße 5, 81241 München

HAACK, ANJA, Dr., Dieksdamm 1a, 24640 Schmalfeld

HEINRICHS, CHRISTL, Priv.-Doz. Dr. med., Städt. Krankenhaus
am Friedrichshain, Hämophiliezentrum, Landsberger Allee 49, 10249 Berlin

HEMPELMANN, LOTHAR, Dr. med., Facharzt für Kinderheilkunde,
Kinderkrankenhaus Lindenhof, Gotlindestraße 2–20, 10365 Berlin

HERRMANN, FALKO H., Prof. Dr. Dr., Institut für Humangenetik,
Ernst-Moritz-Arndt-Universität, Fleischmannstraße 42–44, 17487 Greifswald

HILBERG, THOMAS, Dr. med., Friedrich-Schiller-Universität Jena,
Sportmedizin, Wöllnitzer Straße 42, 07749 Jena

HOFMANN, HANS, Dorfstraße 27c, 14476 Töplitz

INGERSLEV, JØRGEN, Dr. med., Haemophilia Centre, Department
of Clinical Immunology, University Hospital Skeyjby, DK-8200 Aarhus

KOBELT, RAINER, Dr. med., Facharzt für Kinder und Jugendliche,
Seftigenstraße 240, CH-3084 Wabern

KUNZ, MATTHIAS, Schorerstraße 3–18, 81547 München

LAUTH, GERHARD, Prof. Dr. med., Universität zu Köln, Heilpädagogische
Fakultät, Heilpädagogische Psychologie, Klosterstraße 79b, 50931 Köln

LESEMANN, WERNER, Diplom-Psychologe, Psychotherapeut, Milchstraße 31a,
26123 Oldenburg

OLDENBURG, JOHANNES, Dr. med., Institut für Humangenetik
der Universität Würzburg, Am Hubland, 97074 Würzburg

POEK, KLAUS, Steengravenweg 8, 10407 Berlin

SCHEEL, HORST, Dr. med., Perrestr. 1, 04229 Leipzig

SCHEER, ANGELA, Univ.-Prof. Dr. med., Universitäts-Kinderklinik,
Arbeitsgruppe für pädiatrische Psychosomatik
und pädiatrische Psychotherapie, Auenbrugger Platz 15, A-8036 Graz

SCHIMPF, KLAUS, Prof. Dr. med., ehem. Direktor der Rehabilitationsklinik
Heidelberg, Trübnerstraße 15, 69121 Heidelberg

SCHMITT, C., Dr. med., Institut für Experimentelle Hämatologie
und Transfusionsmedizin der Universität Bonn, Sigmund-Freud-Straße 25,
53127 Bonn

SCHWAAB, R., Dr. med., Institut für Experimentelle Hämatologie
und Transfusionsmedizin der Universität Bonn, Sigmund-Freud-Straße 25,
53127 Bonn

VAN DER LOO, MAARTEN, ehem. Psychologe der Van Creveldkliniek,
Breitnerlaan 12, 3582 HB Utrecht, Niederlande

VORLOVA, Z., Dr. med., Institut für Hämatologie und Bluttransfusion,
U Nemocnice 1, 12820 Prag, Tschechien

WAGNER, A., Prof. Dr. med., Klinik und Poliklinik für Neurologie
der Universität Leipzig, Oststraße 21–25, 04317 Leipzig

WÄSSER, S., Prof. Dr. med., Universitätskinderklinik Leipzig,
Oststraße 21–25, 04317 Leipzig

WEISSER, JOCHEN, Dr. med., Fachkrankenhaus Neckargemünd,
Pädiatrie/Neuropädiatrie, Im Spitzerfeld 25, 69151 Neckargemünd

WENDISCH, JÖRG, Dr. med., Universitätsklinikum Carl Gustav Carus, Klinik
und Poliklinik für Kinderheilkunde, Fetscherstraße 74, 01307 Dresden

ZIMMERMANN, RAINER, Prof. Dr. med., Kurpfalzkrankenhaus Heidelberg,
Rehabilitationsklinik und Hämophiliezentrum, Bonhoefferstraße 5,
69123 Heidelberg

ZOLL, BARBARA, Priv.-Doz. Dr. med., Institut für Humangenetik
der Universität Göttingen, Heinrich-Dücker-Weg 12, 37073 Göttingen

Behindertenproblematik und Selbsthilfebewegung

Einleitung

M. H. MAURER

Einleitung

Der Zusammenschluss von Menschen mit gleichen oder sehr ähnlichen Problemen aus gesundheitlichen, gesellschaftlichen, politischen oder wirtschaftlichen Gründen kann im Sinne einer kollektiven Selbsthilfe sehr tragfähige und förderliche Wege finden, durchsetzen und tradieren.

Vorstellungen über kollektive Selbsthilfe reichen in der Geschichte wahrscheinlich weiter zurück, als durch Quellen belegbar ist, vielleicht bis in die Anfänge urbaner Kulturen. Zünfte und Gilden des Mittelalters sind Formen von Selbsthilfezusammenschlüssen, auch die Gründungen der Genossen- und Gewerkschaften im 19. Jahrhundert sind Vorstellungen einer Selbsthilfe entsprungen.

Solidarität und Verantwortungsgefühl füreinander waren tragende Prinzipien, wie sie in der Selbsthilfebewegung der Gegenwart nach wie vor praktiziert werden.

Behindertenselbsthilfe im spezifischen Sinn beginnt nach dem ersten und besonders intensiv nach dem zweiten Weltkrieg mit der Gründung von Kriegsopferverbänden; die heute außerordentlich erfolgreiche Selbsthilfe-Organisation der Blinden- und Sehbehinderten wurde z. B. in Bayern im Jahr 1920 aufgebaut.

Die Entstehung der Behindertenselbsthilfeorganisationen bis hin zu Landesarbeitsgemeinschaften und der Bundesarbeitsgemeinschaft kann verstanden werden als Reaktion auf die zunehmende Orientierung der Spitzenverbände der freien Wohlfahrtspflege auf die Durchsetzung von Trägerinteressen für Einrichtungen, z. B. zur Rehabilitation, zur Pflege, zur Berufsbildung.

Eine dynamische Entwicklung der Behindertenselbsthilfe beginnt in Deutschland in den frühen sechziger Jahren. Schrittmacher waren zunächst Elternverbände, wie z. B. die Lebenshilfe für geistig behinderte Kinder und der Spastikerverband.

Neue Problemlagen in der gegenwärtigen Zeit und neue Partizipationsbedürfnisse behinderter Menschen einerseits, andererseits die Ergebnisse der medizinischen, biologischen und biochemischen Forschung mit hochdifferenzierten diagnostischen und therapeutischen Konzepten, haben auch der Selbsthilfebewegung neue Anschübe gebracht und ein stark spezifiziertes Erscheinungsbild erzeugt.

Der größte Teil der Selbsthilfebewegung wird heute von Gruppen, Vereinen und Verbänden der Behindertenselbsthilfe getragen, die längst auch Menschen mit chronischen Erkrankungen und psychischen Leiden einbeziehen. Zwei Drittel bis drei Viertel der Selbsthilfe in allen gesellschaftlichen Bereichen sind der Behindertenselbsthilfe zuzurechnen (Strunz 1997); sie bildet den solidesten und konstantesten Anteil: Geringste Fluktuation, hohe Kontinuität, höchster Organisationsgrad. Dies ist nicht zuletzt daraus zu erklären, dass chronische Krankheit und Behinderung zum Lebensalltag dieser Menschen dazugehören und damit die sozialen und psychischen Nöte lebenslang von existenzieller Bedeutung sind.

Selbsthilfe ist definierbar als innovative Form der Auseinandersetzung mit den Problemen einer Gruppe von betroffenen Menschen; sie geht dementsprechend stets von individueller Befindlichkeit aus. Selbsthilfe erstrebt grundsätzlich eine Emanzipation von überformender Fremdhilfe an, also eine Selbstbestimmung unter Achtung der Eigenheiten eines Lebens mit Behinderung oder chronischer Krankheit.

Heute sind in Deutschland unter dem Dach der Bundesarbeitsgemeinschaft Hilfe für Behinderte e. V. (BAGH) bundesweit tätige Verbände von Menschen mit unterschiedlichen Behinderungen oder chronischen Erkrankungen, in den Landesarbeitsgemeinschaften (LAGH) die Landesverbände und Landesgruppen der einzelnen Bundesländer vereint. In diesen Dachverbänden gewinnen die Mitglieder nach innen steten Kompetenzzuwachs durch Erfahrungsaustausch und nach außen effiziente Bündelung ihrer Anliegen und Forderungen gegenüber parlamentarischen und administrativen Institutionen und der breiten Öffentlichkeit.

Die Dachorganisationen der Behindertenselbsthilfe, die BAGH und LAGHen, sind die originären, basisdemokratisch legitimierten Vertreter der Behindertenselbsthilfeverbände, da die von Betroffenen und deren Angehörigen gebildeten Vereinigungen über die Gremien Mitgliederversammlung und Vorstand unmittelbar an der Zielsetzung der Dachorganisation mitwirken, also konstitutiv eingebaut sind.

Die Behindertenselbsthilfe ist grundsätzlich kein Konkurrent zu den Verbänden der Freien Wohlfahrtspflege (wie z. B. Caritas, diakonisches Werk, Rotes Kreuz, Arbeiterwohlfahrt, DPWV) und deren Selbsthilfekontaktstellen, die vorwiegend Themen und indikationsübergreifende Dienstleistungsangebote bereitstellen.

In den Behindertenselbsthilfeverbänden dagegen helfen Betroffene *als Experten in eigener Sache* anderen Betroffenen und versuchen, ihre behinderungs- und krankheitsspezifischen Vorstellungen und Forderungen aufzuzeigen, um damit Verbesserungen des Lebens mit einer Behinderung bzw. mit chronischen Erkrankungen durchzusetzen.

Im gesellschaftlichen und politischen Trend der Einbindung bürgerlichen Engagements wird die Behindertenselbsthilfe ihre zukunftsweisende Bedeutung im sozialpolitischen Bereich nicht nur in Deutschland, sondern auch in der EU weiter ausbauen, verfeinern und vertiefen.

In vielen Grundzügen, aber auch in Detailaspekten werden die Erfahrungen und Leistungen der deutschen Selbsthilfebewegung in anderen EU-Ländern wirkungskräftige Impulse setzen können, auch im Sinne eines Modells für eine Normalisierung des Lebens Behinderter und damit für eine kommunikative Freiheitlichkeit.

Sind Behindertenverbände noch zeitgemäß?

Darmstädter Gespräche, 15. Seminar 1999

M. H. Maurer

Welchen Fluchtpunkt finden Gedanken, wenn sie von provozierender Frage in die Enge getrieben, gehetzt Ausschau halten? – Spontan vielleicht den saloppen Tenor einer ablenkenden Provokationssteigerung: *Sind Behinderte noch zeitgemäß?*

Die Frage nach dem Status der Zeitgemäßheit der Behindertenverbände ist vom Veranstalter natürlich ohne jeden Zweifel mit der seriösen und legitimen Absicht gestellt, klare, vergleichbare, belegbare und weitsichtige Antworten zu erhalten als Analyse der wirklichen Situation im Bereich der Selbsthilfeverbände behinderter und chronisch kranker Menschen in Deutschland. Kurzsichtige Antworten auf drängende Fragen ergäben, wie Ernst Jünger sagt, nur Scheinwirklichkeiten.

Die Frage nach dem Zeitgemäßen ist ja schließlich immer eine existentielle; sie impliziert eine heilsame und produktive Überprüfung einer Situation oder einer menschlichen bzw. gesellschaftlichen Leistung.

Als Antwort von der Seite der betroffenen Menschen sei zunächst pauschal und deduziert vorweggenommen:

Behindertenverbände sind zeitgemäß, ihre Existenz ist notwendig, wie der direkte Wortsinn dieses Begriffes andeutet.

Die folgenden Begründungen für diese Aussage bedürfen einer kurzen historischen Reminiszenz. Die Geschichte des Zusammenschlusses von Verbänden behinderter und chronisch kranker Menschen ist noch jung, wie bereits vor einem Jahr an dieser Stelle im Zusammenhang mit der hämophilen Selbsthilfebewegung dargestellt:

Die ersten Zusammenschlüsse entstehen mit den Kriegsopferverbänden nach dem 1. Weltkrieg. So war der Verband der Kriegsblinden der Schrittmacher für die Vereinigung der Zivilblinden, heute der Deutsche Blindenbund. Eine breite und dynamische Entwicklungsphase beginnt erst nach dem 2. Weltkrieg, vor allem in den 50er und 60er Jahren. Es waren hauptsächlich Elternverbände, die in dieser Zeit zu starken Interessenvertretungen heranwuchsen, z. B. die Lebenshilfe für Kinder mit geistigen Behinderungen und der Spastikerverband (heute Verband für Körper- und Mehrfachbehinderte). Darauf folgt in den 70er Jahren bis in die unmittelbare Gegenwart eine stürmische Entwicklung der Selbsthilfe behinderter und chronisch kranker Menschen in Deutschland, und zwar
- durch sich verändernde Partizipationsbedürfnisse betroffener Menschen,
- durch neue spezifische Probleme des Behindertseins in der sich wandelnden Gesellschaft,

- durch die Fülle der naturwissenschaftlichen und medizinischen Forschungsfortschritte in hochdifferenzierten Methoden der Diagnostik und der Therapien,
- durch die Möglichkeit der Einbindung in einen Dachverband, der größere Kommunikationsmöglichkeiten und größere Chancen in der Durchsetzung spezifischer Interessen bieten kann. (Der Zusammenschluss der Selbsthilfeverbände Behinderter und chronisch kranker Menschen in der LAGH ist die zweite große Säule der Behindertenhilfe neben den Verbänden der Freien Wohlfahrtspflege, wie kürzlich die Bayerische Sozialministerin bestätigt hat.)

Die Behindertenselbsthilfe ist heute eine stets innovative Form der Auseinandersetzung mit den Problemen einer Gruppe von spezifisch betroffenen Menschen. Sie erstrebt die Emanzipation von überformender Fremdhilfe und gewinnt ihre Kraft nicht aus Selbstmitleid oder in der Konservierung eines Zustandes an der Toleranzgrenze, sondern entwickelt Eigendynamik in ständiger Bereitschaft zur konstruktiven Veränderung durch eigenverantwortliches Handeln.

Dachverbände für Behindertenselbsthilfeverbände sind die Bundesarbeitsgemeinschaft Hilfe für Behinderte (BAGH) auf Bundesebene und die Landesarbeitsgemeinschaften Hilfe für Behinderte auf Länderebene (LAGH).

Die Landesarbeitsgemeinschaft „Hilfe für Behinderte" in Bayern e. V. vertritt und betreut im Freistaat Bayern derzeit 72 Mitgliedsverbände. Am Beispiel der LAGH Bayern lässt sich die Aktualität der Deutschen Behindertenselbsthilfe eindrucksvoll demonstrieren:

- *8 Verbände* von Menschen mit Behinderungen und chronischen Erkrankungen des Bewegungsapparats (Übersicht 1),
- *13 Verbände* von Menschen mit Behinderungen und chronischen Erkrankungen der inneren Organe und des Stoffwechsels (Übersicht 2),
- *29 Verbände* für Behinderungen und chronische Erkrankungen des Nervensystems und der Sinnesorgane (Übersicht 3),
- *5 Verbände* intellektuell und psychisch Behinderter und chronisch kranker Menschen (Übersicht 4),
- *12 Verbände* für behinderte und chronisch kranke Menschen verschiedener, z. T. noch unbekannter Ätiologie (Übersicht 5),
- *5 Verbände* für übergreifende Betreuung Behinderter (Übersicht 6).

Die Neuaufnahmen in die LAGH in Bayern (Übersicht 7) in den letzten 5 Jahren sind ein Indiz und ein empirischer Beleg für
- die persistierende Entwicklungsphase;
- den Trend zur Differenzierung und Spezialisierung der Zusammenschlüsse behinderter und chronisch kranker Menschen, um ihre spezifischen Interessen und Anliegen besser darzustellen und durchzusetzen;
- die zunehmende Verstärkung des Anteils von Vereinigungen von Patienten mit extrem spezifischen Behinderungs- oder Krankheitssymptomen;
- die Zunahme bzw. Erhaltung der Neufälle und Erstmanifestationen von angeborenen und erworbenen Behinderungen und chronischen Erkrankungen anstelle der erwarteten Abnahmen der Zahlen Betroffener – trotz

zunehmender Verbesserung der medizinischen Versorgung, trotz zunehmend verfeinerter Sicherheitsmaßnahmen der Unfallverhütung und trotz zunehmend intensiver Gesundheitsberatung (signifikant steigende Zahl der Hörbehinderungen, wie soeben zum Tag des Lärmschutzes in den Medien mitgeteilt).

Übersicht 1. Behinderungen und chronische Erkrankungen des Bewegungsapparats
1. Bayerische Gesellschaft für Osteogenesis imperfecta e. V.
2. Bundesselbsthilfeverband für Osteoporose e. V., Landesverband Bayern
3. Deutsche Gesellschaft für Muskelkranke e. V., Landesverband Bayern
4. Deutsche Rheuma-Liga, Landesverband Bayern e. V.
5. Deutsche Vereinigung Morbus Bechterew, Landesverband Bayern e. V.
6. Landesverband Bayern für Körper- und Mehrfachbehinderte e. V.
7. Selbsthilfe Körperbehinderter, Landesverband Bayern e. V.
8. Stiftung Pfennigparade

Übersicht 2. Behinderungen und chronische Erkrankungen der inneren Organe und des Stoffwechsels
1. Bayerische Krebsgesellschaft e. V.
2. Bundesverband der Organtransplantierten e. V.
3. Deutsche Ilco, Landesverband Bayern, e. V.
4. Deutsche Interessengemeinschaft Phenylketonurie (PKU) und verwandte angeborene Stoffwechselstörungen e. V.
5. Deutsche Morbus Crohn/Colitis-Ulcerosa Vereinigung – DCCV e. V.
6. Deutsche Zöliakie-Gesellschaft e. V.
7. Deutscher Diabetiker-Bund, Landesverband Bayern e. V.
8. Interessengemeinschaft der Dialysepatienten und Nierentransplantierten in Bayern e. V.
9. Interstitial Cystitis Association Deutschland (ICA-Deutschland e. V.)
10. Mukoviszidose e. V.
11. Verein Morbus Wilson e. V.
12. Verein zur Förderung der Betreuung und Beratung herzkranker Kinder und ihrer Familien e. V. (Herzkind e. V.)
13. Vereinigung der Kehlkopflosen, Landesverband Bayern e. V.

Übersicht 3. **Behinderungen und chronische Erkrankungen des Nervensystems und der Sinnesorgane**

 1. Alzheimer Gesellschaft München e.V.
 2. Arbeitsgemeinschaft Spina bifida und Hydrocephalus e.V., Landesverband Bayern
 3. Bayerischer Landesverband für die Rehabilitation der Aphasiker e.V.
 4. Bayerischer Verband Schlaganfallbetroffener und Schädel-Hirn-Verletzter e.V. (BVSS e.V.)
 5. Deutsche Heredo-Ataxie Gesellschaft, Regionalgruppe München e.V.
 6. Deutsche Multiple Sklerose Gesellschaft, Landesverband Bayern e.V.
 7. Deutsche Narkolepsie Gesellschaft e.V., Landesverband Bayern
 8. Deutsche Parkinson Vereinigung e.V., Landesverband Bayern
 9. Elternhilfe für Kinder mit RETT-Syndrom in der BRD e.V. – Untergruppe Schwaben
10. Epilepsie – Landesverband Bayern e.V.
11. Hilfe für das autistische Kind, Regionalverband München e.V.
12. Huntington Gruppe Bayern in der Deutschen Huntingon-Hilfe e.V.
13. RLS e.V. – Deutsche Restless Legs Vereinigung
14. Stotterer-Selbsthilfe Bayern e.V.
15. Verein zur Förderung der Kinder mit minimaler cerebraler Dysfunktion (MCD) e.V.
16. Deutsche Tinnitus-Liga e.V.
17. FortSchritt Verein zur Verbreitung der konduktiven Förderung e.V.
18. Bayerischer Blindenbund e.V.
19. Pro Retina Deutschland e.V.
20. Verein für Sehgeschädigtenerziehung e.V., Sehbehindertenzentrum Südbayern
21. Bayerischer Gehörlosen-Sportverband e.V.
22. Bayerischer Interessenverband zur Anerkennung der Gebärdensprache
23. Bayerischer Landesverband für die Wohlfahrt Gehörgeschädigter (BLWG) e.V.
24. Fördergemeinschaft für Taubblinde e.V.
25. Interessengemeinschaft zur Förderung hörgeschädigter Kinder in Bayern e.V.
26. Landesarbeitsgemeinschaft Hörbehinderter Studenten und Absolventen Bayern e.V.
27. Landesverband Bayern der Gehörlosen e.V.
28. Landesverband Bayern der Schwerhörigen und Ertaubten e.V.
29. Vereinigung der Eltern Hörgeschädigter in Bayern e.V.

Übersicht 4. Intellektuelle und psychische Behinderung und chronische Erkrankungen
1. Bayerische Gesellschaft für psychische Gesundheit e. V.
2. Freundeskreis Camphill e. V.
3. Lebenshilfe für geistig Behinderte, Landesverband Bayern e. V.
4. Lernen Fördern, Bayerischer Landesverband e. V.
5. MASH – Münchner Angst-Selbsthilfe e. V.

Übersicht 5. Behinderungen und chronische Krankheiten verschiedener, z. T. noch unbekannter Ätiologie
1. Deutscher Psoriasis Bund e. V. (DPB)
2. Deutsche Sarkoidose Vereinigung e. V.
3. Bundesverband Williams-Beuren-Syndrom e. V.
4. Sklerodermie Selbsthilfegruppe e. V.
5. Prader Willi Syndrom Vereinigung Deutschland e. V.
6. Selbsthilfevereinigung für Lippen-Gaumen-Fehlbildungen e. V. – Wolfgang Rosenthal Gesellschaft
7. Borreliose-Informations- und Selbsthilfeverein München e. V.
8. Deutscher Allergie- und Asthmatikerbund, Landesverband Bayern
9. Bundesselbsthilfeverband Kleinwüchsiger Menschen e. V.
10. Bundesverband Kleinwüchsiger Menschen und Ihrer Familien e. V., Landesverband Bayern
11. Deutsche Hämophiliegesellschaft zur Bekämpfung von Blutungskrankheiten e. V.
12. Deutsche Thrombophilie-Gesellschaft e. V.

Übersicht 6. Verbände für übergreifende Betreuung
1. Arbeitskreis Kunstfehler in der Geburtshilfe e. V.
2. Deutsche Interessengemeinschaft für Verkehrsunfallopfer e. V., dignitas
3. „Hand in Hand" Selbsthilfegruppen e. V., Landshut
4. Interessengemeinschaft Selbstbestimmt Leben e. V.
5. Bayerischer Verband Schlaganfallbetroffener und Schädel-Hirn-Verletzter e. V. (BVSS)

Übersicht 7. Neuaufnahmen in die LAGH (1993–1998)
- *1993*
  - Bundesverband für Osteoporose e. V., Landesverband Bayern
  - Deutsche Interessengemeinschaft für Verkehrsunfallopfer e. V., dignitas
  - MASH – Münchner Angst-Selbsthilfe e. V.
  - Sklerodermie Selbsthilfegruppe e. V.
- *1994*
  - Bayerische Krebsgesellschaft e. V.
  - Bayerischer Verband Schlaganfallbetroffener und Schädel-Hirn-Verletzter e. V. (BVSS e. V.)
  - Deutsche Morbus Crohn/Colitis Ulcerosa Vereinigung (DCCV) e. V.
  - Deutsche Sarkoidose Vereinigung e. V.
  - Fördergemeinschaft für Taubblinde e. V.
  - Verein Morbus Wilson e. V.
- *1995*
  - Landesarbeitsgemeinschaft Hörbehinderter Studenten und Absolventen in Bayern e. V.
  - FortSchritt-Verein zur Verbreitung der konduktiven Förderung e. V.
  - „Hand in Hand"-Selbsthilfegruppen e. V., Landshut
- *1997*
  - Bayerischer Gehörlosen-Sportverband e. V.
  - Bundesverband Kleinwüchsige Menschen und ihre Familien e. V., Landesverband Bayern
  - Bundesverband Williams-Beuren-Syndrom e. V., Regionalgruppe Bayern-Süd
  - Deutscher Diabetiker-Bund, Landesverband Bayern e. V.
  - Elternhilfe für Kinder mit Rett-Syndrom in der Bundesrepublik Deutschland e. V.
  - Interessenvertretung Selbstbestimmt Leben in Bayern e. V.
  - Interstitial Cystitis Association Deutschland e. V., Landesverband Bayern
  - Prader Willi Syndrom Vereinigung Deutschland e. V., Regionalgruppe Süd
  - RLS e. V. – Deutsche Restless Legs Vereinigung
  - Selbsthilfevereinigung für Lippen-Gaumen-Fehlbildungen e. V. – Wolfgang Rosenthal Gesellschaft
  - Verein zur Förderung der Betreuung und Beratung herzkranker Kinder und ihrer Familien, Herzkind e. V.
- *1998*
  - Bayerischer Interessenverband zur Anerkennung der Gebärdensprache e. V.
  - Borreliose-Informations- und Selbsthilfeverein München e. V.

So gesehen ist die Behindertenselbsthilfebewegung eine zukunftsorientierte Antwort auf diese Entwicklung. Sie stellt sich als Organisationsform mit großer Kompetenz und großer Leistungsdichte dar, sie erfüllt die Kriterien einer lebendigen Demokratie. Sie bietet Hilfsangebote aus der Selbsterfahrung heraus für die spezifischen Notlagen Betroffener.

Dies gelingt vor allem durch das große Reservoir ehrenamtlicher Hilfe und Mitarbeit, begleitet von professioneller Beratung. Das Potenzial ehrenamtlich tätiger Bundesbürger (17%) ist gegenüber anderen europäischen Ländern (Schweden 36%, Niederlande 32%) bisher nicht ausgeschöpft und wäre noch entwicklungsfähig.

Das Konzept der Behindertenselbsthilfeverbände und ihrer Dachorganisationen ist offen für Entwicklungen gemeinsamer Strukturen in der sehr heterogenen Soziallandschaft der Europäischen Union. Dieses Konzept ist außerdem adaptiv für politische Neuorientierungen im Zuge der Globalisierung der gesellschaftlichen und wirtschaftlichen Bereiche. Mit diesem Konzept ist mehr wirkungsvolle Sozialökonomie innerhalb der Sozialpolitik möglich. (Selbsthilfe im gegenwärtigen Zeitfeld der rotgrünen Regierungskoalition ist nicht im politischen Hauptströmungsfeld, da traditionsgemäß die SPD die öffentliche Zuständigkeit der nicht öffentlichen überlagert.)

Das Konzept der Behindertenselbsthilfeverbände ist von Anfang an auf Selbstbestimmung und Eigenverantwortlichkeit ausgerichtet, wobei die Impulse zur Normalisierung der Betroffenen nicht von außen erwartet werden, sondern von den Betroffenen selbst ausgehen zum Abbau der Defizite und bestehender Benachteiligungen.

Wir haben die gewichtige Frage nach der Zeitgemäßheit der Behindertenverbände als Motto über einen Fragebogen gestellt, den wir den Mitgliedsverbänden und Gremien der LAGH in Bayern zukommen ließen, um originäre Hinweise auf die Vorbereitung der Behindertenverbände auf künftige Herausforderungen zu erhalten. Statt „Sind die Behindertenverbände noch zeitgemäß?" trug dieser Fragebogen den Titel: *Wie zeitgemäß sind unsere Behindertenselbsthilfeverbände?*

Zum Fragebogen

Im Einzelnen lauteten die Fragen:
1. Wie könnten Behindertenselbsthilfeverbände sich den neuen Herausforderungen stellen, um effizienter zu wirtschaften (Sozialmanagement) und vermehrt Hightech im Sinne einer Vernetzung von Kommunikation und Informationen einsetzen zu können?
2. Welche Bestandteile müssten ohne Verlust bewährter Traditionen in der Vereinsstruktur oder im Vereinsrecht verändert werden, um beispielsweise bei der Notwendigkeit schneller Entscheidungen nicht durch aufwendige Gremienbeschlüsse eingeschränkt zu sein?
3. Ist die LAGH als Dachorganisation von Behindertenverbänden ein zukunftsweisendes Modell für eine wirksame Interessenvertretung chronisch kranker und behinderter Menschen?

4. Welche Aufgaben kann oder sollte Ihrer Meinung nach die LAGH künftig
   verstärkt übernehmen?

Die Auswertung der Antworten füllt ein eigenes Referat. Einige richtungs-
weisende Meinungen seien indes kurz skizziert.

Zu Frage 1. Die Selbsthilfeorganisationen der Behinderten und chronisch
Kranken sind ein Teil der Gesellschaft und werden von den Veränderungen
betroffen. Knappe Sozialhaushalte, Harmonisierung sozialrechtlicher Vorschriften innerhalb der Europäischen Union, mögliche Veränderungen im
Gemeinnützigkeitsrecht können sich negativ auf die Finanzlage der Behindertenselbsthilfeverbände auswirken. Deshalb gilt es, rechtzeitig neue Fi-
nanzquellen zu erschließen und ggf. die Ausgaben zu senken, um die Qualität der Verbandstätigkeit zu steigern, um effizienter zu wirtschaften. Ein ef-
fektives Sozialmanagement ist nur bedingt mit ehrenamtlichen Kräften
möglich.

Um in der Kommunikations- und Informationsgesellschaft beachtet zu
werden, müssen sich Behindertenselbsthilfeverbände entsprechend präsentie-
ren, z. B. durch die Präsenz im Internet.

Zu Frage 2. Nach Meinung der meisten Verbände gibt das Vereinsrecht in
der jetzigen Form genügend Spielraum, um schnelle Entscheidungen zu
ermöglichen. Die Beweglichkeit des Vereins hängt maßgeblich davon ab, wie
die Zuständigkeiten zwischen Vorstand und Mitgliederversammlung verteilt
sind. Um rasch reagieren zu können, benötigt der Vorstand für die Erledigung der Aufgaben ein hohes Maß an Handlungsfreiheit. Wichtig ist, dass
die Entscheidungsgremien nicht zu groß sind. Liberalität und ein Mindest-
maß an Sicherheitsfaktoren müssen sich integrieren. Verfügt der Verband
über eine hauptberufliche Geschäftsführung und über hauptberufliche Mitarbeiter, so muss der Vorstand die Erledigung des Tagesgeschäfts delegieren.

Zu Frage 3. Die Vielzahl der Einzelinteressen der Verbände lässt sich in
hochkomplexen Gesellschaftsstrukturen künftig nur durch das Übertragen
des Mandates Interessenvertretung auf eine effiziente und politisch etablierte
Dachorganisation realisieren.

Zu Frage 4. Im inneren Bereich wird es in der Zukunft noch stärker darum
gehen müssen, das Know-how einzelner Mitgliedsorganisationen für andere
nutzbar zu machen. Hier kommt der LAGH eine Art Moderatorenrolle zu.

Die Mehrheit der Verbände wünscht sich noch intensivere Öffentlichkeitsarbeit und ein erweitertes Angebot an Seminaren und Schulungen für die
Mitglieder. Die LAGH soll uneingeschränkt deutlich als kompetente Institution der Behindertenselbsthilfe gegenüber Parlament, Regierung und Öffentlichkeit wirken.

Schlussgedanke

Die Frage „Sind Behindertenverbände noch zeitgemäß?" hat zu fruchtbaren Standortbestimmungen der Behindertenselbsthilfe aufgerufen. Als Vertreter der Selbsthilfeverbände für behinderte und chronisch kranke Menschen in Bayern mit ihren etwa 400000 direkt und indirekt Betroffenen bin ich dankbar, hier einige Gedanken als Antwort vorgestellt haben zu können, auch in der Absicht, Interesse und Aufgeschlossenheit für die Selbsthilfe Behinderter zu provozieren; denn Sympathie reicht tiefer hinab als jeder Gedanke. Erlauben sie noch zu guter Letzt einen Ausspruch von dem ehemaligen Bundespräsidenten Roman Herzog zu zitieren, der unserer Neuauflage *Spektrum unserer Arbeit* vorangestellt ist:

Wer selbstlos einen Dienst übernimmt, ohne gleich eine Gegenleistung zu erwarten, der setzt jedesmal einen neuen Anfang für eine menschliche Gesellschaft.

Zur Situation behinderter und chronisch kranker Menschen im künftigen Europa

Darmstädter Gespräche, 13. Seminar 1997

M. H. Maurer

Viele lebensbestimmende Werte, Systeme und Paradigmen, mit denen man in 50 Jahren Nachkriegsgeschichte meist komfortabel leben konnte, sind nur noch eingeschränkt gültig und wirksam. Der bevorstehende notwendige Wandel katalysiert das Potenzial neuer, kreativer Ideen, provoziert indes ebenso Bedenken, Unsicherheiten und Ängste, z. B.
- Umstellen auf neue Arbeitsformen;
- Globalisierung im Sinne eines weltweiten Wirtschaftsraumes;
- Informations- und Kommunikationssysteme, die immer komplexer werden;
- unüberschaubare technologische Innovationen, vor allem in Gentechnik und Molekulargenetik.

In unmittelbarer Zukunft liegen nun auch Jahrtausendwende und europäische Integration. Beide Ereignisse beziehen uns in den unumkehrbaren Lauf der Geschichte persönlich – wie auch immer – mit ein.

Der Countdown für Europa jedenfalls weckt auf der einen Seite Hoffnungen, verstärkt aber auf der anderen Seite die genannten Gefühle der Unsicherheit und der Ängste vor der Zukunft – in besonderer Weise jener Menschen, deren Leben schicksalhaft Belastungen tragen muss, z. B. infolge Behinderung oder chronischer Krankheit. Es wachsen daher sowohl
- *Europessimismus* wegen möglicher wirtschaftlicher Einschränkungen und Verluste, insbesondere durch die mit Sicherheit kommende Währungsunion mit der Einführung des Euro (und seiner Konvergenzkriterien), als auch
- *Euroskeptizismus* wegen der unüberschaubaren sozialpolitischen Situation, verbunden mit der Furcht vor möglichen Einschränkungen bestehender Rechte.

Das Konzept der europäischen Zusammenarbeit

Das Konzept der europäischen Zusammenarbeit war bekanntlich ursprünglich nur wirtschaftspolitisch orientiert. Die ersten Erfolge wurden denn auch in Bereichen reibungsloser handelspolitischer Konvergenzen erzielt.

1952 gründeten Deutschland, Frankreich, Benelux und Italien die EGKS (Montanunion) zur Förderung und Produktion von Kohle und Stahl, 1957 entstanden durch die „Römischen Verträge" Europäische Wirtschaftsgemeinschaft (EWG) und Euratom (Europäische Atomgemeinschaft). 1968 vollendete die EWG die Europäische Zollunion.

Auch der Maastrichter Vertrag von 1992 ist in seinem Grundkonzept ein Wirtschafts- und Währungssystem. Zum ersten Mal sind jedoch konkrete Strukturen einer gemeinsamen Außen- und Sicherheitspolitik, einer Zusammenarbeit in den Bereichen Justiz und Inneres und Protokolle zur gemeinsamen Sozialpolitik verankert worden.

Bis dahin waren sozialpolitische Initiativen nur auf Maßnahmen zur Arbeitsfindung und Angleichung der Arbeitnehmerrechte gerichtet, teilweise auch auf Anpassung der Arbeitsbedingungen, z. B. als Schutz der Wanderarbeitnehmer.

Wesentlich anders als in der Wirtschaftspolitik liegt die Vereinheitlichung in der Sozialpolitik nur zum Teil und in sehr differenter Form im Interesse der einzelnen Mitgliedsstaaten. Dies ist einer der Gründe, warum Fortschritte auf sozialem Gebiet erheblich langsamer und zögernder vorankommen. Ein anderer Grund liegt in der Vielfalt historischer, ethnischer, konfessioneller und sprachlicher Traditionen Europas. Ein staatliches Zusammenwachsen der europäischen Länder muss damit ungleich mehr Hindernisse, Vorurteile, Sprachbarrieren und Mentalitäten überwinden als damals der Zusammenschluss der nordamerikanischen Staaten in den USA. Denn in der „Neuen Welt" waren, mit Ausnahme der indianischen Ureinwohner, alle Menschen Einwanderer. Sie brachten zwar ihre unterschiedlichsten heimatlichen Kulturgüter mit, konnten diese aber in die große kontinentale Staatsform mit einer gemeinsamen Sprache einbringen.

Ein weiterer Grund für die verzögerte Entwicklung der Sozialpolitik liegt in dem komplizierten Konstruktionsgefüge der Europäischen Union und dem reibungsinhärenten Zusammenwirken ihrer Organe.

Die politisch wichtigste Instanz der EU ist der *Europäische Rat* aus den Staats- und Regierungschefs aller 15 Mitgliedsstaaten und dem Präsidenten der Europäischen Kommission.

Die legislativen, exekutiven und judikativen Organe der Europäischen Union sind:
- das Europäische Parlament,
- der Rat der Europäischen Union (Ministerrat),
- die Europäische Kommission,
- der Europäische Gerichtshof,
- der Rechnungshof.

Europäisches Parlament. Das Europäische Parlament in Straßburg mit 626 Abgeordneten (davon 99 Deutsche) ist nicht, wie in klassischen Demokratien, alleiniges Entscheidungsgremium. Es hatte bis 1971 nur wenige parlamentarische Befugnisse und in den meisten Bereichen, vor allem im Gesetzgebungsverfahren, nur beratende Aufgaben. Seither sind auf dem Weg zur wirklichen und wirksamen parlamentarischen Demokratie die Rechte für das Europaparlament wesentlich erweitert:
- Es besteht ein Mitentscheidungsrecht mit dem Ministerrat in der Gesetzgebung.

- Europaparlament und Ministerrat sind die entscheidenden Organe bei der Beratung und der Festlegung des Haushaltes der EU. Das Europaparlament prüft außerdem mit Unterstützung des Rechnungshofes den Vollzug des Haushaltsplanes.
- Das Europaparlament kann vor dem Europäischen Gerichtshof klagen, wenn der Ministerrat die Entscheidung des Parlaments missachtet.
- Es kann Untersuchungsausschüsse einsetzen, die Hinweise auf Verstöße gegen das Gemeinschaftsrecht prüfen, z.B. Versäumnisse in der BSE-Krise.
- Die Ernennung der Europäischen Kommission bedarf der Zustimmung durch das Europäische Parlament.
- Das Europäische Parlament ernennt für die Dauer der Legislaturperiode (5 Jahre) den europäischen Bürgerbeauftragten zur Kontrolle von Missständen bei Organen oder Institutionen der EU, z.B. Diskriminierungen wegen Nationalität, Geschlecht oder Behinderung.

Im Rahmen der weiteren Entwicklung der demokratischen Kontrolle des Parlaments wird auch für dieses das Initiationsrecht für Gesetze angestrebt.

Europäische Kommission. Das am meisten beschäftigte – aber auch am meisten kritisierte – Organ der EU ist die Europäische Kommission. Die Intensität der Arbeit ist in der außerordentlichen Vielfalt und den Schwierigkeiten des Aufgabenbereiches der Kommission begründet. Sie hat 20 Mitglieder (Kommissare), benannt von den Regierungen der EU-Länder, institutionalisiert aber erst durch das Europäische Parlament.

Präsident der Kommission ist seit 2000 Romano Prodi aus Italien, deutsche Kommissare sind Michele Schreyer (Bündnis 90/Die Grünen) zu Haushaltsangelegenheiten und Günter Verheugen (SPD), zuständig für Fragen zur EU-Erweiterung.

Im Verwaltungsaufbau gleicht die Kommission einem Superministerium mit 24 Abteilungen, den sog. Generaldirektionen. Für den Behindertenbereich ist die Generaldirektion V (Beschäftigung, Arbeitsbeziehungen und soziale Angelegenheiten) zuständig, geführt von Anna Diamantopolou. Diese Generaldirektion ist vergleichbar mit dem Ressort Arbeit und Soziales einer Landesregierung. Die Unterabteilung E3 – geleitet von einem deutschen Beamten – ist zuständig für Rehabilitation und Integration behinderter Bürger. Diese „Abteilung" für Behinderte befindet sich derzeit in einer Neuorientierung zu einer modernen Einstellung zu behinderten Menschen:

Die bisher für Behinderte erstellten „Hilfsprogramme" stehen jetzt mehr unter dem Aspekt der Selbstbestimmung und Chancengleichheit und dem Recht auf Menschenwürde als unter dem Aspekt der Rehabilitation.

Die Kommission hat das alleinige Initiativrecht für Gesetze der EU. Erst wenn die Kommission einen Gesetzentwurf vorgelegt hat, können sich Rat und Parlament mit der Gesetzgebung befassen (zum Vergleich: in Deutschland haben die Bundesregierung, der Bundesrat und die Fraktionen des Bundestags das Initiativrecht auf Bundesebene).

Die Kommission hat somit erheblichen Einfluss auf Entwicklung und Fortschritt in der EU. Die Kommission hat außerdem das Exekutivrecht für die Durchführung der erlassenen Rechtsakte; dies betrifft auch die korrekte Ausführung des Haushaltsplanes (Ausgaben 1997: 82,365 Mrd. ECU [1 ECU = 1,91 DM]).

Schließlich ist die Kommission auch Hüterin der Verträge der EU: Verstößt ein Mitgliedstaat gegen Unionsrecht, so ist die Kommission verpflichtet einzuschreiten, notfalls vor dem Europäischen Gerichtshof.

Die Europakommissare sind grundsätzlich unabhängig von ihren Regierungen; sie sind allein Europa verpflichtet.

Rat der Europäischen Union. Der Rat der Europäischen Union ist der natürliche Gegenpart der europäischen Organe Parlament und Kommission: Im Rat vertreten die einzelnen Staaten ihre nationalen Interessen. Hier muss der Kompromiss gefunden werden zwischen den europäischen Zielen von Kommission und Parlament und den unterschiedlichen Wünschen und Pflichten der 15 Länder. Entsprechend dieser Zahl setzt sich der Rat aus 15 Ministern zusammen, die für die Regierung ihres Staates verbindlich handeln.

Für allgemeine Angelegenheiten bilden die Außenminister den Rat; je nach Fachbereich die entsprechenden Ressortminister, z.B. der Rat für Bildung, Kultur und Forschung.

Der Präsident des Rates wechselt alle 6 Monate, 1999 wurde er von Deutschland und Finnland nominiert, im Jahr 2000 obliegt die Repräsentanz Portugal und Frankreich. Unterstützt wird der Rat in seiner Arbeit von einem Generalsekretariat in Brüssel, einem Ausschuss der ständigen Vertreter (Botschafter) der einzelnen Regierungen und Ausschüssen der nationalen Fachministerien.

Unterschiedliche Behindertenpolitik in den europäischen Ländern

Trotz der generell anerkannten und von der Sozialcharta der Vereinten Nationen 1989 unterstrichenen Politik, für alle behinderten und chronisch kranken Menschen – unabhängig von Ursachen und Art ihrer Behinderung – die berufliche und soziale Eingliederung durch konkrete Maßnahmen zu fördern, bestehen in der EU noch erhebliche Unterschiede in der Definition der Behinderten und in der Rechtsnatur ihrer Förderung.

In den Mittelmeerländern ist die Ausschöpfung und Durchsetzung der bestehenden – zum Teil durchaus fortschrittlichen – Gesetze und Verordnungen sehr unterschiedlich und oft von einer Vielzahl imponderabiler Entitäten abhängig. So können äußere Begleitumstände, wie z.B. die Erweckung von Mitleid bzw. Schuldgefühl, traditionsgemäß eine ebenso wichtige Rolle spielen wie sozialrechtliche Kriterien. Im Übrigen führen fast überall nichtbehinderte Spezialisten über Betroffene das Wort.

Grundsätzlich anders stellt sich die Situation behinderter Menschen in den nordischen Ländern dar. Hier gehen alle Beteiligten davon aus, dass Behinderung ein soziales Ergebnis ist, das dadurch entsteht, dass ein Mensch mit einer funktionellen Einschränkung (wie Behinderte dort auch bezeichnet werden) mit seiner Umwelt und allen ihren Bedingungen konfrontiert ist. Ein Mensch wird durch die Gegebenheiten seiner jeweiligen Umwelt gewissermaßen erst behindert; denn die funktionelle Einschränkung macht allein noch nicht die Behinderung aus.

In allen nordischen Ländern zielt die Gesetzgebung auf die Herstellung gleicher Chancen und Lebensbedingungen ab (wie übrigens in den *Standard Rules* der Vereinten Nationen 1992 ausdrücklich gefordert wird). Es gibt kein Schwerbehindertengesetz wie in Deutschland, in dem Sonderrechte behinderter Menschen festgelegt sind. Die Menschen mit funktionellen Einschränkungen werden als Experten in eigener Sache anerkannt, und zwar grundsätzlich im Rahmen der „normalen Gesetzgebung" und Regelungen. Es gibt keine geschlossenen Einrichtungen mehr für Menschen mit erheblichen Behinderungen, einschließlich intellektuellen Einschränkungen, stattdessen standortbezogen Wohnformen (*Focus-Projekte*) und Modelle für persönliche Assistenz.

Besonders beachtenswert in diesem Zusammenhang ist das Assistenzgesetz in Schweden (seit 1. Januar 1994); die persönliche Assistenz umfasst alle Hilfe, die für eine selbstbestimmte Lebensführung im Alltag notwendig ist. Dabei erhalten die Betroffenen über ihre Kommune ein persönliches Budget, das ihnen ermöglicht, bis zu 24 Stunden täglich einen persönlichen Assistenten oder eine Assistentin einzustellen.

Die mitteleuropäischen Länder Deutschland, Frankreich, Benelux und Österreich nehmen in der Behindertensozialpolitik eine Art Mittelstellung ein, mit vergleichbaren Grundsätzen und teilweise sehr ähnlichen praktischen Situationen.

Die deutsche Sozialgesetzgebung mit ihren vielschichtigen Konstruktionen und Zuständigkeitsverflechtungen ist in ihrer Art nicht vergleichbar mit denen der Nachbarländer (am ehesten noch mit der österreichischen); sie gehört historisch zu den ältesten originären Sozialgesetzgebungen. Die Existenz der Wohlfahrtsverbände und die Gründung spezieller Patientenvereinigungen und der späteren Selbsthilfebewegung wurzeln in der frühen Zeit der Differenzierung der deutschen Sozialgesetzgebung.

In England scheint die Entwicklung zu einer eigenständigen Behindertenkultur hin zu tendieren. Die Verbände und Selbsthilfeorganisationen Betroffener jedenfalls fordern, dass Mitglieder ausschließlich Behinderte sein müssen und dass Eltern und Angehörige nur bedingt teilnehmen können. Nur mit „Zähneknirschen" – wie Peter Radtke sagt – wird die Vertretung geistig behinderter Menschen durch Angehörige hingenommen. So sehr eine solche Einstellung von gesellschaftstheoretischer Seite gesehen im Grundsatz richtig sein mag, so unpraktikabel erweist sie sich in der Zusammenarbeit mit der nichtbehinderten Öffentlichkeit im eigenen Land und in der EU.

So wird wohl die Situation behinderter Menschen in den 15 Mitgliedstaaten der EU vorerst heterogen bleiben, jedoch mit der Tendenz der Angleichung und zunehmenden Übereinstimmung, allerdings mit unterschiedlicher Geschwindigkeit.

Die behindertenpolitischen Aktivitäten in der EU

Spezifisch für Behinderte ausgerichtete Programme haben vor allem in den letzten Jahren überzeugende Fortschritte erzielt.

Das Sozialprogramm HORIZON soll Behinderten den Zugang zum Arbeitsmarkt erleichtern. Es fördert die Ausbildung von Behinderten und die Anpassung von Arbeitsplätzen an die spezifischen Anforderungen der Beschäftigung Behinderter, z. B. durch Einsatz neuer Technologien und neuer Beschäftigungsformen entsprechend den lokalen Bedingungen. Voraussetzungen für die Mehrzahl der Projekte ist eine grenzüberschreitende Zusammenarbeit der Projektträger.

Das Programm HELIOS fördert nicht nur die Beschäftigung, sondern auch den Zugang zu Aus- und Fortbildung, die soziale Eingliederung und die eigenständige Lebensführung der Behinderten. Helios unterstützt eine breite Palette von Maßnahmen: Prävention und Früherkennung, Eingliederung in Schulen und Universitäten, Zugang zu sportlichen, kreativen und touristischen Aktivitäten.

Das computergestützte Informationssystem HANDYNET bietet Behinderten eine elektronische Zeitung und einen elektronischen Textübermittlungsdienst.

In diesem Zusammenhang darf auch der internationale Verbund EUCREA für die künstlerische und kulturelle Entfaltung behinderter Menschen nicht unerwähnt bleiben.

Auf der Ebene des europäischen Parlaments hatte sich vor einigen Jahren eine informelle Gruppe von Parlamentariern, die *Intergruppe Behinderter*, konstituiert. Sie vertrat die Rechte Behinderter entsprechend dem Postulat der sozialen Integration behinderter Menschen in der Sozialcharta der Vereinten Nationen 1989. Diese Sozialcharta war in Wirklichkeit keine Verankerung einklagbarer sozialer Grundrechte, sondern nur eine Absichtserklärung. Sozialpolitische Grundrechte und -sätze sind auch nicht, wie ursprünglich gefordert, Bestandteil des erwähnten Maastrichter Vertrages geworden, sondern diesem nur als Protokoll angehängt.

Der Kampf der *Intergruppe Behinderter* gegen die Diskriminierung behinderter Menschen in der EU wird seit Juli 1996 durch das jüngste Exposé der EU-Kommission, das „Strategiepapier zur Chancengleichheit behinderter Menschen", offiziell gestützt. Es wendet sich gegen jede Ausgrenzung und Diskriminierung behinderter Menschen durch z. B. Mobilitätsschranken, Einstellungshindernisse oder die Ausgrenzung behinderter Kinder aus dem allgemeinen Bildungswesen. Es fordert uneingeschränkte Chancengleichheit und Teilnahme an allen gesellschaftlichen Lebensbereichen.

Der Ministerrat der EU wird darin aufgefordert, in einzelstaatlichen Maßnahmen die aufgestellten Prinzipien umzusetzen. Das Strategiepapier hat somit richtungsweisenden Charakter für die Zukunft der europäischen Sozialpolitik, indem es die grundsätzliche Einbeziehung von Behindertenfragen in die übrigen Politikbereiche der EU anstrebt. Wirksam werden kann es aber erst dann, wenn der Ministerrat einen entsprechenden Entschluss gefasst hat.

In die Maastricht-Folgeverträge soll/wird außerdem eine Nichtdiskriminierungsklausel eingefügt werden, die für die nationale Sozialpolitik der einzelnen Mitgliedsstaaten bindende Wirkung hätte. Ende 1997 könnten die entscheidenden Verhandlungen beendet sein.

Initiiert von der parlamentarischen *Intergruppe Behinderter*, hatte die europäischen Kommission vor einiger Zeit ein *Behindertenforum* eingesetzt. In dieses konnten die nationalen Behindertenräte die Interessen der Betroffenen eines jeden Mitgliedsstaates einbringen, eingeteilt nach Themengruppen und spezifischen Behinderungsarten.

Da in Deutschland ein nationaler Behindertenrat sich noch in der Aufbauphase befindet, wurde stellvertretend ein einzelner großer Interessenverband von der Bundesregierung benannt; eine wenig glückliche und eine wenig paritätische Situation.

1996 wurde dann als Nachfolgegremium des Behindertenforums das *Independent European Disability Forum (IEDF)* als Verein gegründet und damit auf eine wesentlich demokratischere Basis gestellt. Es setzt sich – wie sein Vorgänger, das Behindertenforum – aus den nationalen Behindertenräten zusammen, jedoch zusätzlich auch aus Nichtregierungsorganisationen (Selbsthilfeverbänden). Damit besteht die Chance, dass der Aspekt der Rehabilitation gegenüber dem der Integration – der „Inclusion" nach neuerem Tenor – mehr und mehr zurücktritt.

Die betroffenen Menschen in den EU-Ländern hätten damit neue Möglichkeiten, als Partner anerkannt und ernst genommen zu werden und gleichberechtigten Zugang zum Mainstreaming zu finden, nämlich zur allgemeinen beruflichen und sozialen Ebene, im Gegensatz zu Sonderinstitutionen (wie z. B. Sonderschulen, zweiter Arbeitsmarkt usw.).

Die Gründung dieser IEDF wird in Europa weitgehend begrüßt, so dass zu erwarten ist, dass die Einbeziehung behindertenspezifischer Projekte in die europäischen Förderprogramme beschleunigt wird.

Unter diesen Auspizien erscheinen die Vorteile einer europäischen Dimension der Behindertenpolitik die vielen Nachteile infolge von Stringenz der Heterogenität der Interessen und Kräfteverhältnisse auszugleichen. Auch dann noch, wenn durch die Aufnahme von Staaten aus dem ehemaligen Ostblock neue spezifische Integrationslasten hinzukommen; denn dort hat die Pionierzeit der Zusammenschlüsse behinderter und chronisch kranker Menschen eben erst begonnen. Wie in der ehemaligen DDR waren freie Vereinigungen von Betroffenen zum Aufbau einer Selbsthilfeorganisation gesetzlich nicht möglich.

Deutsche Behindertenselbsthilfeverbände im kommenden Europa

Es gibt keine Alternative zum europäischen Engagement: Wenn sich die deutschen Behindertenselbsthilfeverbände nicht in die europäische Union einbringen, wird die europäische Behindertenpolitik dadurch nicht verändert, sondern eben ohne sie gemacht. Wir sollten deshalb nicht „Was bringt uns Europa?" fragen, sondern „Wie bringen wir uns in Europa ein?"

Die Deutsche Behindertenselbsthilfe kann durch ihren großen Erfahrungsschatz und ihre profunde Kompetenz, erworben in jahrelanger ehrenamtlicher und professioneller Arbeit, dem neuen zusammenwachsenden Europa bewährte und übertragbare Beispiele zur Verfügung stellen.

Macht die „Normalisierung" des Lebens behinderter Menschen derzeit Fortschritte?

Darmstädter Gespräche, 12. Seminar 1996

M. H. Maurer

Bei der Formulierung dieses Themas war es angezeigt, Normalisierung in Anführungszeichen zu setzen, um damit die Unschärfe dieses Begriffes in diesem Zusammenhang zu betonen.

In den exakten Naturwissenschaften entspricht „Normalität" bekanntlich festgesetzten Maßstäben. In der belebten Natur, einschließlich des Menschen, ist Normalität dagegen nur im übertragenen Sinne definierbar. Lebende Systeme und ihre biologischen Prozesse sind hochkomplexe, ineinander greifende Wirkgefüge und Fließgleichgewichte.

Auch in gesellschaftlichen Bezügen ist der Begriff Normalität nur im übertragenen Sinne verwendbar: Er ist ein Sammelwort für herkömmliche bzw. übliche Lebensbedingungen und für gesellschaftliche Lebensformen.

Diese Lebensformen unterliegen einem kontinuierlichen Wandel, es ist ein Prozess, der heute vor allem medienbedingt an Geschwindigkeit zunimmt, tradierte Werte immer mehr infrage stellt und – wie im Zeitraffer – neue Lebenseinstellungen und Idole produziert.

Ein solcher gesellschaftlicher Wandlungsprozess könnte trotz der Gefahr einer fortschreitenden Distanzierung durch Gruppenvielfalt für behinderte Menschen Hoffnung auf Fortschritte und Chancen für richtungsgebende Durchbrüche eröffnen.

Um hierüber kompetente Auskünfte zu erhalten, hat die Landesarbeitsgemeinschaft „Hilfe für Behinderte" in Bayern e. V. ihre 59 Mitgliedsverbände mit folgenden Fragen aufgefordert, ihre Erfahrungen und Meinungen mitzuteilen:

1. Welche Defizite und Widerstände verhindern oder beeinträchtigen im besonderen Maße Integration und „Normalisierung" des Lebens behinderter Menschen?
2. Was können behinderte Menschen und ihre Selbsthilfeverbände zum Abbau bestehender Defizite vorschlagen?
3. Wie wird das Dilemma der Abweichung vom modernen Lebensstil „immer währender Jugend" von behinderten und chronisch kranken Menschen empfunden und bewältigt?

Aus der Fülle der Mitteilungen lassen sich zunächst und sehr allgemein folgende Befunde herauslesen:

1. Eine „Normalisierung" in den Bereichen des täglichen Lebens und im Umgang zwischen behinderten und nichtbehinderten Menschen hat in

den letzten Jahrzehnten wesentliche und zum Teil beachtliche Ansätze gefunden, zeigt jedoch gegenwärtig nur bedingt weitere Fortschritte.
2. Viele Einschränkungen und Benachteiligungen bestimmen nach wie vor die Lebensqualitäten behinderter und chronisch kranker Menschen.
3. Die bestehenden Defizite sind nicht grundsätzlich behindertenspezifisch, sondern betreffen auch andere Bevölkerungsgruppen (z. B. alte Menschen, Mütter mit Kindern). Für behinderte und chronisch kranke Menschen sind diese Defizite jedoch wegen der verschiedenartigen Formen von Behinderung bzw. Erkrankung erwartungsgemäß hochdifferent.

Die Auswertung der einzelnen Schwerpunkte ergibt indes folgendes Bild:

In den Bereichen des *täglichen Lebens* behinderter Menschen werden hinlänglich bekannte Schwierigkeiten und Defizite immer wieder betont.

Dies trifft auffallend häufig auf den Bereich *der öffentlichen und institutionellen Verwaltungen* zu. Übereinstimmend wird das fehlende, zumindest geringe Verständnis bei Behörden beklagt; es wird als Ausdruck der Überforderung einzelner Sachbearbeiter im Kontakt mit behinderten Menschen gewertet.

Der Umgang mit Formalitäten, der auch vielen nichtbehinderten Bürgern unserer Bevölkerung suspekt ist, bringt behinderten Menschen zusätzlich und verstärkt Ärgernisse und Probleme, vor allem für Menschen mit zerebralen Behinderungen.

In Ergänzung zu diesen negativen Behördenerfahrungen verweisen einige Verbände auf die bereits in Fachtagungen und Publikationen mehrfach kritisierten Auswirkungen der Gesundheitsreform auf Menschen mit unterschiedlichen Behinderungen oder chronischen Krankheiten.

Der Verlust einer Reihe von Vergünstigungen und die Zunahme einer Vielzahl von Kürzungen und dazu die sich ungebremst ausweitende Arbeitslosigkeit behinderter Menschen mit der unvermeidbaren Folge der Abhängigkeit von Sozialhilfeleistungen werden als Symptome einer akuten Gefahr des „Abbaus des Sozialstaates" gesehen.

So stehen auch in allen Mitteilungen der Selbsthilfeverbände *Beruf, Arbeit und Beschäftigung* im Vordergrund der Problemsituation: Behinderte und chronisch kranke Menschen werden beruflich zunehmend „ins Abseits gedrängt". Für sie ist beruflicher Erfolg ein immer schwerer zu erhaltendes Gut im Sinne eines befriedigenden Lebensganzen.

Der Verlust der beruflichen Tätigkeit ist für alle Behinderungsarten, insbesondere für solche mit fortschreitendem Verlauf, das am meisten gefürchtete und einem Normalisierungsfortschritt hart entgegenstehende Lebensereignis.

Es wird deutlich, dass es jedenfalls auf diesem Gebiet in Wirklichkeit bei weitem noch keine Chancengleichheit zwischen behinderten und nichtbehinderten Menschen gibt und dass im Gegenteil zunehmend Arbeitsplätze für Behinderte mit allen möglichen Begründungen scheinbarer Notwendigkeit „wegrationalisiert" werden.

Schon die *Berufsausbildung* ist eingeschränkt, teils wegen der Vielfalt der Behinderungsarten mit ihren sehr spezifischen Bedürfnissen, teils wegen stringenter Marktlage mit der Folge der Verringerung der Ausbildungskapazitäten, teils aber auch wegen mangelnder Verständnisoffenheit der Arbeitgeber.

Die *Berufsausübung* ist erfahrungsgemäß dann besonders gefährdet, wenn die Behinderung erst nach Aufnahme eines Arbeitsverhältnisses eintritt bzw. erkennbar wird oder sich verschlimmert.

Kommt es schließlich zum Verlust der Arbeitsstelle infolge Behinderung, entstehen häufig zeitraubende Schwierigkeiten bei der Einbindung in Umschulungs- und Rehabilitationsmaßnahmen; damit wird auch die Zeit der Arbeitssuche und der Arbeitslosigkeit entsprechend verlängert.

Es kommt jedenfalls deutlich zum Ausdruck, dass Menschen, die nicht mit den Kriterien einer Leistungsgesellschaft gemessen werden können, auf dem Arbeitsmarkt geringe Chancen haben,

- selbst wenn sie voll leistungsfähig oder in der Arbeitsleistung nur wenig eingeschränkt sind,
- und trotz staatlicher Subventionen für die Beschäftigung Schwerbehinderter und der Ausgleichsabgabe für unbesetzte Pflichtplätze.

Es ist soziokulturell und sozioökonomisch defizitär, dass das wertvolle Erfahrungspotenzial und die oft hohe spezifische Leistungsfähigkeit behinderter Menschen zunehmend ungenützt bleiben.

In einer wirklichen „Normalisierung" des Lebens Behinderter müssten die Anerkennung und die Entlohnung der individuellen Leistungsfähigkeit ebenso geregelt sein wie die beruflichen Aufstiegsmöglichkeiten; diese Forderung gilt ebenso und uneingeschränkt für die ohnedies vergleichsweise schon schwerer benachteiligten behinderten Frauen.

Leistungsfähigkeit nach den Wertmaßstäben der Wirtschaft ist für behinderte Menschen ein oft beschriebener Konfliktbegriff. Es besteht die Meinung, dass Behinderte dann diesen Konflikt lösen könnten, wenn ihre Leistungsfähigkeit nicht nach den genannten Wertmaßstäben unserer Leistungsgesellschaft, sondern im Sinne einer positiven Neubewertung des Menschen gemessen würde, z. B. an der eigenen Leistungszufriedenheit.

Im *medizinischen und rehabilitativen* Bereich sind vor allem die nicht sichtbar Behinderten unterschiedlichen Missverständnissen ausgesetzt: z.B. wenn

- infolge eingeschränkter Praxiserfahrung im medizinischen Spezialbereich der Diagnosebefund der tatsächlichen Befindlichkeit des Patienten nicht oder nur ungenau entspricht,
- bei vielschichtiger Symptomatik und unterschiedlicher Verlaufsform einer Behinderung oder einer chronischen Erkrankung der Befund unzulässig vereinfacht oder pauschalisiert wird,
- die Schwere der Behinderung oder chronischen Erkrankung und deren mögliche Verläufe – oft durchaus wohl wollend zur scheinbaren Erleichterung des Betroffenen – heruntergespielt werden.

Die psychische Situation, in der sich ein behinderter Mensch befindet, und die psychosozialen Aspekte werden selten oder nur unzureichend in den Befund, in die Therapie und in die Rehabilitation einbezogen *(Psoriasis, Morbus Crohn, Epilepsie, Morbus Wilson, Dialyse, Sklerodermie).*

Eine Reihe der spezifischen Behindertenverbände der LAGH, wie z.B. Schädel-Hirn-Verletzte, Schlaganfallbetroffene, Verkehrsunfallopfer, Patienten mit Morbus Crohn, Colitis ulcerosa, fordern eine umfassende und deswegen im Endeffekt auch ökonomischere medizinische Versorgung betroffener und noch nicht betroffener Menschen, vor allem

- eine lückenlose Versorgungskette (Unfallort – Akutklinik – Rehabilitationsklinik),
- eine die Spezifität der Behinderung erfassende Frührehabilitation,
- eine gezielte Ausbildung pflegender Angehöriger.

Erwartungsgemäß stehen die technisch lösbaren *Unzulänglichkeiten* und *Unzugänglichkeiten* des Alltags im Vordergrund der Klagen, Ängste und Sorgen.

Die Einschränkungen in der *Mobilität* verbessern sich zur Zeit nur sehr langsam und belasten viele unserer behinderten Menschen oft am quälendsten; denn auch für sie ist Mobilität ein hohes Gut.

Zu den wesentlichen Problemen der Mobilitätseinschränkungen zählt die andauernde behindertenungerechte Ausgestaltung öffentlicher Verkehrsmittel, wobei dies keineswegs nur auf den rollstuhlgerechten Zustand bezogen ist:

- begrenzter Einsatz von Niederflurbussen,
- keine zusätzlichen Sitzgelegenheiten und physiologisch vernünftige Haltegriffe im Stehbereich eines Fahrzeugs *(Deutsche Rheuma-Liga),*
- fehlende oder höchst mangelhafte Ausrüstung der öffentlichen Verkehrsmittel für die Bedürfnisse von Menschen mit den verschiedenen Formen von Wahrnehmungsbehinderungen.

Bestehende Strukturen des *Straßenverkehrs* werden vor allem von Menschen mit Sinnesbehinderungen kritisiert:

Straßenschilder befinden sich für bestimmte Sehbehinderungen außerhalb des eingeschränkten Sichtfeldes, sie sind zu klein und zu wenig kontrastreich.

- Nur sehr wenige Ampelanlagen sind akustisch geregelt.
- Es gibt keine tastbaren Trennstreifen zwischen Geh- und Radwegen.
- Tastrillen an U- und S-Bahnsteigen sind nur teilweise vorhanden.
- Treppen und Stufen verschiedener Arten sind im öffentlichen Verkehrsbereich überhaupt nicht oder viel zu schwach gekennzeichnet, und die Kennzeichnung wird nicht regelmäßig überprüft.

Weitere Defizite an technisch lösbaren Hilfsmitteln und Lebensverbesserungen sind seit Jahren moniert, aber nur teilweise erfüllt, z.B.:

- Angebote von behinderungsgerechten Wohnungen,
- Aufzüge in öffentlichen Gebäuden und privaten Wohnungen,
- Förderbänder,
- rollstuhlgerechte Toiletten,
- elektronische Lesegeräte für Blinde und Sehbehinderte,
- differenzierte technische Hilfsmittel für Gehörlose und Gehörgeschädigte.

Im *gesellschaftlichen und kommunikativen Bereich* leiden sowohl die gehörlosen bzw. hörgeschädigten Menschen als auch die sprachbehinderten besonders unter ihrer behinderungsbedingten Isolation:
- Da viele kulturelle Aktivitäten, z. B. Theater, Konzerte, Kinos, Vorträge und Vorlesungen naturgemäß auf *Zuhörer* ausgerichtet sind, sind diese Betroffenen von Kunst- und Wissenszusammenhängen abgeschnitten. Die Isolierung von der Welt der Hörenden zu überwinden, wird vielleicht einer Innovation in der künftigen Technik der Sinnes-Wahrnehmungs-Transformation gelingen. Sie wird aber auch dann noch des Substrates der subtilen menschlichen Zuwendung nicht entbehren können.
- Sprachbehinderte können ihre „Restsprache" nur im kleinen privaten Kreis üben und praktizieren; denn in größeren Gruppen wie z.B. in Diskussionsrunden, Tagungen oder Anhörungen wird auf sie „normalerweise" keine Rücksicht genommen. „Es werden zu wenig Redezeiten gewährt und zu selten Pausen eingelegt, was für Sprachbehinderte eine völlige Überforderung bedeutet" *(Aphasiker)*.

In höchstem Maß isoliert vom gesellschaftlichen Leben sind gegenwärtig immer noch die taubblinden Menschen; sie sind auf Dauer hilflos und fremdbestimmt und deshalb am schwersten in die Normalitätsvorstellung eines menschlichen Lebens einzubeziehen.

Mit der Frage, wie Fehleinschätzungen, Vorurteile und Missverständnisse von beiden Seiten abbaubar wären, hat sich der größte Teil der an der Umfrage teilnehmenden Behindertenverbände der LAGH befasst. An erster Stelle stehen Forderungen nach mehr Öffentlichkeitsarbeit und nach forciertem Ausbau integrativer Maßnahmen:
- Aufklärungsarbeit bei Arbeitgebern über die geeigneten Möglichkeiten für den Einsatz behinderter und chronisch kranker Arbeitnehmer entsprechend der Spezifität ihrer Behinderung bzw. chronischen Krankheit.
- Aufklärungsarbeit für die nichtbehinderte Öffentlichkeit durch alle möglichen Formen der Begegnungen.
- Persönliches Kennenlernen bei organisierten oder zwanglosen Gelegenheiten.
- Begegnung des behinderten mit dem nichtbehinderten Menschen über die Medien in vielfältiger Weise; es wird verwiesen auf mehr Öffnung der öffentlich-rechtlichen und privaten Sendeanstalten für Nachrichten aus dem Leben behinderter Menschen, wie z. B. im Behindertenmagazin „NORMAL".
- Gegenseitige Beratung und Ermunterung zu Aktivitäten, um behinderungsbedingte seelische Tiefpunkte zu überwinden, besonders wenn die Behinderung oder chronische Krankheit mit zunehmender Verschlimmerung verläuft oder Sekundärerkrankungen den Leidensdruck erhöhen.

Gewünscht werden Trainingsmöglichkeiten (z. B. in Form von kleinen Gruppen und Kursen) zur Entwicklung eines stabilisierenden Selbstbewusstseins, verbunden mit den Spielregeln von Durchsetzungsvermögen. Selbstsicherheitstraining soll die eigene Persönlichkeit schützen, soll die Einbindung in die umgebende Öffentlichkeit festigen und den Zugang zur Gleichberechtigung erleichtern und, wenn nötig, auch durchsetzen.

Die existentielle Notwendigkeit des Anspruchs auf weitgehende Selbstbestimmung und Entwicklung des Selbstbewusstseins ist in allen personalitätsbezogenen Wissenschaftsbereichen (z. B. Pädagogik, Sozialpädagogik, Psychologie) und auch im Grundgesetz; unumstößlich belegt. Sie wird für nichtbehinderte Menschen inzwischen längst als selbstverständlich gesehen – um wie viel mehr muss dann bei behinderten Menschen auf die Erfüllung dieser Maxime geachtet werden!

Die Aufforderung, Selbstbewusstsein zu entwickeln und zu verankern, findet denn auch hohe Übereinstimmung innerhalb der Behindertenselbsthilfeverbände der LAGH. Das tragfähige Selbstbewusstsein eines Behinderten wird als erster Schritt zur „Normalisierung" seines Lebens gewertet.

Im gleichen Sinne sehen sich die Verbände veranlasst, sich mit gezielten sozialpolitischen Aktivitäten an die Öffentlichkeit zu wenden: z. B.
Einfluss zu nehmen auf Gesetzesänderungen im Bund und in den Ländern zugunsten behinderter Menschen, z. B. für eine gesetzlich festgeschriebene barrierefreie Bauweise, für die Durchsetzung von Verkehrssicherheitsmaßnahmen entsprechend den spezifischen Bedürfnissen vieler Behinderungsarten, für eine Erhöhung der Ausgleichsabgabe und für Förderprogramme von Arbeitsplätzen für Behinderte mit zukunftsorientierter Flexibilität. Die *Deutsche Heredo-Ataxie-Gesellschaft* e. V. verweist in diesem Zusammenhang auf die Durchsetzung eines Antidiskriminierungs-Gesetzes.
Behinderte Mitbürger als Mandatsträger in Gemeinde-, Stadt- und Kreisräten, auf Bezirksebene und im Landtag zu finden oder indirekt über andere Mandatsträger Argumente zugunsten der Stellung Behinderter einzubringen.
Kontinuierliche und tragfähige Bindungen zu Verbänden und Persönlichkeiten der Wirtschaft, der Dienstleistung, der Heilberufe und der Ausbildungsstätten zu knüpfen.
Schließlich wird dem Abbau von bestehenden Defiziten in der finanziellen Unterstützung der Selbsthilfeverbände nachdrückliche Prävalenz zugewiesen.

Das Dilemma der Abweichung vom imperativen Lebensstil „jung – schön – dynamisch" infolge Behinderung, Krankheit oder Alter, stellt sich für betroffene Mitmenschen bedrückend dar. Vom verbreiteten Wunschdenken einer
- persistierenden Jugend,
- uneingeschränkten Genussfähigkeit und einer
- unbeschwerten Mobilität in alle Welt

geht auf Behinderte ein schwer überwindbarer gesellschaftlicher Druck aus:
⇒ „Das Unverständnis der Öffentlichkeit, sogar oft der eigenen Familie, lassen uns verbittert und allein zurück" *(Narkolepsie)*.
⇒ „Die Distanzierung der Gesellschaft ist zum Teil deprimierend und beschämend. Sie kann nur von der Gesellschaft und den Behinderten gemeinsam bewältigt werden" *(Schlaganfallbetroffene)*.
⇒ „Die Schlüsselqualifikation ‚Kommunikationsfähigkeit' nimmt in unserer ‚Kommunikationsgesellschaft' immer größeren Raum ein. Selbst die verbesserten Kommunikationssysteme (Fax, Schreibtelefon, Video, TV-Untertitel) gleichen die immer weiter auseinander klaffende Schere der postmodernen Entwicklung bei weitem nicht aus" *(Bayerischer Landesverband für die Wohlfahrt Hörgeschädigter)*.

⇒ „Patienten, deren Krankheitsverlauf von neurologischen Ausfällen gekennzeichnet ist, fühlen sich als Menschen zweiter Klasse und verkriechen sich oft aus Scham" *(Morbus Wilson)*.

⇒ „Der behinderungsbedingte Verlust der Arbeit verursacht das Gefühl der Wertlosigkeit" *(Aphasiker)*.

⇒ „Schönheit ist für *hörbehinderte Menschen* ein sekundäres Problem, weil ihre Behinderung nicht sichtbar ist. Das primäre Problem liegt im Umgang mit den Hörenden und im Zwang zu Leistung und Erfolg im Beruf."

⇒ „Es gibt doch noch andere Werte als nur äußere Schönheit, auch behinderte Menschen können erfolgreich und schön sein" *(Deutsche Rheuma-Liga)*.

Sehr engagiert sind die Anstrengungen vieler Betroffener mit unterschiedlichen Behinderungen oder Krankheiten, das Dilemma „Gesellschaftsnorm – Behindert-Sein" zu verarbeiten; denn auch behinderte Menschen können Wunscheigenschaften des erwähnten modernen Lebensstils haben, aber eben auf ihre Art, die subtilere und verinnerlichte Züge trägt.

Sich zur eigenen Behinderung oder Krankheit zu bekennen und in der Öffentlichkeit die eigenen Interessen zu vertreten, ist eine vielgenannte Möglichkeit der kompensierenden Bewältigung: Die Bewältigung kann wohl nur über die Entwicklung eines neuen Selbstwertgefühls erfolgen. wonach der Wert eines Menschen auf seiner Einzigartigkeit beruht" *(Deutsche Tinnitus-Liga e. V.)*.

Es ist durchaus verständlich, wenn viele nicht sichtbar Behinderte eine „strategische" Scheinkompensation ihres leidvollen Zustands eingehen, indem sie die Behinderung oder die chronische Erkrankung nach außen und sich selbst gegenüber verleugnen – solange dies möglich ist – und schließlich auch verdrängen *(Narkolepsie, Epilepsie, Multiple Sklerose, Aphasie, Heredo-Ataxie)*.

Daraus kann eine zunehmend depressive Lebenseinstellung hervorgehen, die sich mit dem Schutzverhalten der Aggression umgibt. Dem Aggressionsverhalten behinderter Menschen aber begegnet die nichtbehinderte Mitwelt oft mit Ungeduld, vermehrter Unsicherheit und mit Ressentiments, vielleicht im Sinne einer verdeckten Ablehnung. Damit wird ein Teufelskreis der Isolierung in Gang gesetzt und zunehmend dynamisiert.

Es lässt sich jedenfalls gut nachempfinden, warum behinderte oder chronisch kranke Menschen versuchen, sich bestimmten gesellschaftlichen Normen im Verhalten und im Leistungsbestreben zumindest äußerlich anzupassen: Sie möchten möglichst wenig „auffallen", solange wie möglich oder gar nicht als Behinderte erkannt werden und sowohl im Alltag als auch im beruflichen Leben den „normalen" Konditionen standhalten.

Diese permanenten Herausforderungen durch die eigene Person, unterstützt und verstärkt durch das gesellschaftliche Umfeld, übersteigen jedoch sehr leicht die Kräfte und führen zu starker Überforderung; dieses „getarnte" Leben impliziert Ansätze zu neuen, zusätzlichen Konflikten:

⇒ „Die Bewältigung des Dilemmas ist ein lebenslanger Prozess, zwar mit wechselnden Phasen, aber mit immer neuen Konfrontationen" *(Deutsche Rheuma-Liga)*.

Erfreuliche und hoffnungsvolle Signale werden gesetzt, wenn vonseiten der Behindertenselbsthilfeverbände die Ansicht vertreten wird, dass Impulse zur

„Normalisierung" des Lebens behinderter oder chronisch kranker Menschen nicht von außen erwartet werden können, sondern dass sie von den Betroffenen selbst ausgehen müssen. Es sei demnach nötig:

⇒ Selbst aktiv in den Abbau der Defizite, Probleme und belastenden Benachteiligungen einzugreifen. „Behinderte Menschen müssen wesentlich aktiver werden" (Deutsche Heredo-Ataxie-Gesellschaft).

⇒ Selbst den ersten Schritt zum Kontakt mit nichtbehinderten Menschen zu tun. „Die Bewältigung besteht in dem Versuch, auf die Menschen zuzugehen und sie nach dem Grund ihrer ablehnenden Haltung zu fragen und gleichzeitig auf ein gepflegtes Äußeres zu achten" *(Kehlkopflose)*.

⇒ Selbst sich zu trainieren, Hemmschwellen zu überwinden.

⇒ Selbst zu beginnen, die eigenen Vorurteile zu verarbeiten.

⇒ Selbst zu versuchen, Einfluss auf die Normen und Wertmaßstäbe der nichtbehinderten Gesellschaft zu nehmen.

⇒ Selbst neue Werte vorzustellen, die für beide Teile ein lebenswertes, kompromissgesteuertes Miteinander ermöglichen.

⇒ Selbst anderen Behinderungen gegenüber die gleiche Toleranz zu zeigen, wie man sie für sich erwartet. „Manche Behinderte lehnen andere Behinderte genauso ab, wie sie selbst von der Öffentlichkeit abgelehnt werden" *(Narkoleptiker, Sklerodermie, Parkinson)*.

„Eine Hierarchisierung im Sinne des Anerkennungsstatus sollte es innerhalb der Behinderungsarten nicht geben" *(Blinde und Sehbehinderte, Hörgeschädigte, Hämophile)*.

<table>
<tr><td>

Ist der Zustand einer „Normalisierung des Lebens Behinderter" erreicht, wenn ihre Grundbedürfnisse und Forderungen erfüllt sind?

Werden dann Behinderte nicht mehr als „Defizitlebewesen" definiert, sondern als gleichberechtigte Mitbürger?

Leiden dann behinderte Menschen an der sozialen Diskriminierung weniger als an ihrer Behinderung?

Oder bringt die Erfüllung der vielen spezifischen Forderungen neue Vorurteile und neue Isolation?

</td></tr>
</table>

Diese Fragen waren in einigen Mitteilungen zum Thema: „Macht die Normalisierung des Lebens behinderter Menschen derzeit Fortschritte?" unausgesprochen zwischen den Zeilen zu lesen, meist aber standen sie, in vielen Varianten formuliert, im Mittelpunkt der Besorgnisse.

Für diese Fragen gibt es keine raschen und einfachen Lösungen. Sie bedürfen einer andauernden Diskussion mit allen Seiten unserer Gesellschaft, nicht zuletzt mit entscheidungstragenden Politikern.

Die Landesarbeitsgemeinschaft „Hilfe für Behinderte" in Bayern e. V. sieht jedenfalls erst dann den Beginn der Normalisierung des Lebens behinderter und chronisch kranker Menschen verwirklicht, wenn die „gesunde Gesellschaft" realistisch erkennt, dass „Normalsein" immer ein Leben mit verschieden vielen und verschieden schweren Einschränkungen ist, gleichgültig ob angeboren oder erworben.

Hämophile Selbsthilfebewegung – Rückblick, Einblick, Ausblick

Darmstädter Gespräche, 14. Seminar 1998

M. H. Maurer

Selbsthilfe wird lexikalisch als Initiative definiert, die eigenen Probleme im Rahmen der eigenen Möglichkeiten in die Hand zu nehmen. So gesehen, wäre der Zusammenschluss von Menschen mit gleichen Problemen als kollektive Selbsthilfe zu bezeichnen.

Die Wurzeln kollektiver Selbsthilfe reichen in die Gesellschaft des Mittelalters zurück; denn Gilden und Zünfte sind Formen der Selbsthilfezusammenschlüsse im Aufbau des Bürgertums der Stadtsiedlungen. Auch die Gründungen der Genossen- und Gewerkschaften im 19. Jahrhundert sind von der Idee der Selbsthilfe angetrieben. Tragende Prinzipien dieser frühen Formen von Selbsthilfe der Stände und Berufsgruppen waren Solidarität und Mitverantwortung in Aufbau und Sicherung der Existenz. Prinzipien, die auch heute noch in der Selbsthilfebewegung von tragender Bedeutung sind.

Selbsthilfe im gegenwärtigen Sinn beginnt in Deutschland nach dem 1. Weltkrieg mit den Kriegsopferverbänden. Dem Zusammenschluss der Kriegsblinden z.B. folgte unmittelbar die Verbandsgründung der Zivilblinden. Der Deutsche Blindenbund und seine großen und erfahrungsreichen Verbände in den Ländern der Bundesrepublik bestehen zum Teil seit 75 Jahren. Eine dynamische Weiterentwicklung der Behindertenselbsthilfe beginnt in den 60er Jahren. Es waren hauptsächlich Elternverbände, wie z.B. die Lebenshilfe, die sich in dieser Zeit bundesweit zur stärksten Interessenvertretung intellektuell behinderter Kinder entwickelte.

Spezifisch neue Problemlagen und sich verändernde Partizipationsbedürfnisse betroffener Menschen einerseits und die sich fulminant differenzierenden Methoden der Diagnostik und der daraus abgeleiteten Therapiekonzepte andererseits führten zu einem „Boom" der Selbsthilfegruppenentwicklung in den 70er und 80er Jahren. In dieser Entwicklunsphase taucht auch erstmals in der Sozialliteratur der Begriff Selbsthilfebewegung auf.

Selbsthilfe ist immer eine innovative Form der Auseinandersetzung mit den Problemen einer Gruppe von betroffenen Menschen; sie geht dementsprechend stets von individueller Befindlichkeit aus. Selbsthilfe strebt grundsätzlich eine Emanzipation von überformender Fremdhilfe an, also eine Selbstbestimmung unter Achtung der Eigenheiten eines Lebens mit Behinderung oder chronischer Krankheit.

Selbsthilfe gewinnt ihre Kraft nicht aus Selbstmitleid oder in der Konservierung eines Zustandes an der Toleranzgrenze, sondern in der konstruktiven Veränderung durch eigenverantwortliches Handeln.

Selbsthilfegruppen und -verbände können wesentlich mehr leisten als außenstehende „Nichtbetroffene", weil gleiche Betroffenheit mehr Glaubwürdigkeit und Kompetenz assoziiert als fachliche Zuständigkeit. Auch die Angehörigen der Selbsthilfegruppenmitglieder sind Betroffene, zumindest solange das behinderte bzw. chronisch kranke Familienmitglied zu kollektiver Selbsthilfe nicht in der Lage ist.

Als Behinderter zu gelten infolge gesellschaftlicher Normierung (z.B. unbegrenzt leistungsfähig, disponibel, dynamisch etc.), kann keine Institution besser von einzelnen Betroffenen abwenden als Selbsthilfearbeit.

Selbsthilfearbeit kann grundsätzlich nicht auf spezifische Sachkunde verzichten, ebenso wenig auf Kontinuität. Eine wirksame und erfolgreiche Selbsthilfearbeit kann eine Gruppe Betroffener indes alleine nicht leisten; sie braucht:

- finanzielle Unterstützung von außen, z.B. durch die öffentlichen Hände, durch Spenden bzw. Sponsorenhilfe. Die Mitgliedsbeiträge eines Behindertenverbandes sind immer sein schwächstes finanzielles Standbein;
- professionelle Mitarbeiter zur Umsetzung ihrer Ideen und Initiativen, sowohl für die gezielte Ausschöpfung der außerordentlich vielschichtigen Sozialgesetzgebung und des Behindertenrechtes als auch für den organisatorischen und ebenso für den psychosozialen Bereich;
- die Empathie mitfühlender Bürger, die aufgrund anderer Lebenslagen zur Mitwirkung (z.B. als ehrenamtliche Helfer) bereit sind. Selbsthilfe und ehrenamtliches Engagement gehören zu den wichtigsten Säulen des sozialen Sicherungssystems;
- die Einbindung in einen gemeinsamen Dachverband zur Bündelung der allein nicht durchsetzbaren spezifischen Forderungen an Gesetzgebung und Gesellschaft.

Die Deutsche Hämophiliegesellschaft zur Bekämpfung von Blutungskrankheiten e.V. (DHG) ist in ihrem gegenwärtigen Habitus eine Selbsthilfevereinigung mit bundesweiter Gliederung von Menschen, die an einer Blutgerinnungsstörung leiden, ihrer Angehörigen und Helfer. Sie kämpft seit über 40 Jahren um medizinische Versorgung nach dem aktuellen Stand der Wissenschaft zur Verhinderung von Blutungsfolgen mit Minimierung des Behandlungsrisikos. Langjährige Erfahrung und aufopferungsvolle Mitarbeit von nunmehr zwei Generationen von Patienten, Ärzten und Helfern haben die DHG zur kompetenten und schlagkräftigen Organisation mit hoher nationaler und internationaler Anerkennung geführt.

Die Gründung der DHG war jedoch keineswegs Ergebnis einer kollektiven Selbsthilfe Betroffener. Wie schon auf der 40-Jahr-Feier der DHG im Dezember 1996 in Heidelberg gezeigt wurde, ging die Initiative zur Vereinsgründung allein von *Rudolf Marx* (Abb. 1) aus, damals Oberarzt an der 1. Medizinischen Universitätsklinik München (1954 mit dem Thema Hämostaseologie habilitiert), nachdem er schon 1953 gehört hatte, dass sich in Großbritannien eine *hemophilia society* konstituiert hatte. In seiner Publikation *Bemerkungen zur Gründung und der ersten Entwicklungsphase der Deutschen Hämophiliegesellschaft (1956–1987)* berichtet Rudolf Marx über diese erste Zeit: „Ich trug im Januar 1956 den in den Behring Werken anwesenden Kollegen meine Pläne vor. Sie stimmten zu."

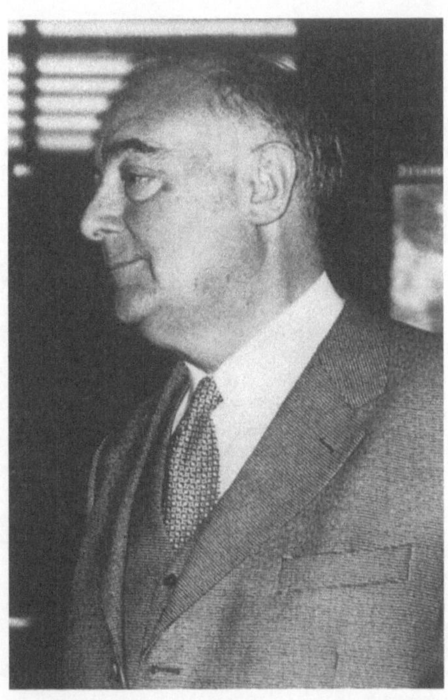

Abb. 1. Rudolf Marx

Im November 1956 erfolgte in Heidelberg, in der Bibliothek der medizinischen Universitätsklinik, die konstituierende Versammlung mit Gründung der Deutschen Arbeitsgemeinschaft für Blutgerinnungsforschung (DAB) und, als deren „Zusatzorganisation", der Deutschen Hämophiliegesellschaft (DHG). Ebenfalls am 30.11.1956 wurde der 1. Vorstand der Laien- und Ärztegesellschaft der DHG „bestellt". Vorsitzender wurde der ehemalige Senatspräsident *Miesbach* (Patient einer nicht hämophilen Gerinnungsstörung), stellvertretender Vorsitzender Rechtsanwalt *Wollmeringer* (selbst Hämophiler) und dazu drei weitere Personen, aber nicht Betroffene, sondern Behandler: *Hartert* (Heidelberg), *Jürgens* (Frankfurt/Main), *Marx* (München) (Abb. 2 und 3).

Es wurde sogar noch ein Ehrenpräsident ernannt, der Würzburger Ordinarius *Wöhlisch*, nicht zuletzt weil er viele Jahre lang die Vorstellung von Blutgerinnung als einem enzymatischen Prozess gegen Kolloidtheorien verteidigt hat. Rudolf Marx erinnerte sich in diesem Zusammenhang an eine Diskussion mit einem Klinikkollegen aus dieser Zeit: „Sie werden in Ihrer Karriere Schiffbruch erleiden, wenn Sie sich mit solchen Raritäten befassen!"

Die Initiation zur Gründung einer Patientengesellschaft durch Ärzte ist indes mehrfach zu beobachten, vor allem in den 60er und 70er Jahren. Alle diese Gründungen haben denn auch recht ähnliche Metamorphosen zum Selbsthilfeverband durchlaufen. Die Anbindung an Ärzte bzw. an ein Behandlungszentrum hat zunächst weniger den Charakter einer Selbsthilfegruppe als vielmehr einer Selbstkontrollgruppe, die die ärztlichen Anweisun-

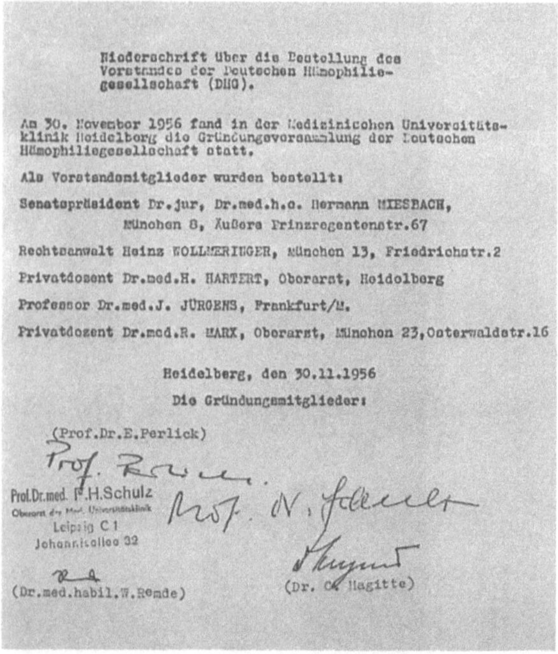

Niederschrift über die Bestellung des
Vorstandes der Deutschen Hämophiliegesellschaft (DHG).

Am 30. November 1956 fand in der Medizinischen Universitätsklinik Heidelberg die Gründungsversammlung der Deutschen
Hämophiliegesellschaft statt.

Als Vorstandsmitglieder wurden bestellt:

Senatspräsident Dr.jur. Dr.med.h.c. Hermann MIESBACH,
          München 8, Äußere Prinzregentenstr.67

Rechtsanwalt Heinz WOLLMERINGER, München 13, Friedrichstr.2

Privatdozent Dr.med.H. HARTERT, Oberarzt, Heidelberg

Professor Dr.med.J. JÜRGENS, Frankfurt/M.

Privatdozent Dr.med.R. MARX, Oberarzt, München 23,Osterwaldstr.16

                    Heidelberg, den 30.11.1956
                    Die Gründungsmitglieder:

     (Prof.Dr.E.Perlick)

Prof.Dr.med. F.H.Schulz
   Oberarzt der Med. Universitätsklinik
       Leipzig C 1
     Johannisallee 32

  (Dr.med.habil.W.Remde)   (Dr. C. Nagitte)

Abb. 2. Gründungsprotokoll I
der DHG 1956

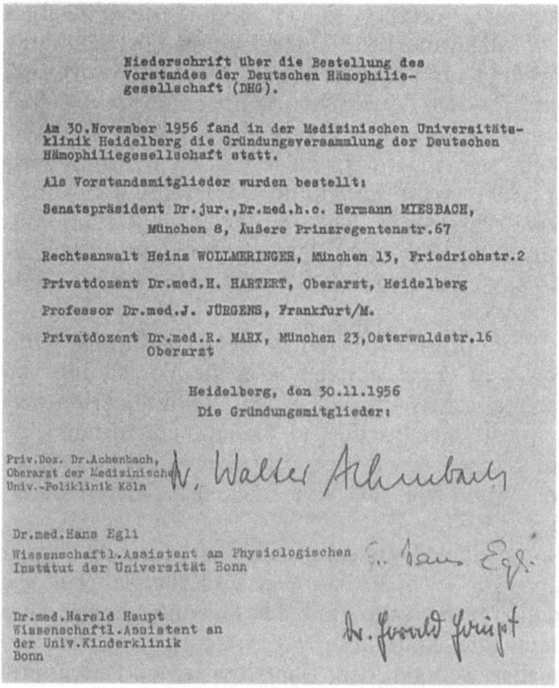

Niederschrift über die Bestellung des
Vorstandes der Deutschen Hämophiliegesellschaft (DHG).

Am 30.November 1956 fand in der Medizinischen Universitätsklinik Heidelberg die Gründungsversammlung der Deutschen
Hämophiliegesellschaft statt.

Als Vorstandsmitglieder wurden bestellt:

Senatspräsident Dr.jur.,Dr.med.h.c. Hermann MIESBACH,
          München 8, Äußere Prinzregentenstr.67

Rechtsanwalt Heinz WOLLMERINGER, München 13, Friedrichstr.2

Privatdozent Dr.med.H. HARTERT, Oberarzt, Heidelberg

Professor Dr.med.J. JÜRGENS, Frankfurt/M.

Privatdozent Dr.med.R. MARX, München 23,Osterwaldstr.16
                              Oberarzt

                    Heidelberg, den 30.11.1956
                    Die Gründungsmitglieder:

Priv.Doz. Dr.Achenbach,
Oberarzt der Medizinisch
Univ.-Poliklinik Köln   N, Walter Achenbach

Dr.med.Hans Egli
Wissenschaftl.Assistent am Physiologischen
Institut der Universität Bonn

Dr.med.Harald Haupt
Wissenschaftl.Assistent an
der Univ.Kinderklinik
Bonn

Abb. 3. Gründungsprotokoll II der DHG 1956

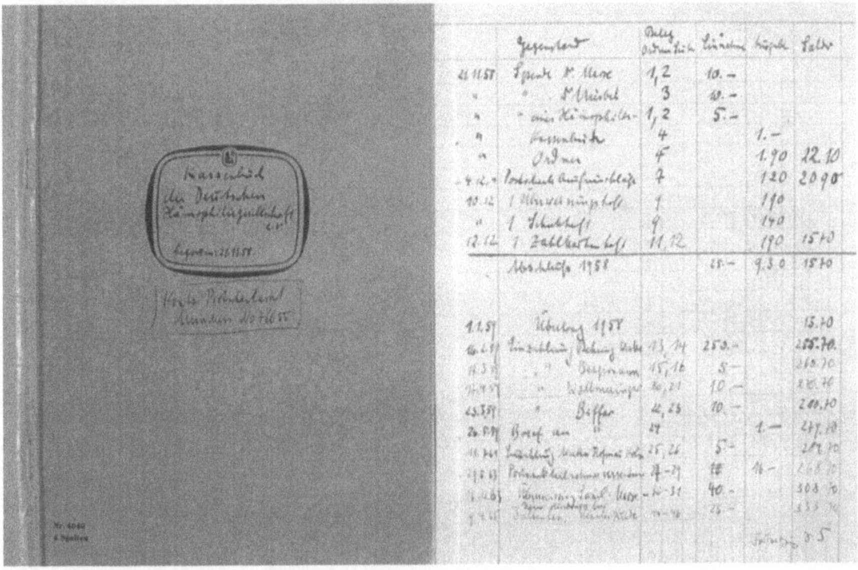

Abb. 4. Erstes Kassenbuch der DHG 1957

gen ausführt und den Status ihrer Behinderung bzw. Erkrankung beobachtet, aber auch bereits gemeinsame Veranstaltungen zu Information und Gespräch durchführt.

Klinikärzte als Gründer von Patientenvereinigungen waren häufig von zwei Tendenzen motiviert:

- einer altruistischen – das Lebensschicksal von Patienten mit „randständiger Wichtigkeit" des Krankheitstyps zu verbessern und die Finanzierung der besonderen und häufig sehr teuren Medikation zu sichern;
- einer eigennützlichen, institutionsdienlichen – durch erhoffte Stärkung der administrativ und finanziell meist sehr abhängigen Behandlungsstellen oder Zentren für seltene medizinische Fälle.

Vereinsarbeit und berufliche Beanspruchung der Behandler stehen und standen jedoch oft im Widerspruch, besonders wenn ein hohes Maß an Forschertätigkeit mit Publikationserwartung bestand. So war schließlich die Reanimation der inzwischen schon neun Jahre alten, aber praktisch inaktiven DHG im Sommer 1965 durch eine De-facto-Neugründung eingeleitet worden. In ihrer ersten Mitgliederversammlung am 10. Dezember 1966 (im Hörsaal der Medizinischen Klinik Innenstadt der Universität München) hat sich die Vereinigung institutionalisiert. 1968 wählte die Mitgliederversammlung in Hamburg einen neuen Vorstand, und mit dieser neuen Führung nahm die DHG, wie Rudolf Marx in seinen Erinnerungen später schreibt, eine rasche positive Entwicklung (Abb. 4).

Mit der Bereitschaft der Hypobank München (einer ihrer Direktoren, *W. Dünnbier*, war als Schatzmeister im Vorstand der DHG tätig), Aufklärungs-

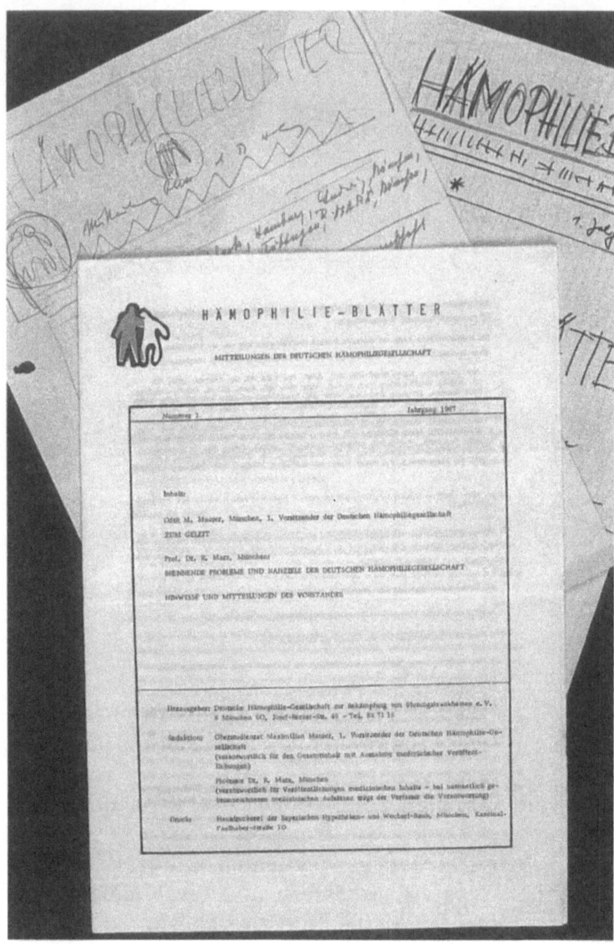

Abb. 5. Entwurf und
Original der ersten
HÄMOPHILIE-
BLÄTTER 1967

schriften der Deutschen Hämophiliegesellschaft kostenlos zu drucken, konnten im Frühjahr 1967 die *Hämophilie-Blätter* erstmals vorgelegt werden. Entsprechend der damaligen Zahl von 112 Mitgliedern hatte die Nr. 1 des ersten
Jahrgangs 1967 eine Auflage von 300 Stück. Heute, nach 32 Jahren, sind die *Hämophilie-Blätter* ungleich komfortabler und professioneller gestaltet und stellen die ersten Jahrgänge auch journalistisch weit in den Schatten (Abb. 5).

Für die sog. breite Öffentlichkeit war im gleichen Jahr 1967 eine erste allgemeine Informationsschrift über Hämophilie mit dem Titel „Helft den Blutern" gedruckt worden, ebenso ein Brief an die Chefärzte der Kliniken in
der Bundesrepublik Deutschland. Dieser Brief war ein Versuch, die große
Zahl der Hämophiliepatienten, die noch nicht DHG-Mitglied waren, über die
Klinikleitung zum Beitritt zu gewinnen (Abb. 6). Nach fünf *Hämophilie-Blätter*-Jahrgängen konnten die bisher erschienenen medizinischen Beiträge als
Sammelband herausgebracht werden (Abb. 7). Der Sammelband umfasste

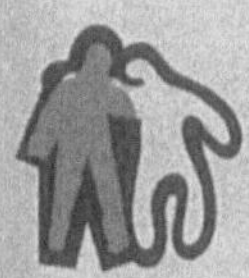

DEUTSCHE HÄMOPHILIEGESELLSCHAFT
ZUR BEKÄMPFUNG VON BLUTUNGSKRANKHEITEN E. V.

8 München 60   Juli 1967
Josef-Retzer-Str. 45
Telefon 88 71 16

Sehr geehrter Herr Chefarzt!

Die Deutsche Hämophiliegesellschaft beehrt sich, Ihnen eine Informationsschrift in Form eines Aufrufs zu übersenden, die Auskunft über die Lage der
Bluter in der Bundesrepublik gibt. Wir würden uns sehr freuen, wenn wir in
unserem Bestreben, das Los der an einer Hämophilie Leidenden und ihrer Familien
zu erleichtern und ihnen nach besten Kräften zu helfen, auch von Ihrer Seite
Förderung und Unterstützung erfahren würden. Insbesondere bitten wir Sie, wenn
hämophile Personen in Ihrer ärztlichen Betreuung stehen, diese in ihrem Interesse auf die Deutsche Hämophiliegesellschaft als einer Notgemeinschaft auf Gegen-
seitigkeit aufmerksam zu machen. Vorsorglich haben wir Formulare für eine Beitrittserklärung beigefügt, wobei wir auf Anforderung Ihnen gerne weitere Exempla-
re des Aufrufs und der Beitrittserklärung übermitteln.

Die Mitgliedschaft berechtigt zum kostenlosen Bezug des "Hämophilie-Blattes",
das für diesen Personenkreis interessierende Mitteilungen enthält, insbesondere
Aufklärung über Hilfsmöglichkeiten, aktuelle Aufsätze namhafter Hämatologen über
den Stand der Forschung, Berichte über einschlägige Tagungen usw. Als Organisation medizinischer Laien stützt sich hierbei die Hämophiliegesellschaft in allen medizinischen Fragen auf ihren wissenschaftlichen Beirat, die "Deutsche
Arbeitsgemeinschaft für Blutgerinnungsforschung" (DAB). Ferner erhalten die
hämophilen Mitglieder einen "Bluterpaß", der für den nicht einfachen Alltag
des Bluters von besonderer Bedeutung ist. Leider können wir aus verständlichen
Gründen diese Bluterpässe nur an Mitglieder abgeben. Die Ausfüllung des Bluter-
passes und die weitere ärztliche Betreuung verbleibt selbstverständlich beim behandelnden Arzt.

Sollten Sie, sehr geehrter Herr Chefarzt, an weiteren Informationen über die
Deutsche Hämophiliegesellschaft und ihre Tätigkeit und über die Probleme der
Blutungskrankheiten interessiert sein, so bitten wir um Ihre Nachricht.

Mit vorzüglicher Hochachtung

(M. Maurer, 1. Vorsitzender)

Spenden erbeten auf
Postscheckkonto
München Nr. 766 55

Abb. 6. Brief der DHG an die Chefärzte in Deutschland 1967

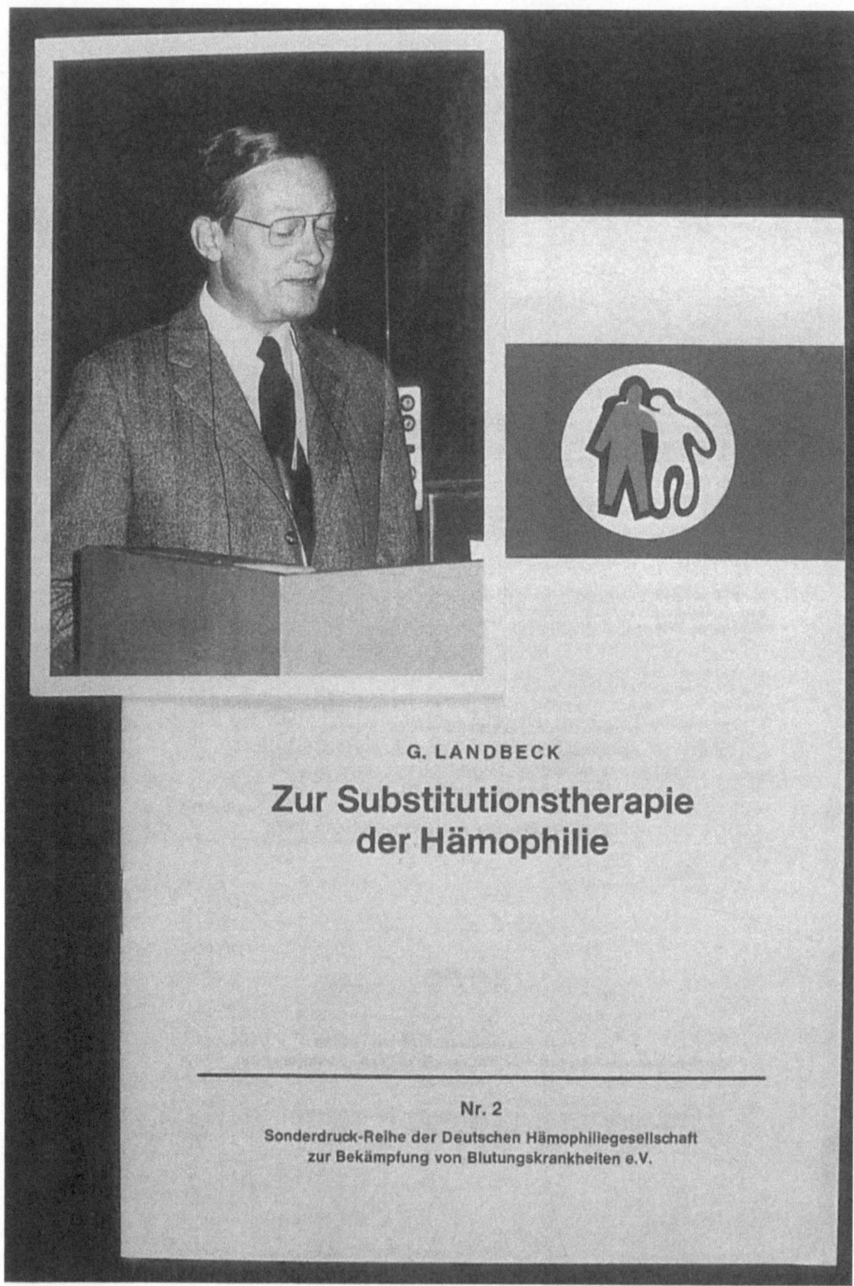

Abb. 7. Günter Landbeck (Hamburg) und Sonderdruckreihe der DHG

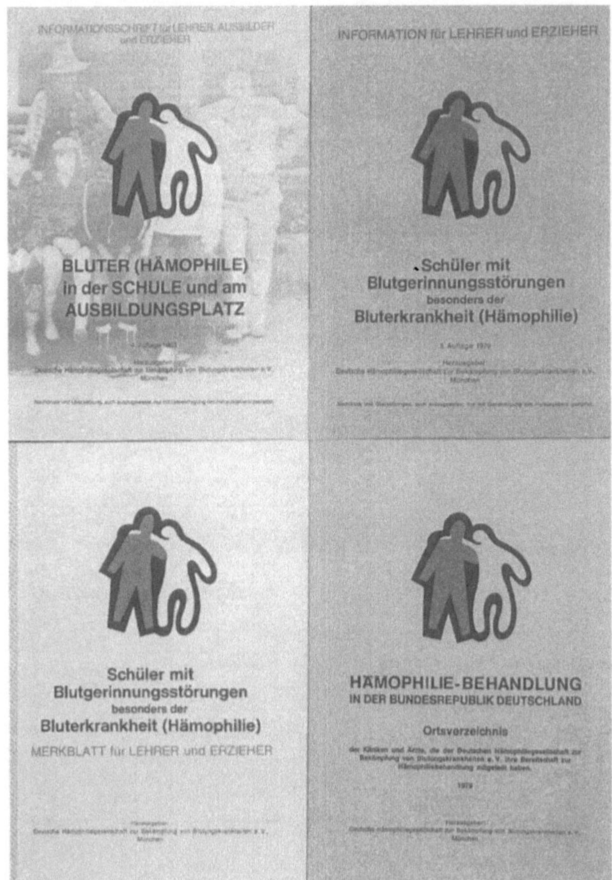

Abb. 8. Sonderdruckreihe der DHG ab 1969

vor allem die sehr gefragten Abhandlungen von *Günter Landbeck* und *Anatol Kurme* „Beiträge zur Diagnose, zur Behandlung und zum Verlauf von Blutungskrankheiten". Er hatte bereits das kleine Buchformat der Reihe der Sonderdrucke der DHG, wie sie bis heute fortsetzt wird (Abb. 8).

Finanziell wurde diese Sonderdruckreihe von vier Bundesländern, nämlich Bayern, Niedersachsen, Nordrhein-Westfalen und Rheinland-Pfalz gefördert, die Herausgabe wäre indes ohne industrielles Sponsoring trotzdem unmöglich gewesen.

Das Gleiche galt für die Herausgabe einer kompetenten und emotionsfreien Informationsschrift für Lehrer und Ausbilder hämophiler Kinder und Jugendlicher. Mehrere Auflagen erlebte auch der Bluterpass, von einem sehr primitiven Anfang bis zum achtseitigen, ähnlich dem jetzt gültigen. Mehrsprachige Aufkleber „Achtung Bluter" für die Autoscheibe und der Notfallkoffer stammen ebenso aus den frühen 70er Jahren wie die persönliche Halsplakette (Abb. 9).

Die Deutsche Hämophiliegesellschaft durfte sehr bald die große Chance der finanziellen Förderung besonders durch die Konzentrate herstellende In-

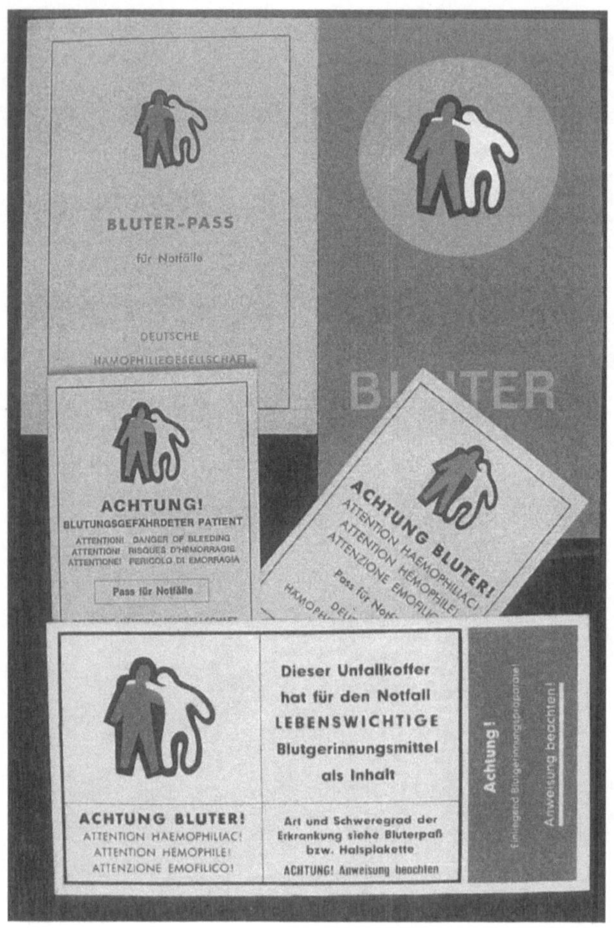

Abb. 9. Bluterpässe und Informationsmaterial der DHG

dustrie wahrnehmen (eine Chance, die die meisten Behindertenverbände in dieser Form nie hatten und auch nie haben konnten). So wären – wie erwähnt – die zahlreichen Veröffentlichungen aus eigenen Finanzmitteln nicht zu erstellen gewesen, ebenso wenig die Einrichtung und die Personalbesetzung einer Geschäftsstelle mit zunehmender Professionalisierung. Ebenso undenkbar ohne finanzielle Förderung von außen war und ist die Ausrichtung von offiziellen Veranstaltungen: Jahrestagungen in verschiedenen Städten der Bundesrepublik (München, Hamburg, Heidelberg, Nürnberg, Ulm, Bielefeld, Frankfurt, Würzburg, in einigen Städten mehrfach) mit aktueller medizinischer und sozialer Information, auch als Unterstützungseffekt für das dortige Behandlungszentrum.

Die DHG ist bald nach ihrer Gründung Mitglied der World Federation of Haemophilia (WFH) geworden. Damit war der Verband international eingebunden und nahm nicht nur an deren Veranstaltungen teil, sondern richtete

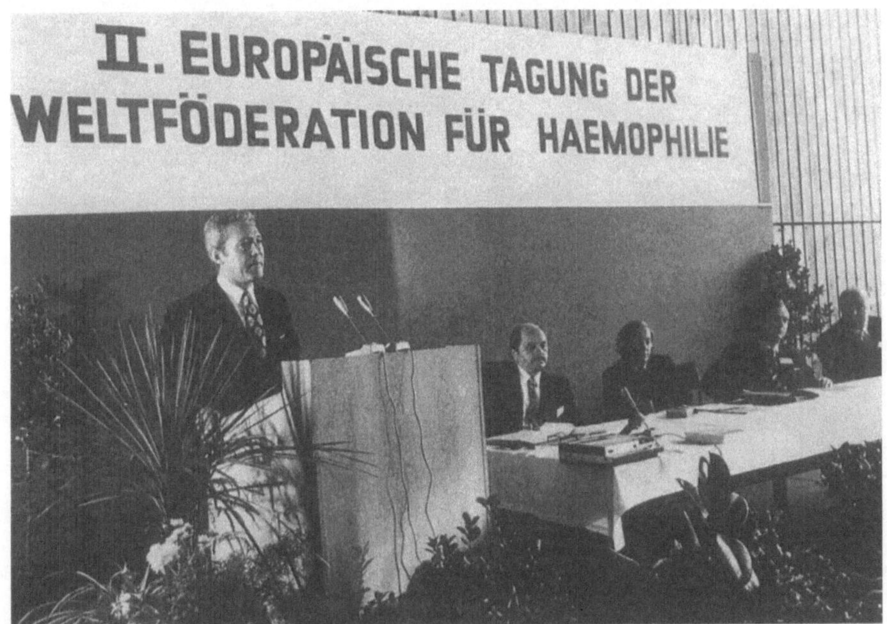

Abb. 10. II. Europäische Tagung der WFH in Heidelberg 1973

auch große Konvente aus: in Heidelberg 1973 die Zweite Europäische Tagung der Welt-Hämophiliegesellschaft und die Erste Internationale Hämophilie-konferenz vom 3. bis 7. Oktober 1980 in Bonn (Abb. 10–17).

1971 hatte *Hans Egli* die Heimselbstbehandlung nach einem Modell aus dem Orthopedic Hospital/Los Angeles in Deutschland erstmals vorgestellt. Sie musste sich in den ersten Jahren nicht selten gegen Ablehnung und zum Teil massiven Widerstand im Ärzte- und Patientenkreis durchsetzen. Sie wurde zu einem entscheidenden Durchbruch im Alltagsleben der Bluter, das mehr und mehr den Status des ersehnten „Normalseins" annahm (Abb. 18).

So war auf die Gründungs- und Aufbauzeit der DHG eine Phase des Fortschritts und der Konsolidierung gefolgt, eingebettet in Optimismus und Vertrauen in die Zukunft. Längst waren die meisten Hämophilen mündige Patienten mit Wissen und Erfahrungen in der Hämophiliebehandlung, leider aber auch schon berührt von den negativen Zügen des Wohlstandes, auch oft der Überheblichkeit gegenüber bedachten und mäßigenden Worten. Der scheinbar paradoxe Ausdruck „Wohlstandshämophilie" ist in dieser Zeit entstanden. Die Versorgung der deutschen Hämophilen erweckte bei anderen Behindertengruppen eher Skepsis und Neid als solidare Freude, sie wurde als „De-luxe-Zustand" persifliert.

Die steigende Mitgliederzahl, die großen Aktivitäten neben den Kongressen und Tagungen – z.B. das legendär gewordene Ferienlager Fort Christoph (Abb. 19), Kuren für Mütter hämophiler Kinder – haben auch die Strukturen des Verbandes zunehmend verändert. Die Zusammenarbeit im Vorstand war im Gegensatz zur Versorgungslage der Mitglieder nicht problemloser geworden, und zwar aus mehreren Gründen:

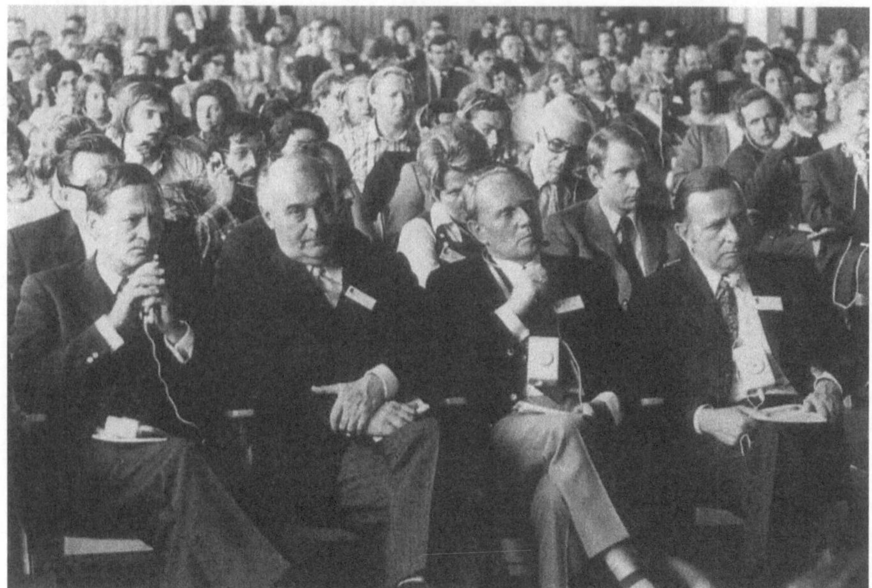

Abb. 11. II. Europäische Tagung der WFH in Heidelberg 1973 – Eröffnung
v.l. 1. Reihe: G. Landbeck, R. Marx, W. Remde, H. Egli

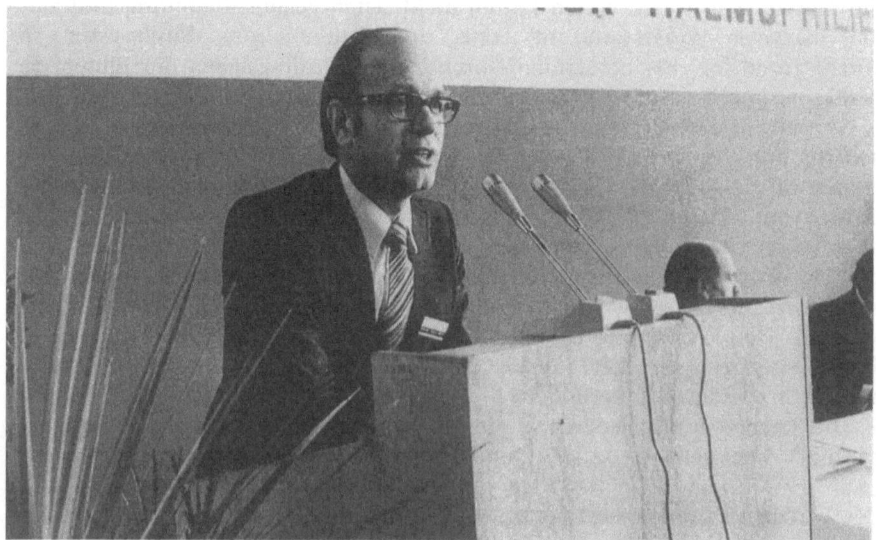

Abb. 12. Klaus Schimpf (Heidelberg)

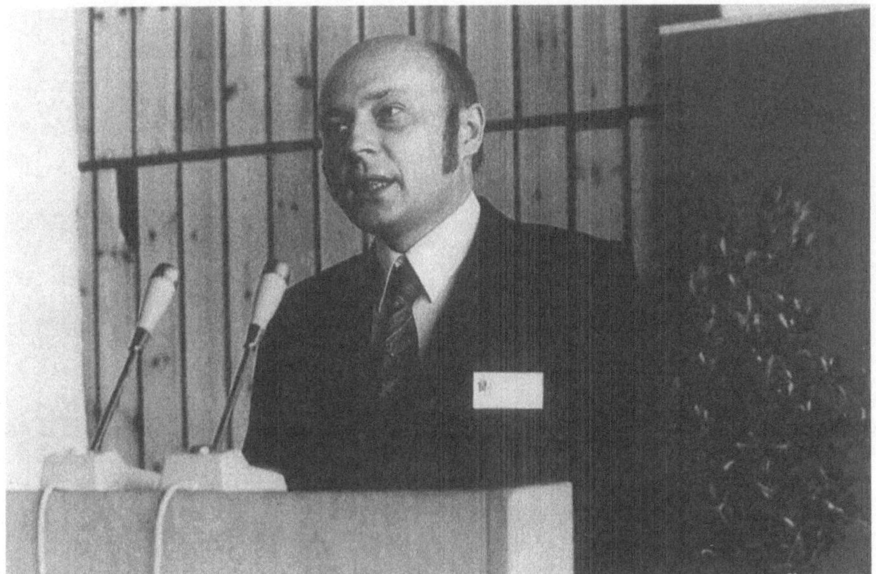

Abb. 13. Anatol Kurme (Hamburg)

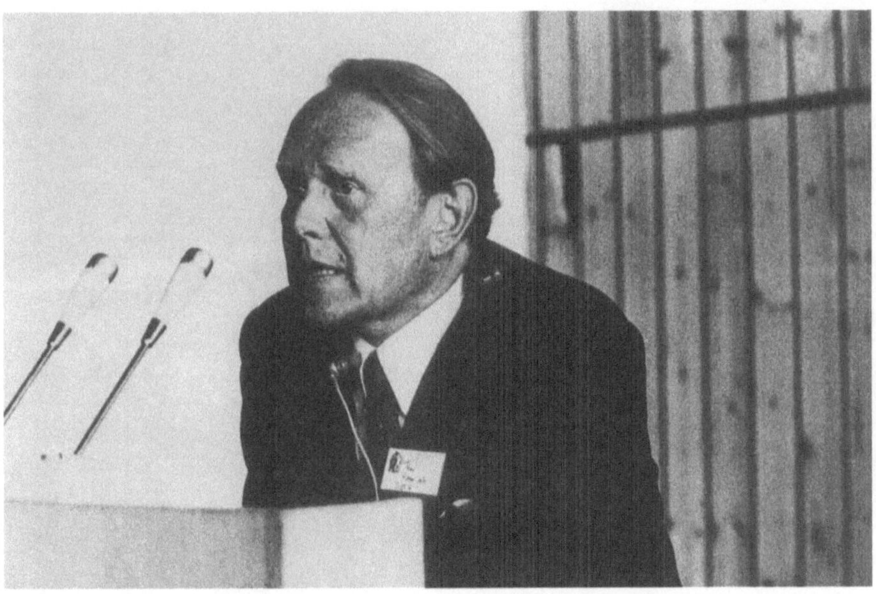

Abb. 14. Waldemar Remde (Potsdam)

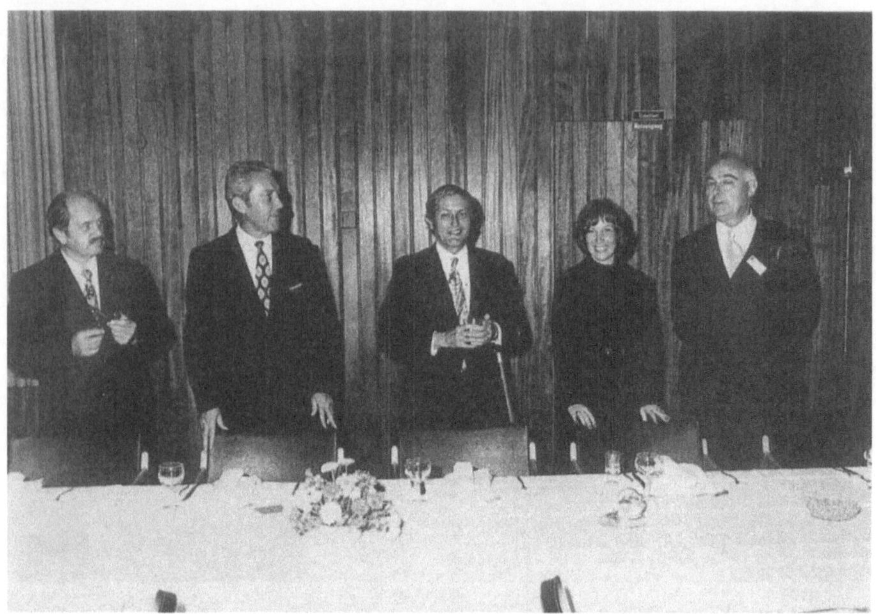

Abb. 15. II. Europäische Tagung der WFH in Heidelberg 1973
v.l. M. Maurer, R. Zundel (OB Heidelberg), Frank Schnabel (Präsident der WFH), Marthe Schnabel, Rudolf Marx

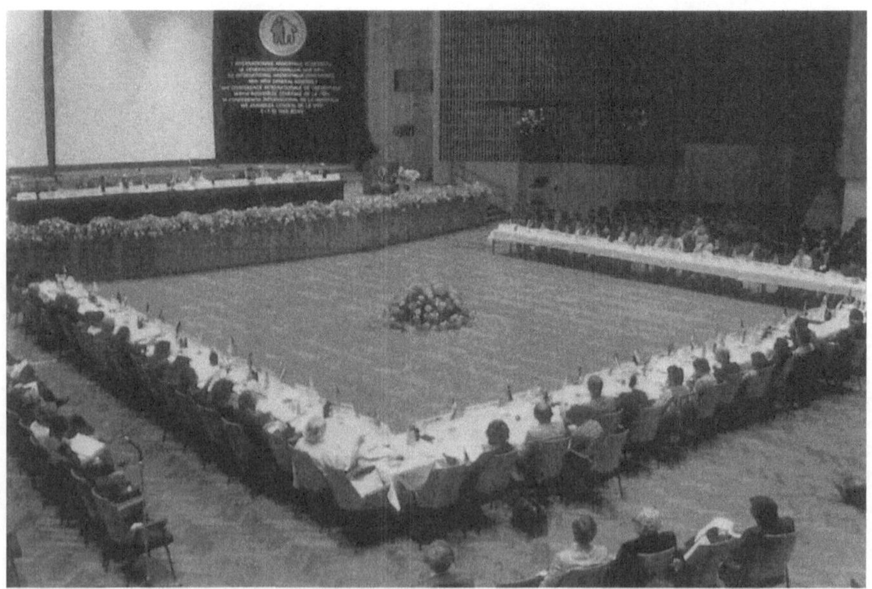

Abb. 16. 1. Internationale Hämophilie-Konferenz in Bonn 1980

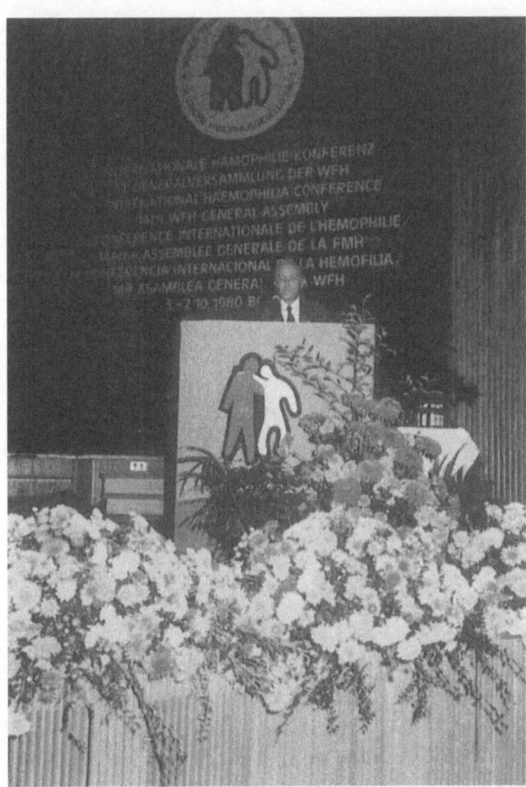

Abb. 17. 1. Internationale Hämophilie-Konferenz in Bonn 1980

- Der engere Vorstand (Vorsitzender, Stellvertreter und Schatzmeister) wirkte damals in München und musste nicht nur gegen die bekannten Nord-Süd-Animositäten seine Vorstellungen erläutern.
- Im Vorstand saßen drei ärztliche Mitglieder, jedes ein Nimbusträger: drei verschiedene Vorstellungen über die richtigen Therapiemaßnahmen, drei verschiedene Verträglichkeiten und Unverträglichkeiten, oft eine aufreibende Balancearbeit für den Vorsitzenden, manchmal sogar ein Erinnerungsalptraum.
- Die differente Vorstellung der Ärzte im Vorstand über die medizinische Behandlung Hämophiler bewirkte bei den nichtärztlichen Mitgliedern, die selbst direkt oder indirekt betroffen waren, Trotzreaktionen aus Unsicherheit, aggressive Vorschläge und schwierige Konsensbildung.

Die divergenten medizinischen Meinungen im Vorstand übertrugen sich schon früh auf die Patienten in den einzelnen Regionen. Dies führte zu sog. „Versorgungswanderungen" vieler Patienten. Die Polarisierung entwickelte schließlich eine Art „Solidaritätsstress", der sich in verschiedener Form äußerte und der wohl die Ursache für die Isolation einzelner, sicherlich sehr engagierter Gruppen war (Marler Gruppe, Interessengemeinschaft Hämophiler = IGH).

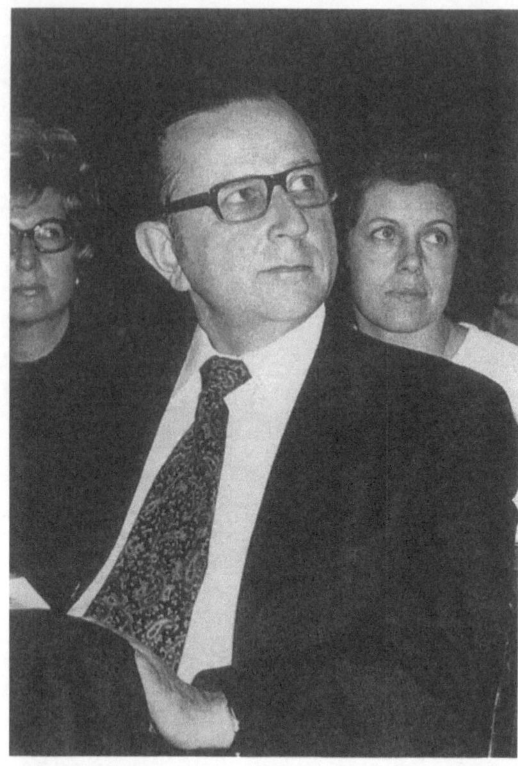

Abb. 18. Hans Egli (Bonn)

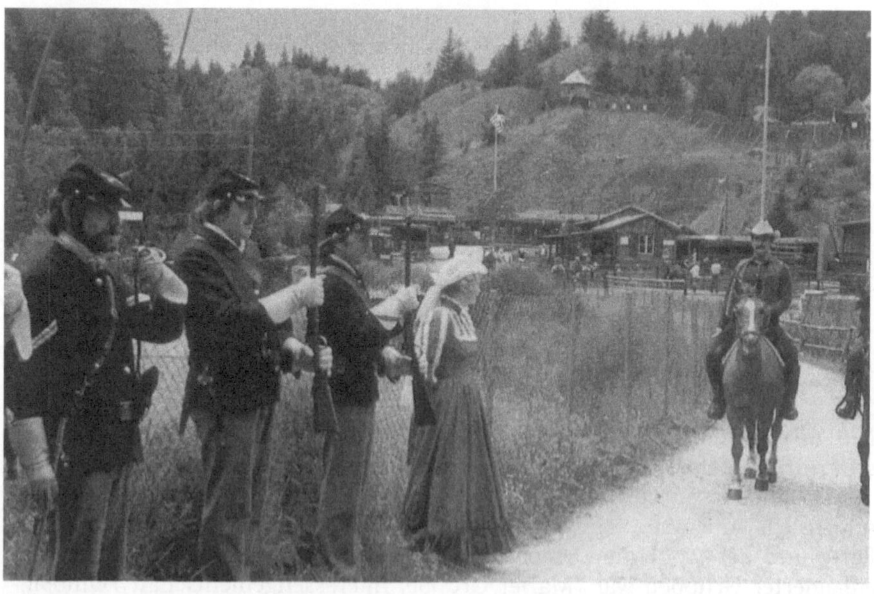

Abb. 19. Fort Christoph

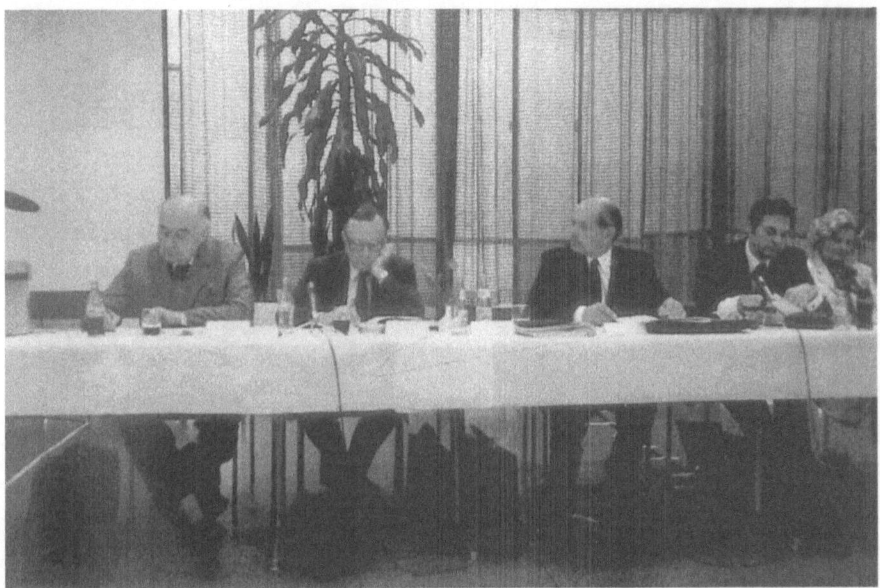

Abb. 20. DHG-Jahreskongress Frankfurt am Main 1983

Ob eine Gliederung in Landesverbände, wie sie nach zweijähriger Vorarbeit im Vorstand und Vertrauensrat satzungsfähig entwickelt worden war, sich förderlicher ausgewirkt hätte, ist heute schwer entscheidbar. Der Satzungsentwurf wurde jedenfalls 1983 in der Mitgliederversammlung in Frankfurt am Main knapp abgelehnt (Abb. 20).

1968 erschien bereits die erste Liste des Vertrauensrates. Er wirkt bis heute zusammen mit dem Vorstand im Sinne einer modernen hämophilen Selbsthilfebewegung mit großem Einsatz als Basis der Meinungsbildung des Verbandes (Abb. 21). Die Regionalversammlungen wurden und werden von den gewählten Vertrauensmitgliedern zusammen mit dem örtlichen Behandlungszentrum durchgeführt. Jedes Behandlungszentrum und jede Vertrauensmitgliedschaft hat eine eigene Entwicklung und eine eigene Geschichte, mit großem ehrenamtlichen Einsatz und aufopferungsvoller Arbeit (Abb. 22 und 23).

Sowohl die Sicherstellung der Versorgung der Hämophilen mit Gerinnungspräparaten als auch die Reinheit der Produkte waren von Anfang an das entscheidende Anliegen. Die zunehmend hohe Inzidenz der nachweislich durch Faktorenkonzentrate übertragenen Serumhepatitiden veranlasste den Vorstand Anfang der 70er Jahre, beständig und dringlich virusinaktivierte Produkte von den Herstellern zu fordern. Als das erste sterilisierte Faktor-IX-Konzentrat zugelassen und auf dem Markt war, waren in der Fachwelt Begeisterung und Skepsis geteilt. Für viele Patienten bedeutete dies eine segensreiche Wende. Das erste virusinaktivierte Faktor-VIII-Präparat (ebenfalls eines deutschen Herstellers) hatte zunächst vielen Behandlern Schwierigkeiten mit den Kostenträgern eingebracht, zum Glück nicht für die Behandlung

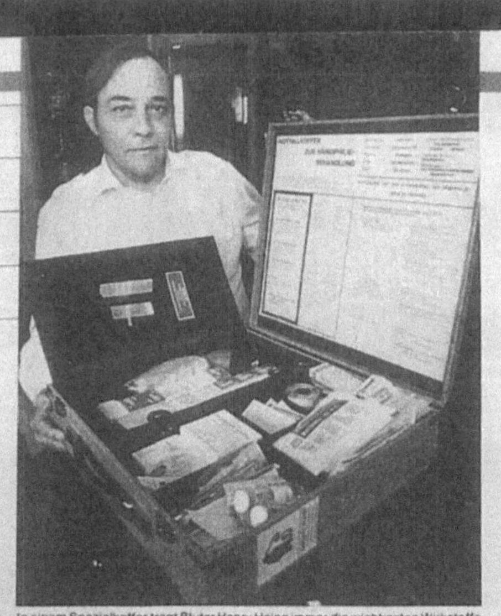

Abb. 21. Henry Heine (Hamburg) Erster Vorsitzender des Vertrauensrates

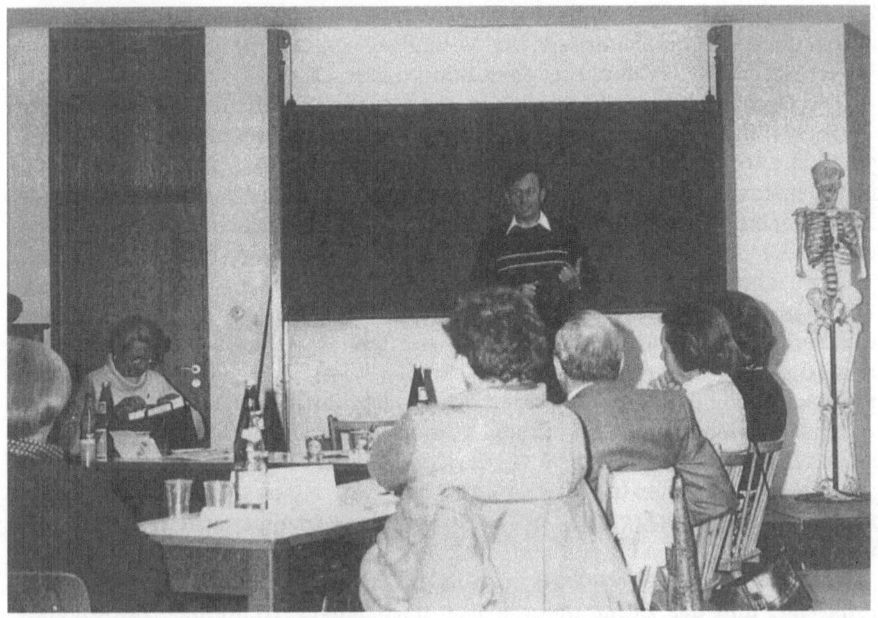

Abb. 22. Regionaltagung München 1969 mit Wolfgang Schramm

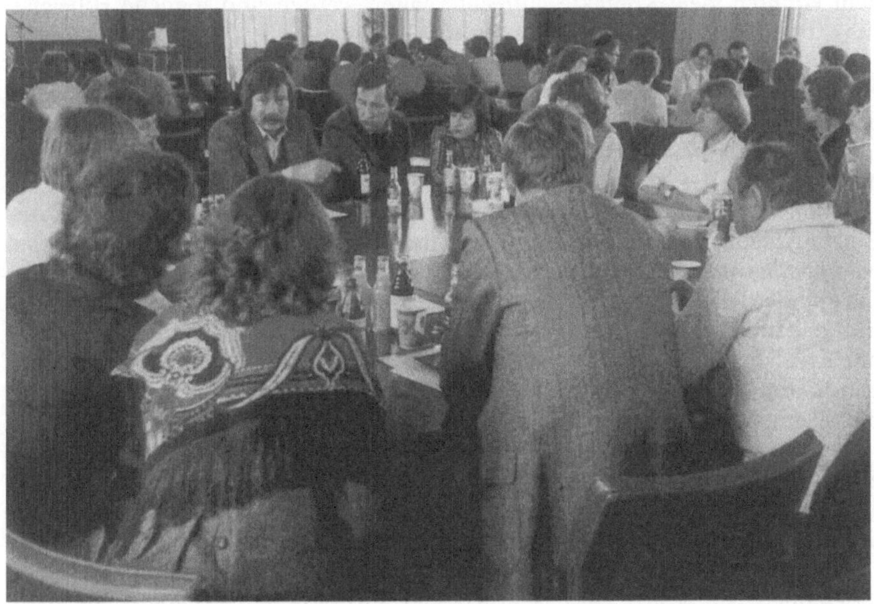

Abb. 23. Regionaltagung München 1972 mit Hans Joachim Klose

der neugeborenen Hämophilen. Dass heute Faktorenkonzentrate mit fast hundertprozentiger Sicherheit zur Verfügung stehen, ist der entscheidende Fortschritt in der Hämophiliebehandlung dieser Zeit.

Die Geschichte der Faktorenkonzentrate aus menschlichen Blutspenden ist – wie wir alle erfahren mussten – schicksalhaft verwoben mit der Lebensgeschichte vieler betroffener Menschen und deshalb auch mit der Geschichte der Deutschen Hämophiliegesellschaft. Das Desaster der HIV-Infektion durch Gerinnungspräparate war Rückschlag und Heimsuchung, am schwersten für die Betroffenen und ihre Angehörigen, aber auch für die DHG. Fragen der Schuld und der Verantwortung an dieser Katastrophe hat der Untersuchungsausschuss des Deutschen Bundestages ausführlich zusammengefasst und veröffentlicht. Respekt schulden wir den engagierten Persönlichkeiten innerhalb und außerhalb der DHG für die Anstrengungen und Leistungen im Zusammenhang mit den beiden Phasen der Entschädigungsregelungen.

Erinnert werden darf in diesem Zusammenhang an die Stiftung Hämophilie (Biotest), die im Jahre 1992 errichtet wurde. Sie hilft finanziell in Not geratenen Betroffenen und deren Angehörigen, kann aber auch Mittel für besondere Aktivitäten zum Wohl Hämophiler (Gruppenarbeit, Forschung) bereitstellen.

Im November 1989 fand das nationale, historische Ereignis der Maueröffnung statt und das Zusammenwachsen nach langer Trennung. Die Kontakte der DHG zu den Blutern in der DDR waren offiziell außerordentlich eingeschränkt gewesen. Unsere Sendungen an ostdeutsche Leidensgenossen kamen immer zurück, wenn auf dem Absender „Deutsch" stand. Nicht einmal beim Versand der vom Deutschen Bibliographischen Institut in Leipzig angeforderten *Hämophilie-Blätter* durfte diese Bezeichnung erscheinen. Trotzdem konnten viele Kontakte aufrechterhalten werden und manche Hilfeleistung die inhumane Grenze überwinden.

Hans Hofmann hat auf der Jubiläumsveranstaltung 40 Jahre DHG sehr eindrucksvoll das Leben der Bluter und ihre medizinische Behandlung in der alten DDR geschildert. Selbsthilfe war allenfalls nur individuell möglich, nicht aber der Zusammenschluss der Hämophilen zu einem Selbsthilfeverband.

Waldemar Remde war die herausragende Persönlichkeit in der DDR. Als Ergebnis seiner Bemühungen entwickelte sich seit 1972 die spätere *Sektion Hämophilie* unter dem Dach der Gesellschaft für Hämatologie und Bluttransfusion der DDR. Remdes Vision, die Patientenschaft in diese Gesellschaft mit einzubeziehen – ähnlich der DHG – scheiterte an dem Verbot von höchster staatlicher Stelle. So brachte die Wende, wie *Hofmann* sagt, nach den Jahren der Reglementierung und unter dem Aspekt, „dass wir es nie anders kennen gelernt hatten", eine doppelte Befreiung.

Der Veranstalter hat meinem Referat auch den Aspekt „Ausblick" auferlegt. Sicher nicht zu Unrecht; denn aus den vergangenen und den Ereignissen der Gegenwart lassen sich Möglichkeiten eines künftigen Fortschritts aber auch der Gefahren von Einschränkung und Rückschritt erkennen.

Die Zukunftschancen der DHG sind generell gut, eher sehr gut. Die DHG ist etabliert, sie besitzt ein beachtliches Erfahrungs- und Kompetenzpotenzial und ist wohl auch finanziell gesichert. Die medizinische Versorgung der

Patienten mit Blutgerinnungsstörungen in Deutschland hat höchsten Standard und glänzende Perspektiven.

Ist damit aber auch die hämophile Selbsthilfebewegung so erfreulich problemreduziert? Wohl nur bis zu einer gewissen Grenze; denn es bleiben einige Traditionssorgen wahrscheinlich bestehen, z. B. die Erhaltung der Behandlungszentren in Kliniken und Praxen und die Sicherung des hohen medizinischen Versorgungsstandards, die Leistungen der Krankenkassen bei der Kostenübernahme der Faktorenkonzentrate, die verlässliche Fortsetzung der Normalisierung in der arbeitsrechtlichen Situation und der Beschäftigung Betroffener, die Fortsetzung der finanziellen Hilfe von außen.

Was kann man der DHG nun auf den weiteren Weg empfehlen?

- Ihre Mitglieder sollten mündige Patienten sein, die zu Handelnden werden in der Solidargemeinschaft gegenseitiger Hilfeleistungen, gleichgültig ob Hämophilie- oder Willebrand-Patienten.
- Möge sie streitbar, aber nicht streitend, zu Konsens oder Kompromiss zu kommen, u. a. auch durch
  - Abfedern kopflastiger Vorschläge,
  - Moderieren aufkommender Vereinshektik,
  - Reorbitalisieren exzentrischer Bestrebungen,
  - Relativieren von Selbstbestätigungsaktivitäten.

Für die Einhaltung des richtigen Kurses auf ein erstrebtes Ziel ist eine ausgewogene Verteilung der Lasten und Aufgaben von existentieller Bedeutung.

Gestaltung der Betreuung Hämophiler
und der Selbsthilfebewegung in der DDR

H. Hofmann

Verschiedene Aspekte in der Geschichte der Hämophilen in Deutschland haben sich bis zum Fall der Mauer im Jahre 1989 in der ehemaligen DDR unterschiedlich zu denen in der Bundesrepublik gestaltet. Dabei hat es in der Nachkriegszeit bis hinein in die 50er Jahre eine nahezu parallele Entwicklung gegeben. Bei schwer wiegenden Blutungsereignissen stand der behandelnde Arzt der Situation völlig ohnmächtig gegenüber. Schicksalhaft für den Verlauf des Krankheitsbildes waren das Ausmaß und die Häufigkeit von Blutungen.

Dieser Zustand begann sich erst Mitte der 60er Jahre zu ändern, als es gelang, aus menschlichem Plasma Gerinnungsfaktoren anzureichern. Damit war erstmals eine Möglichkeit der ursächlichen Therapie gegeben. Nun standen den Behandlern Präparate zur Verfügung, mit denen man schon einige für die Patienten positive therapeutische Effekte erzielen konnte.

Aus diesen Anfängen entwickelte sich das Kryopräzipitat und die PPSB-Fraktion.

Die Behandler waren damit in die Lage versetzt, auftretende Blutungen bei den Patienten erfolgreicher zu behandlen. Es wurde möglich, kleine operative Eingriffe durchzuführen, die Patienten vor längeren Krankenhausaufenthalten zu bewahren und den gesundheitlichen Zustand einigermaßen zu stabilisieren.

Spätestens zu diesem Zeitpunkt trennten sich die Wege zwischen Ost und West bei der Weiterentwicklung der Präparate sowie den daraus resultierenden Behandlungsmöglichkeiten.

Lassen Sie mich die Situation in der DDR bezüglich der Präparateversorgung skizzieren. Bei diesen Betrachtungen darf man nicht außer Acht lassen, dass sich die Etablierung einer wirksamen und dauerhaften Hämophiliebehandlung unter besonderen politischen Verhältnissen vollzog. Die Möglichkeiten der vorhandenen Einrichtungen des Transfusionsdienstes der DDR orientierten sich an den Entscheidungen von Partei und Staatsführung.

Die Institute hatten kaum Möglichkeiten, über den ihnen vorgegebenen Rahmen hinaus die Gerinnungspräparate qualitativ weiterzuentwickeln bzw. zusätzliche Kapazitäten zu schaffen. Trotz erheblicher Anstrengungen des Transfusionsdienstes in den 80er Jahren ließ sich das Aufkommen an aus nationalem Spenderaufkommen hergestellten Gerinnungspräparaten nicht wesentlich steigern.

Bei einem das normale Maß der Behandlung übersteigenden Bedarf, wie z. B. bei spontanen operativen Eingriffen, kam es immer wieder zu Versorgungsengpässen, und es bedurfte erheblicher organisatorischer Anstrengungen der behandelnden Ärzte, eine kontinuierliche Versorgung sicherzustellen. Hinzu kam, dass die Präparate sehr lagerungsinstabil waren und erhebliche Lagerungskapazitäten in den Kliniken erforderten. Außerdem waren sie nur sehr mühsam zu handhaben. Die nachteiligste Eigenschaft war, dass die Präparate keinem Virusinaktivierungsverfahren unterzogen werden konnten. Dies hatte zur Folge, dass alle Patienten, die mit diesen Präparaten über einen längeren Zeitraum hinweg behandelt wurden, in der Regel mit der gesamten Palette der Hepatitisviren infiziert wurden. Aufgrund der epidemiologischen Situation bei den Blutspendern in der DDR traten bei der Übertragung von Plasmaprodukten bei den Blutern keine HIV-Infektionen auf. Somit blieb den Hämophilen das schwere Schicksal dieser Infektion erspart.

Wenn man über Hämophiliebetreuung in der DDR berichten will, kommt man an einer Person nicht vorbei: *Professor Waldemar Remde.*

Mitte und Ende der 50er Jahre war der Ost-West-Konflikt sehr verschärft, aber Kontakte in ganz geringem Maße gab es; sie wurden von ihm besonders gepflegt. Erst mit dem Bau der Mauer 1961 war auch das vorbei.

Nachdem Herr Prof. Remde sich bereits in Jena intensiv mit der Betreuung von Hämophiliepatienten beschäftigt hatte, begann er nach seinem Wechsel an die Innere Abteilung des Klinikums Potsdam die zu diesem Zeitpunkt bereits bestehenden regionalen Aktivitäten von Hämophiliebehandlern zusammenzufassen. Im Ergebnis seiner Bemühungen entwickelte sich seit 1970 die spätere Sektion Hämophilie unter dem Dach der Gesellschaft für Hämatologie und Bluttransfusion der DDR. Remdes Vision, die Patientenschaft in diese Gesellschaft miteinzubeziehen – ähnlich der DHG –, scheiterte an dem Verbot höchster staatlicher Stellen.

Unter Remdes Federführung fanden in Potsdam 1972, 1977 und 1982 drei Symposien mit internationaler Beteiligung statt. Ein viertes war für 1987 geplant, aber leider verstarb Prof. Remde 1985 kurz vor seinem 65. Geburtstag. Die drei Potsdamer Symposien hatten für die Behandler einen hohen Informationswert. So war es doch möglich, im Rahmen dieser Veranstaltungen einen Blick hinter den Eisernen Vorhang zu werfen.

Ost-West-Kontakte über diese Symposien hinaus – auch unter Patienten – wären sicher wünschenswert gewesen, aber die politische Barriere war wohl zu hoch. Allein das Wort „Deutsch" auf einem Druckerzeugnis schaffte Probleme, sodass ein Austausch von Informationen nicht zustande kommen konnte.

Motor und Angelpunkt der Hämophiliebetreuung in der DDR war die Sektion Hämophilie, in der sich mehrmals jährlich in Potsdam oder Berlin, später einmal jährlich in Binz auf Rügen Behandler und Betreuer von Hämophilen aus der gesamten DDR trafen. Eine Reihe von Maßnahmen, die auf das Tätigsein der Sektion zurückzuführen ist, mag selbstverständlich oder banal erscheinen, aber für die Patienten verband sich damit eine entscheidende Verbesserung ihrer Situation.

Zunächst war es notwendig, Zentren zu schaffen, in denen Ärzte und Therapeuten tätig waren, die bereits Erfahrungen im Umgang mit Hämophiliepatienten hatten. In der Regel wurden diese Zentren in den Bezirkskrankenhäusern etabliert. Hierbei hat sich ähnlich wie in der Bundesrepublik eine Trennung der Behandlung von Kindern und Erwachsenen als günstig erwiesen.

Aus dem Katalog der Sektionsarbeit einige Punkte:

- Die Sektion Hämophilie erarbeitete ein Merkblatt für Lehrer und Erzieher hämophiler Kinder sowie ein Infoblatt für Betriebe, in denen Hämophile beschäftigt waren.
- Nach intensiven Bemühungen der Sektion sind Hämophiliepatienten in den Personenkreis der Versicherten aufgenommen worden, die ein erhöhtes Krankengeld erhielten.

  In der DDR wurden vom ersten Tag der krankheitsbedingten Arbeitsunfähigkeit bis zum Ende der sechsten Woche 85 Prozent des Nettolohns gezahlt, ab der siebten Woche nur noch 50 Prozent des Versicherungspflichtteils. Das waren ohne Zusatzversicherungen 300 Mark. Beim erhöhten Krankengeld wurden – in Abhängigkeit von Familienstand und Kinderzahl – 85, 80 bzw. 75 Prozent weitergezahlt. Damit war in fast allen Fällen die soziale Sicherheit auch bei Langzeitkrankheit gewährleistet. Der Durchschnittsbruttolohn zu dieser Zeit betrug ca. 850 bis 950 Mark. Arzneimittel, gleich welcher Art, waren grundsätzlich nicht zuzahlungspflichtig.

- Die Diagnose Hämophilie war bis 1979 eine Kontraindikation für Kuren. Der Ausspruch eines Patienten: „Arbeitsfähig bin ich, aber für eine Kur bin ich zu krank" war für die Sektion Hämophilie Anlass, hier Abhilfe zu schaffen. Mit einem Ferienobjekt in Klink an der Müritz, das in der Nebensaison auch prophylaktische Kuren durchführte, konnte eine Einrichtung, die gemessen am DDR-Standard eine sehr gute Ausstattung hatte, für die Durchführung von *Kuren für Hämophile* gewonnen werden. In einer kleinen Ambulanz wurden die Patienten versorgt, außerdem existierte eine leistungsfähige Physiotherapie.

  In der Zeit von 1979 bis 1990 konnten in Klink pro Jahr 75 Kurplätze genutzt werden, die sich einer großen Beliebtheit erfreuten.

- Mindestens ebenso beliebt waren und großer Nachfrage erfreuten sich die *Kinderferienlager*, die an verschiedenen Orten jährlich veranstaltet wurden.

- Von 1971 bis 1984 haben in Potsdam oder Berlin jährlich zentrale *Patientenforen* für Hämophile stattgefunden. Dabei wurden den Patienten in verständlicher Form neueste wissenschaftliche Erkenntnisse vermittelt. Diese Foren trugen auch in erheblichem Maß dazu bei, die Heimselbsthilfe (HSH) den Patienten näher zu bringen.

  In Vorbereitung der HSH gab es in der Sektion Hämophilie kontroverse Diskussionen über die Modalitäten. Patienten mit der Behandlung zu betrauen und sogar noch intravenöse Injektionen von Laien vornehmen zu lassen, das schien für viele ein unzulässiger Eingriff in die ärztliche Tätigkeit zu sein.

Am Schluss dieser Auflistung möchte ich auf ein Thema hinweisen, dem schon frühzeitig in der DDR Bedeutung beigemessen wurde: *der genetischen Beratung.*

Bereits Ende der 70er Jahre sind vorgeburtliche Geschlechtsbestimmungen gemacht worden. Die Prognosen, die man damit geben konnte, sagten noch nichts aus über die Krankheitssituation der heranwachsenden Feten. Das änderte sich aber, als man weitere Gene entdeckte, die für die Gerinnungsstörung und deren Ausmaß verantwortlich sind. Jetzt war man in der Lage, familienplanerische Beratungen mit hoher Aussagekraft und Gewissheit anzubieten. 1988 erfolgte die erste Untersuchung und Diagnostik auf dieser Grundlage, und dieses Verfahren ist bis heute sehr erfolgreich weitergeführt worden.

Erwähnt wurden bereits die drei Potsdamer Hämophilie-Symposien. Das vierte fand Ende November 1989 unter Federführung von Professor Weißbach in Dresden statt. Doch zu diesem Zeitpunkt traten Ereignisse ein, mit denen in dieser Form wohl niemand gerechnet hatte: Am 9. November 1989, zehn Tage vor dem Symposium, war in Berlin die Mauer gefallen. Die Euphorie über dieses Ereignis bestimmte die Atmosphäre des Symposiums nachhaltig. Plötzlich konnten Kontakte aller Art gesucht und in alle Richtungen geknüpft werden. Wer dabei gewesen ist, wird sich sicherlich noch daran erinnern können.

Mit dem Fall der Mauer setzte sich bei Patienten und Behandlern sehr schnell die Erkenntnis durch, dass die bis zu diesem Zeitpunkt in der DDR verwandten Produkte plötzlich ein hohes Risiko für die Patienten bedeuteten. Die neuen Freiheiten könnten sicher auch eine Vielzahl sozialer Kontakte hervorbringen, die sich ganz gewiss nachhaltig negativ auf die epidemiologische Situation auswirken würden. Daraus ergab sich die zwingende Notwendigkeit, kurzfristig virusinaktivierte Gerinnungspräparate für die Behandlung bereitzustellen.

Unter diesem Eindruck bildete sich in Berlin eine Initiativgruppe zur Gründung eines Hämophilieverbandes in der DDR. Ziel war es zunächst, eine Interessenvertretung – ähnlich wie in der Bundesrepublik – aufzubauen, um möglichst schnell eine Versorgung mit Hochkonzentraten zu gewährleisten, wobei im Vordergrund unserer Bemühungen zunächst die flächendeckende Versorgung mit virussicheren Gerinnungspräparaten stand.

Anfang April 1990 fand in Binz auf Rügen die letzte Sitzung der Sektion Hämophilie statt, an der auch Mitglieder der Initiativgruppe und Vertreter des Gesundheitsministeriums teilnahmen. Im Verlauf der Sitzung sah sich der Vertreter des Ministeriums mit der massiven Forderung von Patienten und Behandlern nach der sofortigen Versorgung mit inaktivierten Gerinnungspräparaten konfrontiert. Dem Argument des Ministeriums, es könnten keine ausreichenden finanziellen Mittel für die Bereitstellung dieser Präparate zur Verfügung gestellt werden, konnte mit einer Zusage aus dem Bundesministerium für Jugend, Familie, Frauen und Gesundheit der Bundesrepublik begegnet werden. Für diesen speziellen Zweck würde das Ministerium im Rahmen des Soforthilfeprogramms für das Gesundheitswesen der DDR einen entsprechenden Beitrag bereitstellen.

Dem weiteren engagierten Einsatz einzelner Patienten und Behandler war es letztendlich zu verdanken, dass im Juni 1990 nahezu flächendeckend die Versorgung mit virusinaktivierten Präparaten gesichert war.

Ende Mai 1990 gründete sich der *Hämophilie-Verband der DDR* (HVD). Die Geschichte des HVD ist zwar nur kurz, aber es gelang, innerhalb dieser

Zeit eine funktionierende Struktur, ähnlich der der Deutschen Hämophiliegesellschaft (DHG), in der DDR zu installieren. Analog der DHG richteten
wir in Berlin eine Geschäftsstelle ein, in der fünf Vorstandssitzungen statt-
fanden.

Schon frühzeitig hat der Vorstand auf eine Fusion beider existierenden
Hämophilieverbände hingearbeitet. Ein wesentliches Argument, der DHG
beizutreten, war, dass diese bei der Durchsetzung der Interessen Hämophiler
auf eine langjährige Erfahrung zurückblicken konnte. Dem Vorschlag des
Vorstands folgend, hat dann am 17. November 1990 die Mitgliederversammlung des Hämophilieverbandes der DDR e.V. ihren *Beitritt zur DHG* be-
schlossen.

Nach den Jahren der Reglementierung und unter dem Aspekt, dass wir es
nie anders kennen gelernt hatten, brachte die Wende eine doppelte Befreiung. Der Zugang zu den virussicheren Hochkonzentraten hat – und das
kann man uneingeschränkt sagen – die Lebensqualität grundlegend für alle
Hämophilen in den neuen Bundesländern verbessert. Schauen wir in die Zukunft und sorgen wir gemeinsam dafür, dass das so bleibt.

Bedeutung und Einflussnahme von Selbsthilfegruppen

Darmstädter Gespräche, 14. Seminar 1998

K. Poek

In den mehr als 40 Jahren ihres Bestehens hat sich die Deutsche Hämophiliegesellschaft von einer Notgemeinschaft zu einer starken Interessenvertretung für Hämophile und deren Familien entwickelt.

Zur Zeit ihrer Gründung bestand die Notwendigkeit zunächst vorrangig darin, die Lebenssituation der Hämophilen, die durch die Perspektive „Verbluten, Verkrüppeln, Verarmen" gekennzeichnet war, nachhaltig zu verbessern. Zu den vordringlichen Zielen der Arbeit gehörten u. a.:
- die Aufklärung der Patienten und ihrer Angehörigen über ihre Krankheit,
- die Sicherstellung der Behandlung mit in ausreichender Menge vorhandenen Gerinnungspräparaten,
- die Einrichtung und der Ausbau von Behandlungszentren,
- die medizinische und berufliche Rehabilitation,
- der Aufbau einer Verbandsstruktur zur Mitgliederbetreuung im Bundesgebiet.

Auch aus heutiger Sicht haben diese Arbeitsschwerpunkte, die engagierte Ärzte und Patienten seinerzeit formuliert haben, nichts an Aktualität eingebüßt und stellen nach wie vor einen unverzichtbaren Teil in unseren Bemühungen um die weitere Verbesserung der Lebensumstände von Patienten und Angehörigen dar.

Die Weiterentwicklung der Therapie führte schließlich dazu, dass noch Ende der 70er Jahre Hämophiliepatienten mit einer nahezu normalen Lebenserwartung rechnen konnten. So wirksam die Plasmaprodukte auch waren, sie hatten Risiken, die auch heute noch nicht vollständig gebannt sind.

Kaum eine andere Patientengruppe hat dadurch im Laufe der Zeit so konträre Erfahrungen mit der Therapie ihrer Erkrankung machen müssen wie die Hämophilen. Ihnen und ihren Familien wurde in tragischer Weise vor Augen geführt, wie nah beieinander Nutzen und Schaden in der Arzneimitteltherapie liegen können.

Die Erfahrung mit der HIV-Infektion, dem langen Leiden und letztendlich dem Tod vieler Mitglieder der DHG war und ist die größte Herausforderung, der sich die Deutsche Hämophiliegesellschaft seit ihrem Bestehen stellen musste, und sie prägt und bestimmt auch weiterhin das Wirken derer, die Verantwortung in der DHG tragen.

Dass es heute ein HIV-Hilfegesetz gibt, ist im besonderen Maße dem engagierten und mutigen Eintreten von Betroffenen, deren Angehörigen und den in den unterschiedlichen Regionen tätigen Patientenverbänden als deren

Interessenvertretung zu verdanken. Die Finanzierung dieses Gesetzes war letztendlich nur dadurch möglich, dass Bund, Länder und Pharmaindustrie – wenn auch widerstrebend – sich mit den Patientenverbänden auf eine Kompromisslösung einigen mussten.

Um ein Vielfaches schwieriger gestalten sich gegenwärtig allerdings unsere Bemühungen um einen finanziellen Ausgleich für die HCV-infizierten Hämophilen. Um Bewegung in die festgefahrenen Verhandlungen mit dem Bundesministerium für Gesundheit und der Pharmaindustrie zu bringen, wird die DHG ein Rechtsgutachten zur „haftungsrechtlichen Situation der in der DDR mit HCV-infizierten Hämophilen nach der deutschen Vereinigung" vorlegen.

Darüber hinaus erwartet die DHG aus einer wissenschaftlichen Arbeit Erkenntnisse, die über die des Abschlussberichtes des 3. Untersuchungsausschusses hinausgehen und die rechtliche Position der Betroffenen verbessern werden.

In unzähligen Telefonaten und Briefen haben die Betroffenen uns gegenüber ihre Erwartungen auf einen finanziellen Ausgleich für die schwere gesundheitliche Beeinträchtigung zum Ausdruck gebracht. Die DHG kann, darf und wird sich diesen Erwartungen ihrer Mitglieder nicht entziehen.

Wir werden auch weiterhin das Gespräch mit *allen*, die in der Vergangenheit für die Präparatesicherheit zuständig waren, suchen – und hier wende ich mich insbesondere an Sie, die Vertreter der Pharmaindustrie, die bisher ein Gespräch zu diesem Themenkomplex abgelehnt haben.

Neben den Bemühungen um einen finanziellen Ausgleich und die Aufarbeitung der Hepatitis- und HIV-Problematik hat die Deutsche Hämophiliegesellschaft in den letzten Jahren große Anstrengungen unternommen, Maßnahmen zur Erhöhung der Präparatesicherheit durchzusetzen sowie die rechtliche Position von Patienten im Arzneimittelhaftungsrecht zu verbessern.

Angesichts der unvermindert anhaltenden öffentlichen Diskussion um eine Kostensenkung im Gesundheitswesen gilt es, auch künftig die wissenschaftliche Arbeit und die Betreuung in den Hämophiliezentren auf hohem Niveau zu sichern und auszubauen.

Die medizinische und soziale Versorgung von Hämophilen in Deutschland gehört zu den besten in der Welt – zumindest in der materiellen Ausstattung. Die Trends zur „Harmonisierung" der Gesundheitsaufwendungen und zur „Optimierung" der Behandlungskonzepte nehmen deutliche und teilweise bedrohliche Konturen an. Die Deutsche Hämophiliegesellschaft wird unmittelbar in Deutschland, aber auch über unsere Partner in der „World Federation of Hemophilia" und im Europäischen Hämophiliekonsortium im Interesse unserer Mitglieder Einfluss auf solche Entwicklungen nehmen.

Zum Ende meiner Ausführungen möchte ich noch auf zwei Schwerpunkte unserer Bemühungen hinweisen, die mir persönlich sehr am Herzen liegen:
– Zum einen geht es mir um die Betreuung und Ansprache von jungen Familien mit hämophilen Kindern. Wir werden in Zusammenarbeit mit dem Vertrauensrat Initiativen zur Verbesserung des Erfahrungsaustausches über Behandlungsmöglichkeiten, Erziehung, Schulintegration, Sport und Umgang mit Behörden sowie staatlichen Stellen entwickeln.

- Zum anderen werden wir verstärkte Anstrengungen unternehmen, unser Patenschaftsprogramm mit Lettland auszubauen. Hierbei hoffen wir auch weiterhin auf die tatkräftige Unterstützung von Hämophiliebehandlern und Pharmaindustrie.

Die öffentliche Präsenz und das engagierte Wirken vieler Mitglieder hat in den vergangenen Jahren dazu geführt, dass sich die Deutsche Hämophiliegesellschaft zu einer Patientenorganisation entwickelt hat, die auf politischer und gesellschaftlicher Ebene gehört und gefragt wird.

Unser Gewicht wird allerdings nicht größer, wenn wir uns in viele Gruppen auseinander dividieren – im Gegenteil. Auch wenn manche meinen, Konkurrenz belebe das Geschäft, so möchte ich doch betonen, dass dazu die Gruppe der Hämophilen zu klein ist.

Die Hämophilen brauchen *eine* starke bundesweite Interessenvertretung, auch im Hinblick auf die neuen Herausforderungen, mit denen wir uns in der Zukunft auseinander setzen müssen.

Hämophilie: Historische und psychosoziale Aspekte

Einleitung

A. Kurme

Die Hämophilie ist eine angeborene, vererbbare Blutstillungsstörung. Hämophile leiden zeitlebens an einer verminderten Gerinnungsfähigkeit ihres Blutes. Entscheidend für ihr Lebensschicksal sind auf dem Blutstillungsdefekt beruhende lebensbedrohliche, körperbehindernde und psychosoziale Auswirkungen; sie vermindern die Lebenserwartung, führen zu körperlicher Immobilität und gesellschaftlicher Isolation.

Bis in die 50er Jahre des zurückliegenden 20. Jahrhunderts waren sie weder medizinisch noch logistisch, geschweige denn sozialverträglich zu kompensieren. Erst nach zweifelsfreier Klärung der Krankheitsursache als Mangel an einem von mehreren gerinnungsfördernden Bluteiweißbestandteilen konnten im Laufe von etwa zwei Jahrzehnten sicher wirksame Substitutions- und damit medizinische Behandlungsmöglichkeiten geschaffen werden. Sie veränderten im Zuge ihrer weiteren Entwicklung die Logistik: Aus vorerst ausschließlich stationär durchführbarer Substitutionstherapie wurde letztendlich eine kontrollierte Selbstbehandlung, die den entscheidenden Fortschritt zur Verbesserung der Lebensqualität erbrachte.

Mit frühestmöglichem Behandlungsbeginn nach Blutungseintritt lassen sich durch sie nachteilige Blutungsauswirkungen weitgehend verhindern und somit gesellschaftliche Akzeptanz wie auch soziale Integration erreichen. Erstrebtes Ziel aller therapeutischen Bemühungen ist ein souveräner Umgang mit der eigenen Erkrankung. Die sichtbare, ja unübersehbare Behinderung ist mittlerweile unsichtbar geworden. Gleichwohl empfindet die Mehrzahl der Betroffenen sie immer noch als psychisch belastend und sozial beeinträchtigend. Aus diesem Grunde sind auf jeweils aktuellen Umfragen beruhende, sich im Laufe der Zeit wandelnde psychosoziale Betreuungsangebote derzeit unverzichtbar.

Trotz gleicher ärztlicher Zielsetzung bei der Betreuung Hämophiler haben politische Gegebenheiten in unserem Lande über drei Jahrzehnte unterschiedliche Behandlungsmöglichkeiten und -strategien bewirkt. Ihre Angleichung ist glücklicherweise in sehr kurzer Zeit reibungslos gelungen.

Geschichte der Selbstbehandlung in der Bundesrepublik Deutschland

H. Egli

Anlässlich des VI. Kongresses der World Federation of Haemophilia im Juli 1970 in Baden bei Wien berichtete Flora Franklin vom Orthopaedic Hospital in Los Angeles über ein „Patient Administered Clotting Factor Program" [1], heute allgemein bekannt unter den Begriffen „Selftreatment" oder „Selbstbehandlung" der Hämophilie. Vorteile ihres Vorgehens sah Frau Franklin in einem verkürzten Therapiebeginn nach Blutungseintritt mit seinen Konsequenzen für prompte und wirksame Blutstillung, Entbehrlichkeit eines Transports und damit verbundene Kostenreduktion sowie nicht zuletzt in einer Verminderung der Fehlzeiten in der Schule und am Arbeitsplatz. Jeder, der mit den Problemen Hämophiler vertraut ist, wird die Bedeutung solcher Zielsetzungen nicht verkennen.

So zögerten auch wir nicht, uns bei der seit der zweiten Hälfte der 50er Jahre praktizierten Behandlung Hämophiler die Erfahrungen des Hämophiliezentrums am Orthopaedic Hospital in Los Angeles zunutze zu machen. Allgemeinem Vorgehen entsprechend war unser damaliges therapeutisches Bemühen vordringlich darauf gerichtet, den Verblutungstod sowie schwer wiegende Blutungsfolgen zu verhindern oder bei vitaler Indikation operative Eingriffe zu ermöglichen. Dabei verwendeten wir zur Substitutionstherapie bei Patienten mit Hämophilie A, einem Vorschlag von Winterstein et al. [2] sowie von Gugler [3] folgend, die Faktor-VIII- und fibrinogenhaltige Fraktion I nach Cohn, die wir – in Anlehnung an ein im Zentrallaboratorium des Schweizerischen Roten Kreuzes in Bern entwickeltes vereinfachtes Cohn'sches Verfahren – aus Humanblut aufbereiteten. Andere Gerinnungskonzentrate standen uns seinerzeit nicht zur Verfügung. Die eindrucksvollsten Erfahrungen ergaben sich für uns während einer siebenmonatigen Substitutionstherapie, die bei einem Patienten mit schwerer Hämophilie A nach Exartikulation eines Beines erforderlich geworden war [4].

Diese, aber auch bei vergleichsweise geringfügigerem Anlass gewonnenen Erfahrungen weckten unser Interesse an Maßnahmen zur Verminderung schwer wiegender Blutungsfolgen und damit auch an dem in Los Angeles praktizierten Vorgehen. Ein mehrtägiger Besuch beim Regional Hemophilia Rehabilitation Center des Orthopaedic Hospitals in Los Angeles im Januar 1971, an dem seitens des Bonner Instituts noch Dr. Rippich und weiterhin Professor Gastpar aus München teilnahmen, vermittelte uns detaillierte Kenntnisse über das dort praktizierte Programm zur Selbstbehandlung bei Hämophilen. Für die dabei erfahrene Hilfe haben wir Dr. Shelby Dietrich, Dr. Carol Kasper sowie Flora Franklin zu danken. Erste Kontakte mit Herstellern von Gerinnungsfaktoren dienten u.a. der Frage einer Versorgung von Behandlungszentren für Hämophile in Deutschland.

Nach allen bei diesem Besuch gewonnenen Eindrücken durfte es nicht mehr zweifelhaft sein, baldmöglichst mit der Ausbildung Hämophiler und erforderlichenfalls deren Angehöriger in Selbstbehandlung zu beginnen. Zu diesem Zeitpunkt übernahm Dr. Brackmann die Betreuung unserer hämophilen Patienten, die mit Rundschreiben vom 28.04.1971 über die beabsichtigte Ausbildung in Selbstbehandlung informiert wurden.

Unser strukturiertes Ausbildungsprogramm, über das wir erstmals 1972 [5] und des Weiteren ausführlich anlässlich des „First International Symposium on Hemophilia Treatment 1979" in Tokyo [6] berichteten, basierte sowohl auf den in Los Angeles gewonnen Erfahrungen als auch auf dem Bemühen, dem mit therapeutischer Freiheit ausgestatteten Hämophilen ein Höchstmaß an Sicherheit zu vermitteln. Dabei erwies sich schon im Hinblick auf die individuell unterschiedliche Lernfähigkeit des Patienten ein Einzelunterricht anstelle eines Gruppenunterrichts als unumgänglich.

Nach den zunächst an 130 Hämophilen gewonnenen Erfahrungen waren 8–10 Einzelunterrichtungen erforderlich, deren Zeitrahmen im Einzelnen an die Lernfähigkeit des Patienten bzw. seiner Angehörigen adaptiert wurde. Besonders wichtig war uns die schriftliche Rückmeldung des Patienten nach jeder Behandlung mittels eines überlassenen „Protokolls zur Selbstbehandlung der Hämophilie", mit dem detaillierte Angaben u.a. über Zeitpunkt, Schweregrad und Lokalisation einer Blutung sowie getroffene Maßnahmen insbesondere im Hinblick auf eine erfolgte Substitution von Gerinnungsfaktoren und dabei ggf. aufgetretene Nebenreaktionen zu erfassen waren.

Als besonders hilfreich für die erste Ausbildungsphase erwies sich die Mitwirkung von Flora Franklin, der durch den Deutschen Akademischen Austauschdienst ein vierwöchiger Aufenthalt an unserem Institut ermöglicht worden war. Nach Vorliegen erster Erfahrungen erschien es geboten, den Vorstand der Deutschen Hämophiliegesellschaft (DHG) in München über unsere ersten Ergebnisse und Erfahrungen in der Selbstbehandlung zu informieren. Dazu fand am 22. Juni 1971 ein Treffen statt. Teilnehmer waren seitens der DHG neben einigen besonders Interessierten die Professoren Marx und Maurer sowie Frau Schälzky und ein Patient, unsererseits Dr. Brackmann und ich selbst sowie Flora Franklin, die ihre Rückreise nach Los Angeles in München für diesen Besuch unterbrochen hatte.

Die Folgezeit diente dem Ausbau unseres Hämophilie-Behandlungszentrums innerhalb des Instituts für Experimentelle Hämatologie und Bluttransfusionswesen der Universität Bonn. Zunehmend nahmen Hämophile und ggf. deren Angehörige die Möglichkeit zur Ausbildung in Selbstbehandlung in Anspruch. Auch an der Selbstbehandlung interessierte Ärzte waren z.T. mehrtägig und auch länger Gäste des Instituts.

Eine willkommene Möglichkeit, über die vorliegenden Erfahrungen zu berichten, boten 1971 das erste Europäische Treffen der World Federation of Haemophilia (WFH) in Mailand [7] sowie das zweite Europäische Treffen der WFH 1973 in Heidelberg [8].

Während in Mailand über 54 Patienten des Bonner Behandlungszentrums berichtet werden konnte, lagen der Mitteilung in Heidelberg bereits die bei

235 Hämophilen ermittelten Ergebnisse zugrunde. Beide Berichte bestätigen voll die Erwartungen, die die amerikanischen Initiatoren mit der Einführung der Selbstbehandlung in die Therapie der Hämophilie verbunden hatten. Professor Günter Landbeck, Hamburg, bezeichnet in seinem Heidelberger Einleitungsreferat über den „Aktuellen Stand der Behandlung Hämophiler" [9] die Selbstbehandlung als einen „nicht nur erfolgreich durchführbaren, sondern geradezu glücksbringenden Behandlungsweg".

Bis zur endgültigen und gesicherten Etablierung der Selbstbehandlung Hämophiler in den Behandlungskatalog der Bluterkrankheit bedurfte es ebenso wie für die gesamte Substitutionstherapie der Hämophilie noch weiterer Abklärungen, allen voran hinsichtlich der Kostenfrage. Dabei handelte es sich vornehmlich um Kosten zur Deckung eines steigenden Bedarfs an zunehmend kostenaufwendig gereinigten Gerinnungsfaktoren VIII und IX als Folge und nicht – wie zuweilen unterstellt wird – als Ursache einer optimierten Hämophilietherapie. Auch wir verwendeten schon aus Gründen erleichterter Anwendbarkeit hochkonzentrierte Gerinnungsfaktoren. Damit lösten wir die ursprünglich von uns verwendete Fraktion I nach Cohn ab, deren Lagerfähigkeit wir in der Zwischenzeit durch Einsatz einer leistungsfähigen Gefriertrocknungsanlage ermöglicht hatten.

Während die Kostenerstattung für die Fraktion I seitens der Klinikverwaltung nach deren haushaltsrechtlichen Vorgaben problemlos erfolgte, erforderte der mit steigender Verwendung industriell aufbereiteter Gerinnungskonzentrate verbundene höhere Kostenbedarf die Mitwirkung gesetzlicher Kostenträger und damit auch die Einbindung der Selbstbehandlung Hämophiler in die allgemeine kassenärztliche Versorgung. Ein aus heutiger Sicht wohl wesentlicher Schritt hinsichtlich dieser Zielsetzung konnte im Rahmen eines Gesprächs mit Vertretern der Krankenkassen unter Vorsitz von Dr. Muschalik getan werden, das am 3. Mai 1972 in den Räumen der KV-Nordrhein in Köln stattfand. Dr. Muschalik war für die Leitung dieses Gesprächs insofern besonders prädestiniert, als er zum damaligen Zeitpunkt sowohl als Vorsitzender der KV-Nordrhein als auch der Kassenärztlichen Bundesvereinigung (KBV) mit der Problematik von Kostenregelungen bestens vertraut war.

Bei diesem Gespräch war es insbesondere von Wichtigkeit, deutlich zu machen, dass die bei einer Selbstbehandlung vorzunehmende Substitution von Gerinnungsfaktoren sich prinzipiell nicht von der bisher praktizierten Substitution unterscheidet und lediglich deren Verlagerung in einen Zeitpunkt optimaler Wirksamkeit eine Besonderheit darstellt.

Mit der Akzeptanz dieses wohl kaum strittigen Sachverhalts konnte auf die für eine Einbindung der Selbstbehandlung in den Leistungskatalog der gesetzlichen Krankenkassen zuvor gebotene Befassung des Ausschusses für Untersuchungs- und Heilmethoden der KBV, um es vorwegzunehmen, zunächst verzichtet und damit hinsichtlich der Kostenregelung ein vermutlich erheblicher Zeitverlust vermieden werden. Der endgültige Bescheid hinsichtlich einer befriedigenden Regelung der Kostenfrage erging mit Schreiben des Verbandes der Ortskrankenkassen Rheinland vom 01. 09. 1972. Obwohl diese Regelung für das Bonner Behandlungszentrum konzipiert war, kann sicher von einer bundesweiten Gültigkeit ausgegangen werden. Auch beschränkte sich diese Regelung nicht auf den Kostenbedarf im Rahmen einer

Selbstbehandlung, sondern besaß vielmehr für jegliche Substitutionstherapie mit Konzentraten von Gerinnungsfaktoren Gültigkeit. Diese Allgemeingültigkeit gilt auch für weitere in diesem Beitrag angesprochene Überlegungen und Regelungen.

Das hier zur Sicherung der Kostenfrage erzielte Einvernehmen bedurfte zumal im Hinblick auf den späteren unerwartet hohen Kostenbedarf verschiedener Korrekturen, deren detaillierte Darstellung den Rahmen dieses Beitrags überschreiten würde. Eine auf Dauer angelegte, allseits zufrieden stellende Regelung erbrachte ein Rahmenvertrag zur Regelung der Abgabe von Faktor-VIII-Konzentraten im Rahmen der kassenärztlichen Versorgung, der am 25.11.1981 zwischen dem Land Nordrhein-Westfalen und verschiedenen Bundesverbänden gesetzlicher Krankenkassen abgeschlossen wurde. Seine Gültigkeit wurde später auch auf Faktor-IX-Konzentrate und andere Gerinnungsfaktoren ausgedehnt.

Trotz einer grundsätzlichen Regelung der Kostenfrage erfolgte die Einführung der Selbstbehandlung innerhalb der Bundesrepublik Deutschland nicht flächendeckend mit gleicher Intensität. So ergab eine 1976 durchgeführte Ermittlung [10], dass von 21 bundesdeutschen Behandlungszentren lediglich 12 eine Ausbildung in Selbstbehandlung praktizierten. Bei einem gelegentlichem Austausch von Erfahrungen waren unterschiedliche Vorbehalte und Bedenken gegenüber Details des Vorgehens unverkennbar:
- Fragen des Ausbildungsablaufs und von Dosierungsvorgaben für den Patienten;
- Möglichkeiten einer Anbindung des Patienten an das Behandlungszentrum zur Sicherung einer als unverzichtbar angesehenen ärztlichen Kontrolle im Sinne einer „ärztlich kontrollierten Selbstbehandlung";
- Verhalten und Maßnahmen bei Zwischenfällen und Sicherstellung der jederzeitigen Erreichbarkeit eines kompetenten Arztes;
- Zusammenarbeit mit dem Hausarzt und insbesondere einem Orthopäden, dies nicht zuletzt im Hinblick auf die Definition des Therapieziels, auf das noch zurückzukommen sein wird.

Es ist das Verdienst von Professor Schimpf (Heidelberg), Vertreter aller bundesdeutschen Hämophiliezentren zweimal zu einem Meinungs- und Erfahrungsaustausch in der Absicht versammelt zu haben, eine weitgehende Gemeinsamkeit bei der Durchführung und Optimierung der Selbstbehandlung anzustreben. Diese Treffen fanden 1977 am 22. Januar sowie am 3. und 4. Juni in Heidelberg statt. Sie dokumentieren in ihren Diskussionsbeiträgen neben viel gemeinsamer Zielsetzung auch recht unterschiedliche Vorstellungen, sodass ihre Lektüre auch heute noch für jeden an der Hämophilie Interessierten lohnenswert erscheint [11].

Unverkennbar verhalfen diese Treffen zu größerer Gemeinsamkeit bei der Realisierung der Selbstbehandlung in Deutschland. Die für ein einheitliches Vorgehen so wichtige Definition des Therapieziels konnte dabei nicht strittig sein. So garantiert doch das „Gesetz über die Angleichung der Leistungen zur Rehabilitation" vom 7. August 1974 in seinem Paragraphen 10 auch den von Behinderung bedrohten Hämophilen den Anspruch auf alle medizinischen Leistungen, die erforderlich sind, um einer drohenden Behinderung vorzubeugen, eine Behinderung zu beseitigen, zu bessern oder eine Verschlimmerung zu verhüten [12].

Da die Hämophilie in ätiologischer Hinsicht eine hämatologische, im Hinblick auf die insbesondere bei schwerer Verlaufsform nahezu unvermeidbaren Gelenkschädigungen aber eine orthopädische Erkrankung darstellt, ist für die Erreichung des Therapieziels die enge Zusammenarbeit mit dem Orthopäden unumgänglich. So sollte es auch nicht verwundern, dass die Selbstbehandlung Hämophiler in Los Angeles in einer orthopädischen Klinik entwickelt wurde. Die Bedeutung orthopädischer Mitwirkung für die Lebensqualität des Hämophilen ergibt sich gleichfalls unmissverständlich aus dem Bericht des WFH State of the Art Committees „Orthopaedics and Haemophilia" [13], wo es u. a. heißt:

We are convinced that it is theoretically possible to completely prevent musculoskeletal problems in the haemophiliac. We all know that it is less expensive in money, time and discomfort to prevent problem than to repair them. ...Currently, musculoskeletal problems can best be prevented by bringing supervised self-treatment and comprehensive care, as discussed by our haematology colleagues to as many haemophiliacs as possible. Our ultimate aim should be to reduce haemorrhages to zero and to enable all haemophiliacs to obtain appropriate infusion treatment at the earliest sign of a bleed.

So berechtigt der in vorstehendem Bericht angesprochene ökonomische Aspekt grundsätzlich auch ist, muss jedoch bei einem therapiezielorientierten Vorgehen von einem beträchtlichen Kostenbedarf ausgegangen werden. Dies trifft in besonderem Umfang bei Vorliegen eines Hemmkörpers gegen Faktor VIII zu, zu dessen Eliminierung durch Induktion einer Immuntoleranz ein besonders hoher Faktor-VIII-Bedarf unvermeidlich ist. Es ist daher gewiss verständlich, wenn der Bundesverband der Ortskrankenkassen mit Schreiben vom 17. Januar 1980 an die Kassenärztliche Bundesvereinigung beantragte, das praktizierte ärztliche Vorgehen im Hinblick auf Zweckmäßigkeit und Wirtschaftlichkeit gemäß § 368e der RVO durch den Ausschuss für Untersuchungs- und Heilmethoden (UHM-Ausschuss) prüfen zu lassen. Diesem Antrag zustimmend, wurde der UHM-Ausschuss unter dem Vorsitz von Professor Schäfer, Heidelberg, zu einer Sitzung am 25. Februar 1981 einberufen. Als sachverständige Berater nahmen an dieser Sitzung teil: Frau Priv.-Doz. Dr. Barthels, Hannover; sowie die Professoren Asbeck, Münster; Egli, Bonn; Lechner, Wien; Poliwoda, Hannover; und Frau Professor Scharrer, Frankfurt/M.

Nach einer bis in den Nachmittag dauernden Diskussion war das Ergebnis von erfreulicher Klarheit. Die mit Schreiben vom 9. März 1981 dem Bundesverband der Ortskrankenkassen mitgeteilte Stellungnahme hatte folgenden Wortlaut [14]:

Die diskontinuierliche Substitutionstherapie der Hämophilie A bzw. Hämophilie B mit Faktor VIII beziehungsweise Faktor IX erfüllt die Voraussetzungen des § 368e RVO. Die kontinuierliche Substitutionstherapie mit Faktor VIII beziehungsweise Faktor IX bei Hämophilie A bzw. Hämophilie B erfüllt bis zum Abschluss des Wachstumsalters und danach bei Serienblutungen, operativen Eingriffen orthopädischer Rehabilitation und außergewöhnlichen psychischen Belastungen die Voraussetzungen des § 368e RVO. Die Behandlung der Hemmkörperhämophilie mit hohen Dosen Faktor VIII bzw. Faktor IX ist anerkannt. Die zusätzliche Applikation von Fraktion Feiba oder gleichwertigen Präparaten anderer Hersteller bei Hemmkörperhämophilie erfüllt bei Vorliegen einer Blutungsgefahr die Voraussetzungen des § 368e RVO.

So hilfreich die Entscheidung des UHM-Ausschusses für gesicherte Indikationen einer therapiezielorientierten Hämophilietherapie und insbesondere auch für die weitere Realisierung einer ärztlich kontrollierten Selbstbehandlung auch ist, vermeidet sie jedoch jegliche Konkretisierung von Dosierungsrichtlinien. Diese war allerdings auch nicht Gegenstand des Fragenkatalogs, der dem UHM-Ausschuss vorlag. Aber viele werden sich an die teilweise öffentlich geführte Diskussion zu Dosierungsfragen bei der Therapie Hämophiler erinnern, in denen Begriffe wie „Hochdosierung" oder „Hochdosierungstherapie" unverkennbar mit dem Vorwurf überhöhter, von der Indikation nicht gerechtfertigter Konzentratgaben verbunden wurden. Beliebt waren insbesondere Vergleiche mit ausländischen Behandlungszentren, ohne allerdings die zwingenden Voraussetzungen solcher Vergleiche zuvor geklärt zu haben.

So entsprach es gewiss auch dem Interesse der behandelnden Ärzte, wenn die Krankenkassen weiteren Klärungsbedarf hinsichtlich der Dosierung von Gerinnungskonzentraten bei dem wissenschaftlichen Beirat der Bundesärztekammer geltend machten, der seinerseits einen Arbeitskreis „Hämophilie Substitution" unter dem Vorsitz von Professor R. Gross, Köln, mit diesem Anliegen betraute. Sachverständige Mitglieder dieses Arbeitskreises waren Frau Professor Barthels, die Professoren Egli, Landbeck, Lechler, Poliwoda und Schimpf sowie ab der zweiten von insgesamt drei Sitzungen Dr. H.H. Brackmann. Der das Problem der Dosierung recht differenziert darstellende Abschlussbericht wurde dem Plenum des Wissenschaftlichen Beirates in seiner Sitzung am 9. Dezember 1983 vorgelegt und ohne Widerspruch genehmigt. Die wohl entscheidende und sich bei nachfolgenden Erörterungen von Kosten- und Dosierungsfragen als hilfreich und klärend erweisende Aussage des Abschlussberichtes hatte folgenden Wortlaut:

Die Teilnehmer, die bisher weitgehendes Verständnis bei den zuständigen Kostenträgern fanden, empfehlen, dass 3200 E/kg/Jahr/Patient (ohne Operationen und ohne Hemmkörper-Hämophilie) nicht überschritten und bis zu dieser Höhe von den Kostenträgern ohne besondere Begründung erstattet werden sollen.

Über diese Dosierungsrichtlinien hinaus haben 1995 Vorstand und Wissenschaftlicher Beirat der Bundesärztekammer Veranlassung gesehen, im Rahmen von „Richtlinien zur Therapie mit Blutkomponenten und Plasmaderivaten" erneut zu Dosierungsfragen Stellung zu nehmen [15]. Die Gesellschaft für Thrombose- und Hämostaseforschung (GTH) hat 1994 ebenfalls über ihre Arbeitsgruppe „Hämophiliebehandlung" in Zusammenarbeit mit dem ärztlichen Beirat der Deutschen Hämophiliegesellschaft (DHG) im Rahmen ihrer „Konsensus-Empfehlungen zur Hämophiliebehandlung in Deutschland" Dosierungsempfehlungen für Konzentrate von Gerinnungsfaktoren veröffentlicht [16].
Diese Verständigung über eine therapiezielorientierte Dosierung und insbesondere die Sicherung ihrer Finanzierbarkeit kann nicht hoch genug be-

wertet werden. Für die insbesondere anlässlich der Heidelberger Treffen im Jahre 1977 so nachträglich geforderte ärztliche Kontrolle des in die Freiheit der Selbstbehandlung entlassenen Hämophilen ist sie jedoch allenfalls von nachrangiger Bedeutung. Für diese besitzt dagegen die unmittelbare Versorgung mit Konzentraten von Gerinnungsfaktoren durch das Behandlungszentrum oder durch den behandelnden Arzt entscheidenden Wert. Eine solche Überantwortung von Konzentraten von Gerinnungsfaktoren an den Patienten, verbunden mit der Verpflichtung zur Rückmeldung über den erfolgten Konzentratverbrauch anhand ihm überlassener bereits erwähnter Protokollbögen, hat sich nach allen bisherigen Erfahrungen als die zuverlässigste Kontrolle des Patienten vor fehlerhafter Dosierung erwiesen und zugleich seine Verbindung mit dem Behandlungszentrum wesentlich intensiviert. Dieses Vorgehen fand jedoch nicht die Zustimmung der Apothekerverbände, die sich bei ihren Einwänden insbesondere auf die Vorschriften zur Regelung des Vertriebsweges apothekenpflichtiger Arzneimittel und hier insbesondere auf das Gesetz zur Neuordnung des Arzneimittelrechts vom 24. August 1976 stützten.

Diese offensichtliche Rechtsunsicherheit hat naheliegenderweise zu Kontroversen zwischen Behandlungszentren und Apothekerverbänden geführt. Es ist daher zu begrüßen, dass der Gesetzgeber im Rahmen einer Novellierung des Arzneimittelgesetzes eine der erprobten Situation gerecht werdende Regelung fand, wenn er im § 47 unter der Überschrift „Vertriebsweg" wie folgt formuliert:

Pharmazeutische Unternehmer und Großhändler dürfen Arzneimittel, deren Abgabe den Apotheken vorbehalten ist, außer an Apotheken nur abgeben an Krankenhäuser und Ärzte, soweit es sich handelt um aus menschlichem Blut gewonnene Blutzubereitungen oder gentechnologisch hergestellte Blutbestandteile, die, soweit es sich um Gerinnungsfaktorenzubereitungen handelt, von dem hämostaseologisch qualifizierten Arzt im Rahmen der ärztlich kontrollierten Selbstbehandlung von Blutern an seine Patienten abgegeben werden dürfen.

Abschließend bleibt festzuhalten, dass sich die Mitwirkung des Hämophilen bzw. seiner Angehörigen im Rahmen der Selbstbehandlung mit Konzentraten von Gerinnungsfaktoren seit ihrer Einführung Anfang der 70er Jahre voll bewährt hat. Die Vorteile dieses Vorgehens sind oft und eindrucksvoll beschrieben worden. In enger Verbindung mit dem Orthopäden und erforderlichenfalls auch der Anwendung krankengymnastischer Übungen liefert es durch Verhinderung von Gelenkschäden einen entscheidenden Beitrag zu verbesserter körperlicher Beweglichkeit. Darüber hinaus vermittelt die Selbstbehandlung weitgehende Selbständigkeit durch räumliche und zeitliche Unabhängigkeit in der Durchführung einer notwendig werdenden Substitution von Gerinnungsfaktoren. Das sich daraus ergebende Bewusstsein eigener Handlungsfähigkeit und die damit verbundenen Möglichkeiten für Ausbildung, Beruf und Freizeit sowie auch das Erleben einer verbesserten sozialen Integration und nicht zuletzt das Freisein von Angst vor dem Gefühl der Hilflosigkeit bei bedrohlicher Blutung finden im psychologischen Bereich zahlreiche und eindrucksvolle Äquivalente, die der persönlichen Erfahrung bedürfen, um in ihrem ganzen Ausmaß bewertbar zu werden.

Die Nachteile der Selbstbehandlung liegen in der Gefahr übersteigerter Selbstsicherheit, die sich von Fahrlässigkeit bis zur Verantwortungslosigkeit steigern kann und damit die eigentliche Zielsetzung der Selbstbehandlung pervertiert. Hier bedarf es einer sorgfältigen Sicherung des Arzt-Patienten-Verhältnisses, um durch entsprechende ärztliche Führung den sich selbstbehandelnden Hämophilen vor Fehlverhalten zu bewahren.

Geht man davon aus, dass die Selbstbehandlung Hämophiler im Verbund mit der Entwicklung lyophilisierter Gerinnungskonzentrate einen, wenn nicht den entscheidenden Fortschritt in der Hämophilietherapie darstellt, darf es nicht verwundern, wenn die Interessengemeinschaft Hämophiler, Bonn, 1996 in einer besonderen Feierstunde [17] und die Deutsche Hämophiliegesellschaft mit einem ausführlichen Beitrag eines der ersten sich selbst behandelnden Patienten in ihren Mitteilungen [18] der Einführung der Selbstbehandlung in Deutschland vor 25 Jahren gedacht haben.

Literatur

1. Franklin F (1971) Trends in the Treatment of Hemophilia A: Patient-Administered Clotting Factor Program. VI. Congress of the World Federation of Haemophilia 1970, Baden, Austria. Schattauer, Stuttgart, S 467–470
2. Winterstein A, Marbet R, Strässle R (1956) Klinische Betrachtung zum Thromboplastin-Generation-Test. 5 Kongress der Europäischen Ges. für Hämatologie. Springer, Berlin Heidelberg New York Tokyo, S 803
3. Gugler E (1961) Zur therapeutischen Verwendung der Plasma-Fraktion I nach Cohn. 9. Tagung der Deutschen Gesellschaft für Bluttransfusion in Braunschweig 1960. Karger, Basel (Bibl. haemat., vol 12, pp 270–288)
4. Imdahl H, Egli H, Buscha H (1961) Über die Bedeutung der Cohn'schen Plasma-Fraktion I für die operative Behandlung bei der Haemophilie A. Med Welt 36:1821–1824
5. Egli H, Brackmann HH (1972) Die Heimselbstbehandlung der Hämophilie. Deutsches Ärzteblatt 69:3143–3146
6. Brackmann HH, Hofmann P, Egli JE (1979) Current Management of Hemophilia including self-treatment. Proc. 1st Int. Symposium on Hemophilia Treatment 1979. Kyoritsu printings, Tokyo, pp 1–18
7. Brackmann HH, Egli H (1971) Erste Erfahrungen in der Ausbildung Hämophiler im Heimselbstbehandlungsprogramm. Proceeding of the I. European Meeting of the World Federation of Haemophilia, Milano, 13th/14th Sept. 1971. Pacini, Pisa, pp 34–38
8. Brackmann HH, Egli H (1973) Die Selbstbehandlung Hämophiler. Proceeding of the II. European Meeting of the World Federation of Haemophilia, Heidelberg, Oct. 3–5, 1973. Globaldruck, Heidelberg, S 25–33
9. Landbeck G (1973) Aktueller Stand der Behandlung Hämophiler. Proceeding of the II. European Meeting of the World Federation of Haemophilia, Heidelberg, Oct. 3–5. Globaldruck, Heidelberg, S 19–24
10. Brackmann HH, Hofmann P, Etzel F, Egli H (1976) Home Care of Hemophilia in West Germany. Thrombos Haemostas 35:544–552
11. Schimpf K (1979) Blut. Thrombos Haemostas 38:201–309
12. Gesetz über die Ausgleichung der Leistungen zur Rehabilitation v. 7. August 1974, Bundesgesetzblatt 1974, Nr. 92, S 1881
13. Egli H, Inwood MJ (1981) The Hemophiliacs in the Eighties. Orthopaedics and Haemophilia. Haemostasis 10 (Suppl 1):126–129
14. Flatten (1981) Hämophilie-Therapie im Einklang mit § 368e RVO. Deutsches Ärzteblatt 78:753–754
15. Vorstand und Wissenschaftlicher Beirat der BÄK (1995) Leitlinien zur Therapie mit Blutkomponenten und Plasmaderivaten. Deutscher Ärzteverlag, Köln, S 106–111
16. Schramm W (1994) Konsensusempfehlungen zur Hämophiliebehandlung in Deutschland. Hämostaseologie 14:81–83

17. Interessensgemeinschaft Hämophiler e. V. (1996) 25 Jahre Selbstbehandlung. Mitteilungen 7:23–42
18. Somogyvar H (1996) 25 Jahre ärztlich kontrollierte Selbstbehandlung der Hämophilen. Mitteilungen der Deutschen Hämophiliegesellschaft zur Bekämpfung von Blutungskrankheiten e. V. 3:52–54

Aspekte der Betreuung Hämophiler in der DDR

Darmstädter Gespräche, 5. Seminar 1990; ergänzender Kommentar 2000

L. Hempelmann

In der DDR sind derzeit (1990) ca. 1200 Patienten mit angeborenen Blutgerinnungsstörungen bekannt. Da keine Meldepflicht für diese Erkrankungen besteht, ist die Erfassung nicht vollständig.

Die Betreuung der Hämophilen erfolgt medizinisch vorwiegend in zentralen medizinischen Einrichtungen in den Bezirken. Als medizinisch-wissenschaftliches Beratungsorgan ist die Sektion Hämophilie der Gesellschaft für Hämatologie und Transfusionsmedizin anzusehen. Ein von Betroffenen gemeinsam mit betreuenden Ärztinnen und Ärzten organisierter Hämophilie-Verband der DDR befindet sich in „statu nascendi" und dürfte sich zum Zeitpunkt der Drucklegung konstituiert haben.

Die medizinische Organisationsstruktur sieht oft eine Trennung in pädiatrische und internistische Betreuung vor. Das Betreuungsniveau ist auch im medizinischen Bereich durchaus unterschiedlich. Es bestehen immer wieder Probleme bei der Versorgung mit Substitutionsmitteln – Kryopräzipitat, PPSB – wie auch mit Einwegmaterial.

Die HIV-Infektionsausbreitung ist unter den Hämophilen der DDR deutlich geringer gegenüber der Bundesrepublik Deutschland. HIV-Infektionen und AIDS-Erkrankungen sind beschränkt auf Betroffene, die im Ausland, in der BRD bzw. mit Importplasmapräparaten behandelt worden sind; infiziert haben sich bislang 6 Bluterkranke, von denen 3 bereits verstorben sind.

Von den insgesamt ca. 80 HIV-Infizierten in der DDR sind 17 erkrankt. Verbreitet ist unter den häufig substituierten Hämophilen die klinisch oft stumm verlaufende Hepatitisinfektion.

Im Kindesalter wird von der Sektion Hämophilie eine Dauersubstitutionsprophylaxe empfohlen. Sie wird zumeist als Heimselbsthilfe praktiziert. Der Begriff Heimselbstbehandlung wird dafür nicht verwendet, da nach eigenem Verständnis eine Behandlung den Ärztinnen und Ärzten vorbehalten ist. Unter dieser Strategie lassen sich Gelenkschäden um einige Jahre verzögern, aber nicht immer vermeiden.

Im Sozialbereich bestehen Möglichkeiten von Pflegegeldzahlungen, verlängerter Krankengeldzahlung und Versorgung mit einem Schwerbehindertenausweis. Es gilt das Bestreben, Kinder möglichst in allen zugängigen normalen Einrichtungen wie Kinderhort, Schule usw. zu betreuen. Angeboten werden zudem spezielle Ferienlager und Kuraufenthalte.

Als störend wird das „Bescheinigungsunwesen" im Zusammenhang mit der Betreuung Hämophiler empfunden. Vorzeitige Berufsbewerbungen sind möglich und werden unterstützt.

In der psychosozialen Betreuung ergeben sich Schwierigkeiten infolge der im Kindesalter oft zu beobachteten „overprotection", aus verschiedenen Familienkonflikten und häufiger Alkoholproblematik. Differenzen zwischen den Betroffenen und ihren Behandlungseinrichtungen ergeben sich aus Mängeln in der Betreuung und unrealistischer Erwartungs- und Anspruchshaltung.

Insgesamt vermittelt der Bericht subjektive, pädiatrische Eindrücke.

Ergänzender Kommentar (2000)

Der Bericht 1990 schildert die subjektive Einschätzung des Verfassers, die jetzige Ergänzung – 10 Jahre danach – soll ebenso als subjektive Meinung gewertet werden:

Die Gründung des Hämophilieverbandes der DDR und sein Zusammenschluss mit der Deutschen Hämophiliegesellschaft sind von den meisten ärztlichen Behandlern sehr positiv gewertet und durch aktive Mitarbeit im Ärztlichen Beirat mit persönlichem Engagement unterstützt worden. Die Zusammenarbeit der ärztlichen Behandler in diesem Gremium ist von Anfang an bis heute durch freundschaftliche, gleichberechtigte Kollegialität ausgezeichnet, oberstes Ziel ist das Wohl der Patienten.

Nach anfänglicher Irritation durch zunächst für die DDR-Behandler unverständliche Diskrepanz zwischen optimalen Behandlungsmöglichkeiten und erheblich gestörtem Vertrauensverhältnis zwischen DHG und Ärztlichem Beirat erkannten wir, die durch die „Gnade des späten Mauerfalls" nicht in die HIV-Katastrophe eingebundenen Ärzte, die Tragik, die sich in der Hämophilie-Behandlung der „1. Welt" abgespielt hatte, und waren und sind erschüttert.

Die jetzt „Freizeit" genannten Formen der Feriengestaltung, also Ferienlager, werden weiter gut besucht, natürlich anders organisiert, sie beweisen, dass diese Form der Betreuung chronisch kranker Kinder und Jugendlicher in ehemals „Ost und West" mit großem persönlichem Engagement viel Positives in viele Bereiche des Lebens Hämophiler hineintragen kann.

Die von vielen pädiatrischen Hämophilie-Behandlern der DDR durchgeführte „Prophylaxe" – Kryo bzw. PPSB, ab Mai 1990 virusinaktivierte Konzentrate – konnte auf höherem Niveau fortgesetzt werden, die Schulung der Patienten und Eltern wurde leichter.

Der nach der Wende sofort mögliche Zugang zu allen wissenschaftlichen Daten, die weltweiten Kontakte, der intensive Erfahrungs- und Gedankenaustausch hob die Betreuungsmöglichkeiten in ganz kurzer Zeit auf internationales Niveau. Informationen auf wissenschaftlicher Basis hatten die DDR-Ärzte ja auch schon vorher – immerhin fanden internationale Haemophilie-Symposien in Potsdam 1972, 1977, 1982 und 1989 in Dresden statt – aber zwischenzeitlich lebte man von Nachrichten aus der 2. oder 3. Hand. Meine 1990 geäußerte Klage über die Bürokratie im DDR-Gesundheitswesen muß ich relativieren – es ist nicht besser geworden!

Beeindruckend für mich ist in psychischer Hinsicht der Wandel vom vertrauensvollen Abhängigkeitsverhältnis zum informierten, selbstbewussten

Miteinander von Patienten, Eltern und Arzt bei der Bewältigung der Aufgabe „Hämophilie".

Die vielen persönlichen Kontakte und sich daraus entwickelnden Freundschaften in der DHG und im Ärztlichen Beirat sind für mich 10 Jahre nach der Wende das lebendige Beispiel dafür, wie ein für beide Seiten positives Zusammenwachsen von Ost und West ablaufen konnte.

Hämophiliebehandlung in einem ostdeutschen Hämophiliezentrum vor und nach der politischen Wende*

J. Wendisch

Aufgabenstellung

- Erfassung der Gelenksituation und der Häufigkeit stationärer Behandlungsmaßnahmen bei Kindern und Jugendlichen des Dresdner Hämophiliezentrums in den Zeiträumen 1986–1990 und 1991–1995.
- Beurteilung der gewonnenen Daten unter Berücksichtigung der jeweils möglichen therapeutischen Maßnahmen.

Methodik

Die Daten aus den Krankenblättern und den von den Patienten oder ihren Eltern seit 1991 geführten Behandlungstagebüchern wurden retrospektiv ausgewertet.

Die Beurteilung der Gelenkfunktion und des Gelenkzustandes der am häufigsten betroffenen Gelenke (Sprunggelenk, Kniegelenk, Ellenbogengelenk) erfolgte nach dem Pettersson-Score. Für jeden Patienten wurden die individuellen Gelenkscores („individual joint scores") im Patientenscore („total patient score") zusammengefasst (Abb. 1).

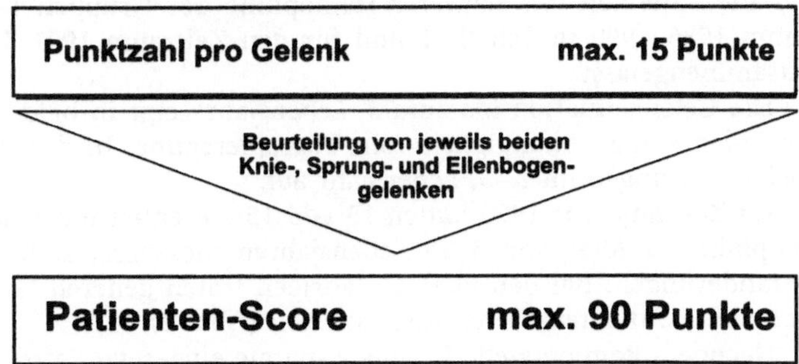

Abb. 1. Klinische Untersuchung von Gelenkveränderungen bei Hämophiliepatienten (Gelenkscore nach Pettersson)

*Diese Arbeit beruht auf Daten des Dresdner Hämophiliezentrums, die 1996 als Poster auf dem XXI. International Congress of the World Federation of Hemophilia vorgestellt wurden.

Krankenhausaufenthalte und Schul-/bzw. Arbeitsausfälle aufgrund von Gelenkblutungen und anderen Blutungsereignissen (Muskel, Schleimhaut, Urogenitaltrakt) wurden erfasst.

Der jährliche Verbrauch von Faktor VIII:C/IX pro Patient, bezogen auf das Körpergewicht, wurde errechnet.

Die spezifischen Daten der Perioden 1986–1990 und 1991–1995 wurden gegenübergestellt.

Nach dem Lebensalter der Hämophilen zum Ende einer jeder Periode wurden jeweils 4 Patientengruppen gebildet:

Gruppe 1	1.–5. Lebensjahr
Gruppe 2	6.–10. Lebensjahr
Gruppe 3	11.–15. Lebensjahr
Gruppe 4	16.–22. Lebensjahr

Patienten

In den beiden 5-Jahres-Perioden wurden 37/35 Hämophile im Alter von 2 Monaten bis 22 Jahren in die Auswertung einbezogen. Jeweils 26 von ihnen hatten eine schwere Hämophilie A/B (F. VIII:C/IX <1%). Mittelschwere Verlaufsformen der Hämophilie kamen 11- bzw. 9-mal vor.

30 Patienten wurden über 10 Jahre durchgehend betreut.

Ergebnisse

Die gewonnenen Informationen über Behandlungsregime, Faktorenverbrauch, orthopädische Situationen und stationäre Behandlungszeiten wurden für die Patienten mit schwerer Hämophilie der Gruppen 1–4 für den Zeitraum 1986–1990 in Tabelle 1 und für den Zeitraum 1991–1995 in Tabelle 2 zusammengefasst.

Die Gelenksituation bis zum 3. Lebensjahr zeigt in beiden Beobachtungsperioden keine Abhängigkeit vom Therapieregime. In der Regel traten erste Gelenkblutungen im 2.–3. Lebensjahr auf.

Im Zeitraum vor 1990 hatten 13 von 15 Patienten mit einer schweren Hämophilie im Alter von 3–15 Lebensjahren messbare, z. T. schwere Gelenkveränderungen. Bei den über 16-Jährigen traten generell Gelenkveränderungen auf. 4 Patienten hatten Kontrakturen (Abb. 2).

Nachdem kommerzielle Plasmapräparate eingesetzt wurden und damit die Möglichkeit einer effektiven prophylaktischen Therapie gegeben war, stabilisierte sich die Gelenksituation bei den 3- bis 15-Jährigen deutlich und konnte teilweise auch verbessert werden. Ältere Patienten haben auch aufgrund der frühen Gelenkaffektion in den meisten Fällen nur schwer zu beeinflussende Gelenkschäden (Abb. 3).

Tabelle 1. Behandlungsregime, orthopädische Situation und stationäre Behandlungszeit von Patienten mit schwerer Hämophilie (1986–1990)

Gruppe	I	II	III	IV
Alter in Jahren (1990)	1–5	6–10	11–15	16–22
Hämophilie A/B	7/3	2/2	4/4	4/0
Behandlung				
prophylaktisch	2/0	0/0	4/1	4/0
bei Bedarf	5/3	2/2	0/3	0/0
Jährliche Gesamtdosis von F. VIII/IX (Kryopr. oder PPSB)				
$IE \times 10^3$ pro kg KG	0,72	0,5	0,83	0,68
$IE \times 10^3$ pro Patient	14,4	10,0	33,0	34,0
Orthopädischer Gelenkscore				
Patientenscore	0,6	1,5	5,87	12,5
[Range]	[0–3,0]	[0–4,0]	[1,0–9,0]	[7,0–15,0]
Betroffene Gelenke pro Patient				
1990	1,2	2,0	3,6	4,16
[Range]	[1,0–5,0]	[0–4]	[2,0–6,0]	[3,0–6,0]
Stationäre Behandlung				
alle Tage pro Patient und Jahr	6,64	9,21	13,94	15,39
[Range]	[0–23,0]	[3,4–14,1]	[5,0–33,8]	[3,4–26,0]
Tage pro Patient und Jahr nur wegen	3,1	5,37	8,06	11,33
Gelenkblutungen				
[Range]	[0–8,0]	[2,8–10,0]	[3,4–1,0]	[6,8–17,8]
Fehltage (Schule/Arbeit)				
Tage pro Patient/Jahr	0	12,0	15,0	17,0
[Range]		[4,0–15,0]	[6,0–35,0]	[5,0–28,0]

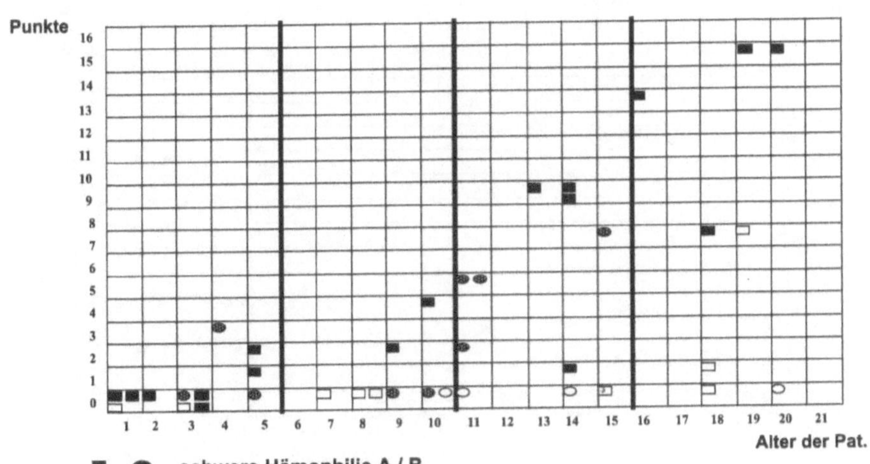

Abb. 2. Patientenscore 1990 (orthopädisch)

Tabelle 2. Behandlungsregime, orthopädische Situation und stationäre Behandlungzeiten von Patienten mit schwerer Hämophilie (1991–1995)

Gruppe	I	II	III	IV
Alter in Jahren (1990)	1–5	6–10	11–15	16–22
Hämophilie A/B	2/1	7/2	2/2	7/4
Behandlung				
prophylaktisch	1/0	7/2	1/2	7/2
bei Bedarf	1/1	0/0	1/0	0/2
Jährliche Gesamtdosis von F. VIII/IX (Kryopr. oder PPSB)				
$IE \times 10^3$ pro kg KG	4,37	2,5	1,6	1,9
$IE \times 10^3$ pro Patient	120,0	86,0	73,0	13,0
Orthopädischer Gelenkscore				
Patientenscore	0	0,44	1,0	8,25
[Range]		[0–3,0]	[0–2,0]	[2,0–16,0]
Betroffene Gelenke pro Patient				
1995	1,3	2,37	2,6	3,8
[Range]	[0–4,0]	[1,0–4,0]	[1,0–4,0]	[3,0–6,0]
Stationäre Behandlung				
alle Tage pro Patient und Jahr	0,3	2,6	3,7	4,0
[Range]	[0–5,0]	[0–6,6]	[0–5,4]	[1,4–13,2]
Tage pro Patient und Jahr nur wegen Gelenkblutungen	0	0,83	0	1,32
[Range]		[0–2,8]		[0–2,8]
Fehltage (Schule/Arbeit)				
Tage pro Patient/Jahr	0	4,0	5,0	5,0
[Range]		[0–8,0]	[0–7,0]	[3,0–17,0]

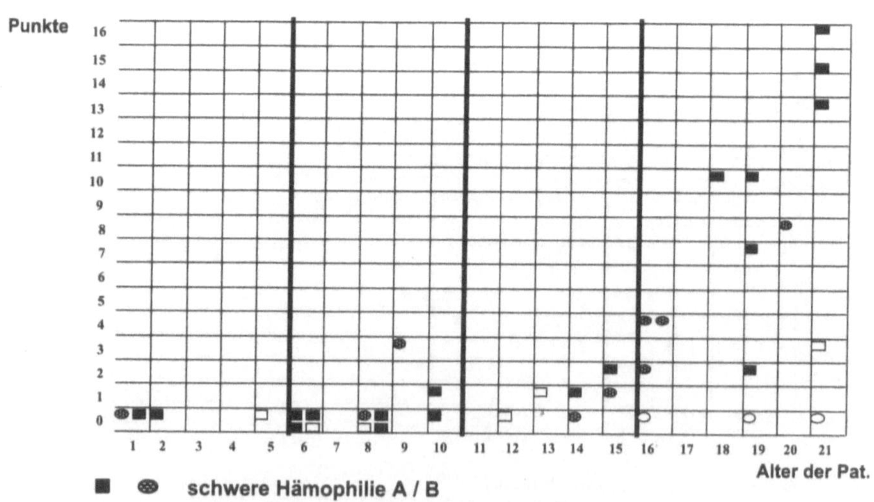

Abb. 3. Patientenscore 1995 (orthopädisch)

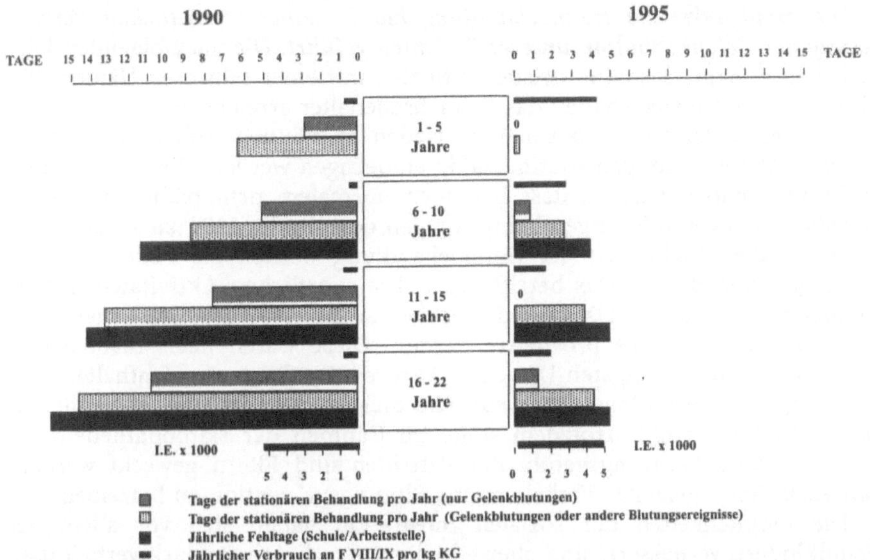

Abb. 4. Vergleich der Behandlungsperioden 1986–1990 und 1991–1995 in Bezug auf stationäre Behandlung, Fehltage und Faktorenverbrauch

In der Periode von 1991–1995 ging die Zahl der Krankenhaustage wegen einer Gelenkblutung deutlich zurück. Bei den 1- bis 5- und den 11- bis 15-Jährigen musste kein Kind mehr wegen einer Gelenkblutung hospitalisiert werden.

Nachdem kommerzielle Plasmapräparate verfügbar waren, stieg die Zahl der pro kg KG verbrauchten Einheiten auf das 3- bis 5fache an (Abb. 4).

Diskussion

Die Heimbehandlung wurde 1983 im Dresdner Hämophiliezentrum eingeführt. Bis 1990 wurde bei 30% der Patienten diese Therapieform praktiziert. Bedingt durch die Verwendung von Präparaten mit einer sehr geringen spezifischen Faktor-VIII/IX-Aktivität war der Faktorenverbrauch pro Patient bis 1990 im Vergleich zu westeuropäischen Zentren sehr gering.

Bis 1995 wurde bei 85% der Patienten mit einer schweren Hämophilie eine prophylaktische Behandlung eingeleitet. Mit Ausnahme eines Patienten erfolgt dies in Heimbehandlung. Die prophylaktische Therapie wurde nach der 1. oder 2. Blutung in ein Gelenk oder nach mehreren Einblutungen in verschiedene Gelenke begonnen.

Die langen Hospitalisierungszeiträume vor 1990 sind auch darauf zurückzuführen, dass nach mehrmaligen Einblutungen auch längere physiotherapeutische Behandlungsmaßnahmen erforderlich wurden. Außerdem war oftmals eine Heimbehandlung aus technischen Gründen nur schwer möglich.

Die prophylaktische Heimbehandlung hat zu einer wesentlichen Verbesserung der Gelenksituation unserer Patienten geführt. Die nachfolgenden Jahre haben gezeigt, dass die meisten Patienten mit einer schweren Hämophilie ohne schwere Gelenkschäden das Erwachsenenalter erreicht haben.

Um den Gelenkstatus optimal beurteilen zu können, sollten auch bildgebende Untersuchungen routinemäßig einbezogen werden. Bisherige Untersuchungen haben gezeigt, dass bei noch normalem orthopädischem Score bereits Gelenkveränderungen beim Röntgen oder in der MRT zu sehen sind.

Durch die Möglichkeit der Heimbehandlung werden die Patienten selbständiger und aktiver. Das betrifft auch ihre sportlichen Aktivitäten. Durch unangemessen hohe Belastung oder Fehlverhalten können Verletzungen auch außerhalb der Gelenke provoziert werden. Diese waren nach 1990, neben Operationen, die häufigsten Ursachen längerer Krankenhausaufenthalte.

Die größer gewordene therapeutische Sicherheit nimmt vielen Patienten das Krankheitsgefühl. Trotzdem sollte im Rahmen der Hämophiliebehandlung das Verantwortungsgefühl der Patienten und Eltern geweckt werden, um auch durch gezieltes Verhalten eine Blutungsprävention zu betreiben.

Die Möglichkeiten der sozialen Integration haben sich vor allem bei Schulkindern verbessert, sind aber – bedingt durch Arbeitsmarktverhältnisse bei den Erwachsenen – noch nicht optimal.

Untersuchung zur psychosozialen Situation 0- bis 12-jähriger hämophiler Kinder und ihrer Familien

Darmstädter Gespräche, 8. Seminar 1992; ergänzender Kommentar 2000

G. Lauth

Ziele der Untersuchung

Im Vorfeld zur geplanten prospektiven Studie über hämophile Kinder soll eine umfangreiche *Querschnittsuntersuchung* durchgeführt werden, die eine *generelle Bestandsaufnahme* der Lebenssituation und der spezifischen Lebens- und Entwicklungsbedingungen *hämophiler* Kinder vornimmt. Diese Untersuchung soll

● die tatsächliche Lebenssituation hämophiler Kinder und Jugendlicher aufklären,

● eventuelle Entwicklungsbesonderheiten erhellen *sowie*

● spezielle Bedürfnisse und Unterstützungsanliegen der betroffenen Kinder und Familien erheben.

Diese Informationen werden auch zur Planung der prospektiven Studie verwendet.

Ausgangssituation

Die Hämophilie (als Erbkrankheit) gehört mit etwa 6 000 Erkrankten (BRD = alte Bundesländer) zu den verbreitesten chronischen inneren Erkrankungen im Kindesalter.

Dieses durchaus gehäufte Auftreten zeigt die Notwendigkeit, sich intensiver mit den vielfältigen medizinischen psychischen und sozialen Problemen der Hämophilen – und hier insbesondere der betroffenen Kinder – zu befassen.

Die Abhängigkeit von medizinischer Behandlung, krankheitsspezifische Beschränkungen und stigmatisierende Reaktionen der sozialen Umwelt sind typisch für die Lebenssituation chronisch kranker Menschen. Auf die Entwicklung von Kindern wirken sich solche Bedingungen natürlich besonders aus. Das ist insbesondere dann der Fall, wenn Krankheitsanforderungen und -belastungen vom familiären Umfeld nicht konstruktiv verarbeitet werden können (Petermann 1987).

Eine erste Untersuchung von Steinhausen (1976), die sich mit der Entwicklung hämophiler Kinder befasste, gelangt zu der Schlussfolgerung, dass hämophile Jungen sich hinsichtlich Intelligenz, Extraversion, Neurotizismus,

Aggressivität, erlebtem elterlichem Erziehungsstil oder der Auftretenswahrscheinlichkeit von Neurosen nicht von einer Vergleichsgruppe gesunder Kinder unterscheiden. Allerdings nahm die Wahrscheinlichkeit von Persönlichkeitsstörungen mit zunehmend schwererer Krankheitsmanifestation bei den hämophilen Kindern zu. Die Eltern (Mütter und Väter) erwiesen sich in dieser Untersuchung als tendenziell „auffällig". Eine Tatsache, die man heute eher mit der besonderen Verantwortung der Eltern erklären würde.

Trotz der zwischenzeitlich erreichten Erfolge und eingetretenen Veränderungen – zu nennen sind hier medizinisch-therapeutische Fortschritte (verbesserte Präparate), die Einführung der Heimselbstbehandlung und soziale Entwicklungsprozesse (bessere Informiertheit der Eltern, Mitarbeit in Selbsthilfegruppen, veränderte Familienstrukturen und Erziehungsstile) – bestehen auch heute noch deutliche subjektive Probleme und Belastungen in Bezug auf die Erziehung hämophiler Kinder. Nach den Aussagen der Eltern sind heute folgende *Teilprobleme* zu erwarten:

- *Höhere Selbstverantwortung der Eltern.* Hier gilt es, Behandlungsnotwendigkeiten zu erkennen und eine Substitution vorzunehmen. Dies erfordert *vermehrte Kenntnisse* und Fertigkeiten bzgl. der Erkrankung und ihrer Behandlung (Substitution).
- *Konflikte in Bezug auf die Substitution.* Eltern erleben hier u.a. Ängste bzgl. der Sicherheit der Präparate und sind über „unnötige" Substitutionen verunsichert; gleichzeitig besteht aber die Notwendigkeit zur adäquaten sowie teilweise auch präventiven Substitution.
- *Erziehung* zwischen den Polen „*so normal wie möglich*" und „*so sicher wie notwendig*". Die Eltern sprechen davon, dass es „immer wieder einen *Mittelweg zwischen Überbehütung und fahrlässiger Nichtbeachtung* von Krankheitserscheinungen zu finden gilt". Beispielsweise soll das Kind Krankheit nicht als Ausrede benutzen können (z.B. Streit mit Gleichaltrigen); gleichzeitig erfordert die Erkrankung aber auch die ständige Beobachtung des Kindes.
- *Einsichtsvermittlung* der Substitutionsnotwendigkeit an die Kinder. Vor allem jüngere Kinder protestieren häufig gegen eine Substitution, weil sie damit schmerzhafte Erfahrungen verbinden bzw. gerade abgelaufene Aktivitäten (Spiele, Kontakte mit Gleichaltrigen) unterbrochen werden. Ferner sind hier auch kindliche Ängste vor der Spritze „aufzufangen".
- *Reaktionen von Nachbarn und Schule.* Freunde, Nachbarn, Schule und Kindergarten müssen über die Hämophilie informiert werden; sie reagieren aber oft mit Unsicherheit und Ängsten (Darf das Kind allein eine Treppe hinuntergehen? Kann man es alleine im Garten spielen lassen? Soll es auf eine „normalen" Schule gehen?) und neigen zur Sonderbehandlung sowie zur Ausgrenzung des Kindes.

Die Eltern hämophiler Kinder stehen ständig in dem Konflikt zwischen zwei gleichwertigen Erziehungszielen: einerseits ihre Kinder so „normal wie irgend möglich zu erziehen, andererseits den speziellen Erfordernissen der Erkrankung Rechnung zu tragen. Die Abwägung zwischen beiden Zielen stellt für die Eltern eine stetige und alltägliche *Gratwanderung* dar und führt zu allgemeiner Unsicherheit und Schuldgefühlen bei Fehlentscheidungen.

Diese Faktoren sind Teil der spezifischen Lebensbedingungen hämophiler Kinder. Obwohl sie vermutlich unterhalb der Schwelle „krankheitswertiger Abweichungen" liegen, können sie doch die Entwicklung und Individuation hämophiler Jungen massiv beeinflussen.

Stichprobe

Die Stichprobe soll ca. 150 hämophile Kinder im Alter von 0 bis 12 Jahren umfassen.

Untersuchungsdesign

Die Befragung richtet sich an die *Eltern,* die mittels eines eigens zu entwickelnden Fragebogens vergleichsweise unaufwendig über die Lebens- und Entwicklungsbedingungen ihrer hämophilen Kinder befragt werden.

Da erfahrungsgemäß eine Rücklaufquote von 40–60% zu erwarten ist, sind ca. *400 Fragebogen* zu versenden. Bei entsprechender Bereitschaft einzelner Eltern sind zusätzliche persönliche Interviews (über Telefon) angestrebt.

Untersuchung

In der Erhebung werden folgende Themen behandelt:
- Krankheitsdaten:
  - Schweregrad der Hämophilie
  - Substitutionsfrequenz und -dosierung
  - Medikation
  - Art der Behandlung
  - Folgeschäden/Mobilitätsbeeinträchtigungen
- Bewältigung der Erkrankung:
  - Zeitpunkt der Diagnosestellung
  - Wunschkind?
  - Sichtweise der Erkrankung/Belastungsqualität
  - Ängste/Schwierigkeiten bzgl. Substitution?
  - Krankheitskompetenz/Copingstrategien der Familie/Eltern
  - Probleme, die die Eltern im Hinblick auf die Hämophilie sehen
  - Unterstützungsbedürfnisse der Eltern
- Familienstruktur:
  - Beziehung der Eltern untereinander (Konduktorin-Problematik)
  - Familienklima und Ressourcen der Familie
  - Eltern-/Geschwister-Kind-Beziehungen
  - Erziehungsziele der Eltern
  - Erziehungseinstellungen der Eltern

- Schwierigkeiten bei der Erziehung
- Funktionalisierung der Krankheit durch das Kind (Krankheitsgewinn? Problematische Sonderrolle?)
- Teilhabe des Vaters am Bewältigungsgeschehen
- Soziales Netzwerk:
  - soziale Aktivitäten des Kindes (z.B. Vereine)
  - Situation des Kindes in Kindergarten/Schule
  - Umgang von z.B. Erziehern und Lehren mit der Erkrankung (Ausgrenzung, Überbehütung, Stigmatisierung?)
  - Umgang von Nachbarn bzw. der Eltern von Spielkameraden mit der Erkrankung
  - Teilnahme an Selbsthilfegruppen/Betroffenengruppen/professioneller Unterstützung
  - Kontakt des Kindes zu anderen hämophilen Kindern
  - Freundschaften des Kindes
  - Probleme bei der Entwicklung des Kindes

Hierzu wird ein spezielles Befragungsinventar entwickelt, das etwa 6 Seiten (30 Fragenbereiche) umfasst. Dabei werden u.a. folgende Antwortmodalitäten eingesetzt:

- Ankreuzen der zutreffenden Antwort (Multiple-choice-Fragen)
- Einschätzungsverfahren (Rating)
- (halb)offene Fragen
- gewichtete Anordnung von Antworten (Ranking)
- Satzvervollständigung.

Perspektive

Mit Hilfe der Querschnittsstudie sollen die *konkreten Lebensumstände hämophiler Kinder* beleuchtet werden. Im Einzelnen ist geplant, die alters- und krankheitsspezifischen Anforderungen und Aufgaben, Entwicklungsbesonderheiten, den Grad der persönlichen Belastung, Auswirkungen auf das familiäre und weitere soziale Umfeld, spezielle Fertigkeiten und Strategien (Ressourcen) und besondere Unterstützungsbedürfnisse zu erheben.

Interessante und praxisrelevante Fragen, die in diesem Zusammenhang beantwortet werden könnten, wären z.B.:

- Wie erleben hämophile Kinder im Zeitalter der Heimselbstbehandlung ihre Erkrankung?
- Wie hoch ist die persönliche Belastung der Kinder bzw. ihrer Angehörigen?
- Welche konkreten Besonderheiten und Einschränkungen sind heute mit der Hämophilie verbunden?
- Lassen sich bestimmte Entwicklungsbesonderheiten (Entwicklungssprünge bzw. -verzögerungen) feststellen?
- Wie wirkt sich die Krankheit auf die Erziehung bzw. auf das Familienleben aus, bzw. welchen besonderen Anforderungen sind die Eltern und Geschwister ausgesetzt?

- Wie steht es um die soziale Integration der betroffenen Familien? Existiert eher Tendenz zum Rückzug und sozialer Isolation oder sind effektive soziale Netzwerke vorhanden? Gibt es eine besondere soziale Unterstützung durch Gleichbetroffene/Selbsthilfegruppen?
- Wo genau liegen heute die konkreten Bedürfnisse und Unterstützungsanliegen der betroffenen Kinder und Familien?

Die Untersuchung könnte somit Aufschluss darüber geben, wie sich die tatsächliche Lebenssituation hämophiler Kinder heute insgesamt darstellt.

Berichterstattung: Die Ergebnisse der Querschnittsuntersuchung sollten in einer Broschüre (Titel: „Die Lebenssituation hämophiler Kinder in der BRD") veröffentlicht werden und der DHG sowie den beteiligten Sponsoren zur Verfügung gestellt werden.

Ergänzender Kommentar (2000)

Die hier vorgestellte Untersuchung wurde mit der projektierten Zahl von Familien mit hämophilen Kindern durchgeführt und die Ergebnisse veröffentlicht (Lauth et al. 1994; Lauth u. Strohmeier 1994). Die hier gestellten Fragen können damit näherungsweise wie folgt beantwortet werden:

Die Hämophilie erweist sich bei Kindern als eine Erkrankung, die ihnen zwar spezifische Rücksichtnahmen und Einschränkungen abverlangt, aber nicht als über die Maßen belastend und ungewöhnlich empfunden wird (was übrigens für die Mehrzahl auch an anderen chronischen Erkrankungen leidender Kinder zutrifft). Auch lassen sich kaum direkte Besonderheiten in der Entwicklung dieser Kinder erkennen. Wenn es zu Problemen kommt, so sind diese eher im Umfeld der Kinder und in der Reaktion von Schule, Verwandten, Klassenkameraden, die erhöhte Rücksicht nehmen zu müssen glauben oder auch einfach nur uninformiert und dadurch tendenziell diskriminierend sind, zu suchen. Davon sind auch die Eltern und die Gesamtfamilie betroffen.

Literatur

Lauth GW, Schulz-Kindermann F, Hansmann C, Strohmeier E (1994) Ausgewählte Aspekte der Krankheitsbewältigung von HIV-infizierten Jugendlichen und Überlegungen zu einer adäquaten Betreuung – Umfrageergebnisse zur Situation Hämophiler. In: Kurme A, Klose HJ, Beer HJ (Hrsg) Psychosoziale Aspekte bei Hämophilie und HIV. Thieme, Stuttgart, S 19–24
Lauth GW, Strohmeier E (1994) Sichtweisen von Eltern hämophiler Kinder über ihre soziale und krankheitsbezogene Situation. Eine Untersuchung zur psychosozialen Situation hämophiler Kinder und ihrer Familien. In: Kurme A, Klose HJ, Beer HJ (Hrsg) Psychosoziale Aspekte bei Hämophilie und HIV. Thieme, Stuttgart, S 2–8

Psychosoziale Betreuungsangebote für Hämophile in Deutschland

Darmstädter Gespräche, 10. Seminar 1994; ergänzender Kommentar 2000

U. Braun

Die Darstellung psychosozialer Betreuungsmöglichkeiten für Hämophile in Deutschland ist ein sehr komplexes Thema, das von verschiedenen Blickwinkeln auch im Rahmen der Darmstädter Gespräche beleuchtet wurde.

Ich möchte Ihnen heute einen Überblick über die Situation in Deutschland geben, dabei schwerpunktmäßig auch auf die Möglichkeiten, die die Deutsche Hämophiliegesellschaft bietet, zu sprechen kommen.

Professionelle psychosoziale Betreuung

Die psychosoziale Betreuung von Hämophilen in Deutschland steht in direktem Zusammenhang mit der HIV-Infektion durch kontaminierte Blutprodukte, von der ca. 50% aller Hämophilen in der BRD (alte Bundesländer) betroffen sind.

Es gab zwar schon früher in den 70er Jahren, also bevor die HIV-Infektion der Hämophilen bekannt wurde, Möglichkeiten der professionellen psychotherapeutischen Betreuung der Hämophilen bzw. ihrer Angehörigen, angesiedelt an den Hämophiliebehandlungszentren, die aber nur kaum von den Betroffenen angenommen wurde. Psychosoziale Betreuung wurde in erster Linie von Ehrenamtlichen der Deutschen Hämophiliegesellschaft, selbst Hämophilen oder Angehörigen, und von behandelnden Ärzten wahrgenommen.

Als sich mit dem Auftreten der HIV-Infektion der Hämophilen der Bedarf an psychosozialer Betreuung drastisch erhöhte, wurden Ende der 80er Jahre besonders für HIV-infizierte Hämophile Möglichkeiten der professionellen psychosozialen Betreuung geschaffen, z.B. mit Unterstützung des Bayerischen Sozialministeriums die *Bluterbetreuung Bayern* mit einem Sozialpädagogen und einem Psychologen in Anbindung an das Hämophiliezentrum in München 1987, Angebote der *Deutschen Hämophiliegesellschaft*, die eine Psychologin einstellte, sowie die *Bonner AIDS-Hilfe* speziell für Hämophile 1988.

Seit 1989 wird die psychosoziale Betreuung HIV-infizierter Hämophiler und ihrer Angehörigen vom Bundesministerium für Gesundheit durch die Finanzierung von Psychologenstellen gefördert. In den Hämophiliebehandlungszentren in Bonn, Frankfurt, München und bei der Deutschen Hämophiliegesellschaft für Norddeutschland sind Psychologen tätig, die weitgehend durch den Bund bis Ende 1994 finanziert werden und sich fast ausschließlich um die Betreuung von Hämophilen kümmern. Diese Bundesförderung wurde mehrmals um ein Jahr verlängert, soll aber jetzt endgültig Ende 1994 auslaufen.

Die Arbeit dieser Psychologen bezieht sich weitgehend auf die Einzelberatung der Betroffenen, ihrer Partner und Angehörigen, auf Gruppengespräche im Rahmen von Seminaren und auf Krankenbesuche in der Klinik.

In anderen Kliniken, wo z. T. auch Hämophile schwerpunktmäßig betreut werden, nehmen *Klinikpsychologen bzw. Sozialpädagogen oder Theologen*, die auch für nichthämophile Patienten wie z. B. Krebspatienten oder Aids-Erkrankte zuständig sind, die Betreuung der Hämophilen wahr.

Für HIV-infizierte bzw. an Aids erkrankte Hämophile besteht über diese kliniknahen Einrichtungen hinaus auch noch die Möglichkeit, sich an die *Aids-Hilfen* zu wenden, die in den meisten größeren Städten in Westdeutschland zumindest Gruppentreffen für Aids-Kranke anbieten, wobei es sich dabei in der Regel nicht um Gruppen für Hämophile handelt, sondern HIV-infizierte Homosexuelle oder Drogensüchtige u. a. mit einbezogen sind, die auch das Hauptklientel der Aids-Hilfe ausmachen. Da sind die Hämophilen eher in der Minderheit, von wenigen Ausnahmen abgesehen, wie z. B. der Bonner Aids-Hilfe, die schon über viele Jahre Wochenendseminaire für HIV-infizierte Hämophile veranstaltet. Die Angebote der Aids-Hilfen werden von Hämophilen nur zum Teil wahrgenommen, da viele Hämophile keine direkten Kontakte zu anderen Betroffenengruppen aufnehmen wollen.

Ferner bieten *kirchliche und städtische Einrichtungen* spezielle Beratung und Betreuung von Aids-Kranken an, an die sich HIV-infizierte Hämophile wenden können.

Manche Schwerpunktpraxen verweisen Hämophile auf *niedergelassene Psychologen*, die entweder auf Honorarbasis oder über die Krankenkassen abrechnen.

Die beschriebenen Angebote beziehen sich ganz speziell auf die HIV-infizierten Hämophilen, bei denen der Bedarf an psychosozialer Betreuung auch besonders gegeben ist.

Nicht HIV-infizierte Hämophile benötigen in der Regel in geringerem Maße psychologische oder psychosoziale Beratung, die sich speziell auf die Betreuung von Eltern, die neu mit der Hämophilie konfrontiert werden, bezieht.

Die Psychologen der DHG, die nicht einem bestimmten Hämophiliezentrum zugeordnet sind und den Bereich Norddeutschland abdecken, betreuen außer einzelnen Betroffenen auch spezielle Patientenseminare und auch Ferienfreizeiten, die für HIV-infizierte Hämophile und ihre Angehörigen eingerichtet wurden. Sie sind behilflich beim Aufbau von Selbsthilfegruppen. Zusätzlich werden entlastende Seminare zusammen mit anderen Psychologen des Bundesprojektes und der Bluterbetreuung Bayern für die Vertrauensmitglieder der DHG angeboten.

Diese bisher aufgelisteten Möglichkeiten an psychosozialer Betreuung haben allerdings in ihrer praktischen Bedeutung ganz unterschiedliches Gewicht.

Die an den Hämophiliebehandlungszentren angesiedelten Psychologen bzw. Sozialpädagogen werden von Hämophilen häufig in Anspruch genommen, da sie von Patienten oft im Zusammenhang mit einem Arzttermin besucht werden. Sie betreuen Patienten als konstante Ansprechpartner oft über Monate und Jahre.

Die Psychologen der Deutschen Hämophiliegesellschaft pflegen zu vielen Vertrauensmitgliedern, die als Multiplikatoren dienen, gute Kontakte, haben über Seminare und Freizeiten, die den Mitgliedern der Deutschen Hämophiliegesellschaft angeboten werden, Klienten gewonnen, die z. T. auch zu Hause besucht werden. In Seminaren und Freizeiten kann die Hemmschwelle, die viele Patienten daran hindert, mit einem Psychologen Kontakt aufzunehmen, überwunden werden.

Kenntnisse der an den Behandlungszentren und bei der Deutschen Hämophiliegesellschaft angesiedelten Psychologen bzw. Sozialpädagogen über die Hämophilie an sich wirken sich positiv auf die Betreuungsarbeit aus, wobei ein gewisses Maß an Erfahrung auch im Zusammenhang mit Sterben und Tod für die Beratung und Betreuung der HIV-infizierten Hämophilen erforderlich ist.

Ehrenamtliche psychosoziale Hilfe

Über die dargestellten Möglichkeiten hinaus, die sich speziell auf die professionelle Hilfe bezogen, gibt es ein über ganz Deutschland verbreitetes Netz an ehrenamtlich Tätigen, meist selbst Hämophile oder deren Angehörige, die als Vertrauensmitglieder der Deutschen Hämophiliegesellschaft für die Mitglieder in derzeit 29 Regionen als Ansprechpartner zur Verfügung stehen. Die Aktivitäten in den einzelnen Regionen sind durchaus unterschiedlich und abhängig vom persönlichen Engagement der Vertrauensmitglieder und der Zeit, die sie für die ehrenamtliche Tätigkeit zur Verfügung stellen können. In jeder Region ist meistens ein Vertrauensmitglied zusammen mit zwei oder drei Stellvertretern tätig.

Die Vertrauensmitglieder stehen telefonisch und auch persönlich für alle mit der Hämophilie in Verbindung stehenden Fragen zur Verfügung (auf medizinischem, sozialrechtlichem und psychosozialem Gebiet). Sie planen und organisieren – z. T. zusammen mit professioneller Hilfe wie der Bluterbetreuung Bayern oder den Psychologen der DHG – Gruppentreffen und Freizeiten für HIV-infizierte Hämophile oder Eltern von hämophilen Kindern, z. T. als reine Selbsthilfegruppen oder psychotherapeutisch begleitet, Wochenendseminare, Kinderfreizeiten, Gymnastikgruppen, Treffen zum gemeinsamen Schwimmen, Grillabende, Dampferfahrten und sog. Regionaltagungen, wobei eingeladene Referenten zu medizinischen, sozialrechtlichen oder psychosozialen Themen berichten.
- *Regionaltagungen* werden im Gegensatz zu Gruppentreffen bzw. Seminaren mehr oder weniger regelmäßig fast in allen 29 Regionen durchgeführt.
- *Elterngruppen* existieren derzeit in 11 Regionen (38%).
- *Wochenendseminare für Eltern* werden in 10 Regionen (34%) angeboten (z. T. überregional).

- *Spezielle HIV-Gruppen*, z.T. auch mit Angehörigen, existieren in 6 Regionen (21%).
- *HIV-Wochenendseminare* gibt es in 6 Regionen (21%). Sie werden größtenteils überregional angeboten und psychotherapeutisch begleitet.
- *Weitere Seminare bzw. Treffen zu verschiedenen Themenbereichen* werden dieses Jahr in 14 Regionen (48%) angeboten.
- *Gemeinsame Gymnastik bzw. Schwimmen* bieten 4 Regionen (14%) an.

Nicht in allen Regionen ist das Angebot in gleicher Weise vorhanden; der Bedarf ist z.T. zwar gegeben, aber Vertrauensmitglieder stoßen bei der Organisation und auch emotional an Grenzen.

Dieses Netz an Vertrauensmitgliedern besteht schon sei vielen Jahren, wobei die DHG durch krankheitsbedingte Ausfälle – vor allem auch HIV-bedingt – nicht immer alle Regionen besetzt halten kann.

Mit der deutschen Wiedervereinigung und dem Beitritt des Hämophilieverbandes der DDR zur DHG mussten in den neuen Bundesländern Vertrauensmitglieder gewonnen werden. Mittlerweile hat die DHG in den alten Ländern 19 Regionen und in den neuen Ländern 10 Regionen (einschließlich Berlin) mit Vertrauensmitgliedern besetzt. Speziell in den neuen Bundesländern bestand in den vergangenen Jahren ein großer Bedarf an Information zu sozialrechtlichen Fragen. Die HIV-Problematik spielt nahezu keine Rolle.

Die Anforderungen an die Vertrauensmitglieder der alten Bundesländer haben durch HIV deutlich zugenommen. Schwere psychische Probleme von Betroffenen sowie auch viele Fragen hinsichtlich einer möglichen Entschädigungslösung werden an die Vertrauensmitglieder herangetragen.

Die Ehrenamtlichen in der DHG sind in der Regel für ihre Aufgabe qualifiziert durch die eigene Betroffenheit. Im Falle des Selbstbetroffenseins kann man anderen eigene Erfahrungen schildern, Lösungsmöglichkeiten für Probleme anbieten, die einem selbst geholfen haben. Wenn man anderen glaubhaft vermittelt, dass man mit der Hämophilie leben bzw. auch ganz gut leben kann oder dass es möglich ist, aus der Auseinandersetzung mit der Krankheit gestärkt hervorzugehen, so bedeutet das eine Hilfe, und für die Vertrauensmitglieder selbst kann es eine Gelegenheit zur Bewältigung der Krankheit darstellen.

Die eigene Betroffenheit setzt uns Ehrenamtlichen andererseits auch wieder Grenzen. Irgendwann ist die Belastung so groß, dass sie von einem Ehrenamtlichen bzw. Selbstbetroffenen nicht mehr getragen werden kann, so z.B. durch stundenlange Telefongespräche, oft abends, die das Familienleben beeinträchtigen. Wenn die Probleme, gerade in Bezug auf Aids, Sterben und Tod, die auf einen wie in einem Container abgeladen werden, so ausfüllend sind, dass kaum noch andere Gedanken aufkommen, ist es dringend erforderlich, dass die Ehrenamtlichen einerseits auf Psychologen verweisen können, die durch ihre Ausbildung und Erfahrung die Problematik mit dem nötigen Abstand betrachten und den Betroffenen Hilfe anbieten können sowie andererseits auch selbst durch Gespräche mit den Psychologen Entlastung erfahren. Die Vertrauensmitglieder benötigen Supervision, sie brauchen Unterstützung, die zu größerer Belastbarkeit führt, sie motiviert und auch bewirkt, dass sie mehr gewillt sind, sich zu engagieren.

An verschiedenen Behandlungszentren wurden weitere Vereine gegründet, die auch auf psychosozialem Gebiet für ihre Mitglieder tätig sind (Bonn, Münster).

Zusammenfassung

Die psychosoziale Betreuung von Hämophilen steht auf verschiedenen Säulen:
- Speziell für Hämophile geschaffene Psychologenstellen an den Hämophiliebehandlungszentren in Bonn, Frankfurt und München sowie bei der Deutschen Hämophiliegesellschaft. Diese werden bis jetzt vom Bund und in Bayern bzw. Niedersachsen zusätzlich vom Land finanziert.
- Speziell für Hämophile zuständige Psychologen bzw. Sozialpädagogen bei Fördervereinen wie der Bluterbetreuung Bayern bzw. der Hamburger Hämophilenhilfe, die sich auf Landesebene um deren Finanzierung bemühen.
- Psychologen bzw. Sozialpädagogen oder Theologen, die an Kliniken Hämophile zusätzlich zu anderen Patienten betreuen, wie z. B. in Heidelberg, Hannover, Nürnberg, Ulm, die durch Klinikmittel oder Drittmittel finanziert werden.
- Niedergelassene Psychologen, die auf Honorarbasis arbeiten oder über die Krankenkassen abrechnen.
- Psychologen bzw. Sozialpädagogen der Aids-Hilfen, städtischer oder kirchlicher Einrichtungen.
- Ehrenamtlich tätige Vertrauensmitglieder der Deutschen Hämophiliegesellschaft oder anderer Selbsthilfeverbände.

Patientenseminare und Kinderfreizeiten werden sowohl durch Landesmittel, die z. T. für Selbsthilfegruppen zur Verfügung gestellt werden, oder durch die Industrie unterstützt, ohne deren finanzielle Hilfe diese Veranstaltungen oft nicht durchgeführt werden könnten.

Die psychosoziale Betreuung der Hämophilen in Deutschland wird schwerpunktmäßig im Zusammenhang mit den Hämophiliebehandlungszentren wahrgenommen, die allerdings nicht gleichmäßig verteilt im Bundesgebiet angesiedelt sind. Vor allem in Gebieten außerhalb der Einzugsbereiche der Hämophilebehandlungszentren ist es nötig, neben den Psychologen der DHG mehr niedergelassene Psychologen in die Betreuung der Hämophilen mit einzubeziehen.

Da immer mehr Hämophile an Aids erkranken, ist in den folgenden Jahren mit einem vermehrten, keinesfalls mit einem verminderten Bedarf an psychosozialer Betreuung zu rechnen. Die bisher zur Verfügung stehenden Stellen, die durch das Bundesministerium für Gesundheit mit finanziert werden, sind dringend erforderlich. Wenn es nicht möglich sein sollte, diese Stellen ab 1995 auf Länderebene zu übertragen, muss eine andere Form der Finanzierung gefunden werden – oder aber der Bund muss weiterhin Mittel bereitstellen. Durch die Mitverantwortung an der Aids-Katastrophe der Bluter in Deutschland sollte es für den Staat eine Verpflichtung sein, den Betroffenen diese Hilfe zur Verfügung zu stellen.

Ergänzender Kommentar (2000)

Nachdem das Modellprojekt des Bundesministeriums für Gesundheit Ende 1994 ausgelaufen war und nur ein Teil der Kosten für die Psychologenstellen von den Ländern finanziert wurde (Bayern, Niedersachsen, ab 1996 auch Nordrhein-Westfalen), ist es 1995 gelungen, die Nationale AIDS-Stiftung (jetzt Deutsche AIDS-Stiftung) und die Hämophilie-Stiftung zur Unterstützung der psychosozialen Betreuung Hämophiler zu gewinnen. Damit war es möglich, das spezielle Betreuungsangebot für Hämophile, allerdings mit Einschränkungen, aufrechtzuerhalten. Im Jahr 1997 wurde die Zuwendung der Deutschen Aids-Stiftung erheblich reduziert. Ende 1998 zog sich das Land Niedersachsen aus der psychosozialen Betreuung HIV-infizierter Hämophiler zurück.

Nach wie vor hat die psychosoziale Betreuung zur Bewältigung der mit der HIV-Infektion einhergehenden Probleme eine große Bedeutung, wenngleich sich seit 1995 abzeichnete, dass die Beratungstätigkeit der Psychologen bei der DHG etwas weniger in Anspruch genommen wurde. Allerdings veränderte sich auch der Kreis derjenigen, die das Beratungsangebot benötigen. In den früheren Jahren waren es die HIV-Infizierten selbst, heute sind es, nachdem bereits über 50 Prozent der HIV-infizierten Hämophilen verstorben sind, vorrangig die Angehörigen und Hinterbliebenen, die eine psychosoziale Betreuung wünschen. Zur psychologischen Beratung vor allem in die Hämophiliebehandlungszentren kommen zunehmend auch HIV-negative Hämophile, insbesondere Eltern hämophiler Kinder und mit dem Hepatitis C-Virus Infizierte.

Die Psychologen der Deutschen Hämophiliegesellschaft konnten ab 1997 aufgrund der verminderten finanziellen Mittel, die von den Geldgebern fast ausschließlich für die Betreuung HIV-Infizierter zur Verfügung gestellt wurden, aber auch wegen des reduzierten Bedarfs in diesem Bereich nur noch auf Honorarbasis weiter in der psychosozialen Betreuung tätig werden.

Aufrechterhalten werden konnten die von Psychologen begleiteten Seminare für HIV-infizierte Hämophile und ihre Angehörigen sowohl bei der Deutschen Hämophiliegesellschaft als auch bei der Bluter-Betreuung Bayern und der Deutschen AIDS-Hilfe. Besonders zu erwähnen sind in diesem Zusammenhang das Buchprojekt „Gegen das Vergessen" zur Aufarbeitung für Hinterbliebene und die bis 1998 von Psychologen betreuten Ferienfreizeiten für Betroffene, Angehörige und Hinterbliebene.

Die Einzelberatung wird von den Beratungsstellen an den Hämophiliebehandlungszentren durchgeführt, vermehrt auch von niedergelassenen Psychologen, die über die Krankenkassen abrechnen. Nach wie vor eine wichtige Säule in der Betreuungsarbeit ist die ehrenamtlich erbrachte psychosoziale Hilfe von Vertrauensmitgliedern der DHG, die allerdings professioneller Unterstützung bedürfen.

Auch wenn erkennbar ist, dass die psychosoziale Betreuung der HIV-infizierten Hämophilen 1999 weniger als in früheren Jahren in Anspruch genommen wird, so ist nicht auszuschließen, dass sich der Bedarf aufgrund veränderter therapeutischer Möglichkeiten wieder erhöht. Die von der Deutschen AIDS-Stiftung befürwortete Beratung von HIV-infizierten Hämophilen durch allgemeine AIDS-Beratungsstellen nehmen bisher nur wenige Betroffene wahr.

Die Deutsche Hämophiliegesellschaft versucht, im Rahmen der finanziellen Möglichkeiten insbesondere das Seminarangebot für HIV-infizierte Hämophile auch in Zukunft aufrechtzuerhalten, sieht darüber hinaus aber erheblichen Bedarf an Betreuungsangeboten für nichtinfizierte Hämophile, insbesondere Angebote für Eltern und hämophile Kinder. Auch dafür sind öffentliche Mittel erforderlich, die bisher nur punktuell zur Verfügung gestellt werden.

Psychosoziales Betreuungskonzept der Deutschen Hämophiliegesellschaft durch behandlungszentrumunabhängig tätige Psychologen

Darmstädter Gespräche, 10. Seminar 1994; ergänzender Kommentar 2000

W. Lesemann

Struktur der Betreuung

In Norddeutschland sind eineinhalb Personalstellen vorhanden, eine Kollegin betreut mit einer halben Stelle den Bereich Hamburg und Schleswig-Holstein, ich mit einer vollen Stelle die Regionen Niedersachsen, Bremen und nördliches Nordrhein-Westfalen.

Aktivitäten für HIV-infizierte Hämophile

Seit Anfang 1992 bin ich als Psychologe bei der Deutschen Hämophiliegesellschaft tätig. Meine Vorgänger und Vorgängerinnen führten hier in Norddeutschland zum größten Teil ambulant Einzel- oder Paartherapien durch.

Aufgrund der großen räumlichen Distanz der Klientenwohnorte forcierte ich den Aufbau von Selbsthilfegruppen in regionalen Zentren wie Münster, Hannover, Oldenburg und die Durchführung von Patientenseminaren an zentralen Treffpunkten gleich über ein ganzes Wochenende. Bei dieser Aufbauarbeit war meine gruppentherapeutische Orientierung sehr nützlich.

Diese Angebote wurden zunächst nur sehr zögernd angenommen. Ein Seminar zu besuchen war für viele Klienten etwas völlig Neues. Zunächst musste die Bereitschaft zur Öffnung anderen Betroffenen gegenüber geschaffen werden. Dies ist möglich, wenn die HIV-Infektion bereits als Belastung erkannt und akzeptiert wird, also die Patienten dieses nicht mehr verdrängen. Bei diesem Prozess der Öffnung anderen Betroffenen gegenüber waren insbesondere die Vertrauensmitglieder sehr hilfreich, die ich zunächst zu zentralen Supervisions- und Fortbildungsangeboten einlud. Ihre positiven Erfahrungen mit diesen Seminaren gaben sie an Hämophile vor Ort weiter, die dann häufig mit diesem Vertrauensmitglied gemeinsam Folgeangebote wahrnahmen.

Ähnlich verhielt es sich mit Freizeit- und Reiseangeboten, die von mir beziehungsweise der DHG zur Aufrechterhaltung eines positiven Lebensgefühles trotz bedrückender Lebensperspektive der HIV-Infizierten eingerichtet wurden. Es war mir jedoch von Anfang an wichtig, auch Nichtinfizierte zu diesen Freizeitangeboten zu motivieren, um Solidarität zu schaffen und nicht die

Kluft, die ohnehin zwischen infizierten und nichtinfizierten Hämophilen herrscht, zu vergrößern. Mein Eindruck ist, dass dieses integrative Vorgehen zu vielerlei positiven Erfahrungen auf beiden Seiten geführt hat.

Andererseits gilt für die Patientenseminare, dass sie ausschließlich für HIV-positive Hämophile und deren Angehörige konzipiert wurden. Es erscheint mir außerordentlich wichtig, die Möglichkeit zu bieten, ganz unter sich in einem geschützten Rahmen spezifische Probleme zu bearbeiten, die Nichtinfizierte vielleicht nach*vollziehen*, aber so nicht nach*empfinden* können. Wir haben gute Erfahrungen damit gemacht, dass zeitweise sogar Betroffene und Angehörige voneinander getrennt ihre spezifischen Probleme diskutieren und bearbeiten können. Wie sagte ein Betroffener nach längerer Fallschilderung eines anderen: „Den Film kenne ich doch irgendwoher!" Diese Identifikation mit dem Schicksal des anderen hat nicht nur zur Relativierung der eigenen Probleme geführt, sondern auch über die Jahre intensive Freundschaften unter HIV-positiven Hämophilen geschaffen, die so manches Problem lösen helfen, ohne dass professionelle Hilfe eines Psychologen nötig wird. Im laufenden Jahr sind fünf Patientenseminare durchgeführt bzw. in Vorbereitung.

Diese Veranstaltungen, im Freizeitbereich integrativ und im Bereich der Problembewältigung spezifisch nur für HIV-positive Hämophile und ihre Angehörigen, erfreuen sich zunehmender Beliebtheit, so dass wir in 1994 mit unseren Kapazitäten gerade noch die Nachfrage decken können.

Am Rande sei erwähnt, dass solche Aktivitäten kostenintensiv sind. Um die Eigenbeteiligung für die Betroffenen in erträglichem Rahmen zu halten, sind wir bestrebt, sowohl öffentliche Zuwendungen als auch Zuschüsse von Stiftungen und Firmen einzuwerben.

Wie aber schon vor zwei Jahren an dieser Stelle dargelegt, gibt es Probleme, die sich so gravierend darstellen, dass sie nur mit professioneller Hilfe zu bewältigen sind. Insbesondere Manifestation von Aids, Angst vor Siechtum und Sterben, aber auch Partnerschaftskonflikte, sexuelle Probleme, Ängste vor sozialer Ausgrenzung und Absicherung der Familie nach dem Tod des Erkrankten stellen so belastende Probleme dar, dass meist nur längere Interventionen von professioneller Seite indiziert sind. Für längerfristige Therapien müssen wir aus Zeit- und Distanzgründen allerdings in vielen Fällen auf niedergelassene Therapeuten vor Ort oder Kollegen an HIV-Ambulanzen und Infektionsstationen verweisen.

Um noch einige Zahlen zu nennen: Obwohl ich nicht einem Behandlungszentrum direkt angeschlossen bin, betreue ich 53 positive Hämophile, davon einige natürlich nur punktuell, sonst wäre dies gar nicht machbar, dazu noch 10 hinterbliebene Familien, in denen der Hämophile in den letzten zwei Jahren an AIDS verstarb.

Aktivitäten für nichtinfizierte Hämophile

Unser Auftrag, vorgegeben durch das Bundesministerium für Gesundheit und das niedersächsische Sozialministerium, ist ausschließlich auf die Betreuung HIV-positiver Hämophiler beschränkt. Dies lässt uns wenig bzw. keinen Spielraum für die Betreuung von nichtinfizierten Hämophilen. Dennoch haben 39 Familien mit hämophilen Kindern, 33 von Willebrand-Patienten und 15 nicht von HIV betroffene Hämophile in den letzten drei Jahren Kontakt zu uns aufgenommen.

Diese hohe Anzahl nichtinfizierter Klienten signalisiert auch in diesem Bereich Betreuungsbedarf. An uns herangetragen werden bei Familien mit hämophilen Kindern zunächst Probleme mit der Erstdiagnosestellung. Es folgen Fragen des „richtigen" Erziehungsstils, Ängste um die Präparatesicherheit, Geschwisterkonflikte zwischen dem chronisch kranken und dem „gesunden" Kind und schließlich Überlegungen zur Lebens und Ausbildungsplanung.

Bei Willebrand-Patienten stehen medizinische und sozialrechtliche Probleme im Vordergrund.

Nicht HIV-infizierte Hämophile äußern Probleme in der Bewältigung orthopädischer Handicaps, Partnerschaftsprobleme, Schwierigkeiten in der Akzeptanz des Sterbens all der anderen, die es „erwischt" hat.

Diese Problembereiche ließen sich durch psychosoziale Unterstützung einer Lösung näher bringen, können aber zurzeit von uns nur unbefriedigend mit den Klienten bearbeitet werden. Auf professioneller Ebene sind ohnehin die Kapazitäten für die psychosoziale Betreuung zumindest für den Bereich Norddeutschland nahezu ausgeschöpft. So ist es zum einen unser eng definierter Auftrag und zum anderen die hohe Arbeitsbelastung, die eine Betreuung nichtinfizierter Hämophiler von unserer Seite aus nahezu unmöglich macht. In den letzten Jahren war nicht einmal die Betreuung der infizierten Hämophilen dauerhaft abgesichert.

Ich möchte diesen Teil meiner Ausführungen mit dem dringenden Appell beschließen, sich nach Kräften für die Weiterführung der psychosozialen Betreuung zumindest der HIV-positiven und der an Aids erkrankten Hämophilen einzusetzen. Gerade zum jetzigen Zeitpunkt, wo das Sterben immer häufiger wird und für viele bedrohlich nahe gerückt ist, wäre es unverantwortlich, die Betroffenen und Angehörigen mit ihrem Leid allein zu lassen.

Ergänzender Kommentar (2000)

Mein damaliger Appell zur Weiterführung der psychosozialen Betreuung im behandlungszentrumunabhängigen norddeutschen Modell wurde von den zuständigen Stellen nur bedingt erhört. Das niedersächsische Sozialministerium sah sich nur bis 1996 in der Lage, eine kontinuierliche psychosoziale Betreuung zu gewährleisten. Andere Bundesländer, an die mit dem Wunsch zur anteiligen Kostenübernahme herangetreten wurde, zogen sich mit Blick auf die schlechte Finanzlage der öffentlichen Haushalte aus der Verantwortung. So erschien es mir als Mitarbeiter der Deutschen Hämophiliegesellschaft so, als würde der Vorstand dieses Interessenverbandes zwar überall auf das Verständnis, aber nirgends auf konkrete Zusagen stoßen. Die Länder sowie der Bund als auch die Pharmaindustrie waren nicht bereit (bzw. nach eigenen Aussagen nicht in der Lage), die ca. 100 000 DM jährlich für eine kontinuierliche Betreuung aufzubringen, auch nicht teilweise.

Dies geschah vor dem Hintergrund von Zahlungen in den Entschädigungsfonds, die nach eigenen Angaben die Finanzmittel schon auf das Äußerste strapazierten. Aus diesem Fonds waren nur Zahlungen im Rahmen individueller Leistungen an einzelne Betroffene vorgesehen; die Sicherstellung psychosozialer Betreuung wurde für nicht vordringlich und/oder für rechtlich nicht umsetzbar eingestuft. Durch diese Umstände blieb die psychosoziale Versorgung auf der Strecke.

Einzig die Stiftungen hielten noch einen geringen Geldbetrag zur Betreuung HIV-positiver Hämophiler und ihrer Angehörigen bereit, der für Seminarleiterhonorare für ca. 2 bis 3 Seminare in den Jahren 1997 bis 1999 verwendet wurde. Hinterbliebene waren streng genommen ausgeschlossen, lag bei ihnen der Fördergrund, nämlich die HIV-Infektion und/oder Aids-Erkrankung nicht vor. Dass dieses Thema aber nicht einfach durch den Tod des Mannes oder Sohnes erledigt ist, wurde in den Stiftungen nur stillschweigend anerkannt. Hinterbliebene wurden von mir als Seminarleiter auf jeden Fall nicht von den Seminaren ausgeschlossen.

Gerade 1996/97 war bei den Betroffenen ein großes Unverständnis darüber spürbar, dass sich niemand mehr für die Finanzierung einer angemessenen psychosozialen Versorgung verantwortlich zeigte. Dieses Gefühl der Irritation wich dann alsbald der Resignation, die ohnehin auch bei näherem Betrachten der Modalitäten der Entschädigungsregelung ein fester Gefühlsbestandteil zu werden schien. Wut und abermalige Erniedrigung verspürten die Eltern an Aids verstorbener hämophiler Kinder, welche nichts aus dem Fonds erhielten, da ihre Kinder nicht zur Versorgung der Familie beitrugen (einziges Kriterium der Entschädigungsregel). Wenn dann gleichzeitig auch noch die psychosoziale Betreuung quasi eingestellt wird, ist das eher konsequent. So waren zentrale Themen auf den verbleibenden Seminaren der Umgang mit der Wut und der Enttäuschung über die immer noch fehlende Anerkennung von Schuld von Seiten des Staates, der Pharmaindustrie und der Ärzte.

Die Entschuldigung von Minister Seehofer wurde akzeptiert, doch hatte er am allerwenigsten mit den Geschehnissen von damals zu tun. Niemand sonst meldete sich zu Wort. Die Wut wich nun zunehmend der Resignation und der Erkenntnis, dass unsere politische Landschaft wohl so gestaltet ist, dass Vertuschung und Verschleierung zum täglichen Thema wird und nicht nur Hämophile trifft.

Die psychosoziale Betreuung Hämophiler in der Schweiz

Darmstädter Gespräche, 10. Seminar 1994; ergänzender Kommentar 2000

R. KOBELT

Idealvorstellung und Realität

Wunschvorstellungen

Solange es nicht möglich ist, die Hämophilie zu heilen, werden alle Betroffenen immer wieder unter den Folgen ihrer Krankheit zu leiden haben. Eine umfassende Betreuung sollte deren Auswirkungen so klein wie möglich halten und insbesondere Spätfolgen verhindern. Als behandelnder Arzt von Hämophilen fürchte ich im Wesentlichen drei Arten von Komplikationen:

- bleibende medizinische, v.a. orthopädische Folgeerscheinungen
- Nebenwirkungen der Behandlung (Hemmkörper, Infekte ...)
- psychosoziale Probleme

Für alle gilt, dass bereits bestehende Probleme sich oft nur mit Mühe oder gar nicht mehr bewältigen lassen. Vorbeugen ist also auch hier besser als Heilen. Psychosoziale Probleme können sich für einen Patienten und seine Familie in verschiedenster Art ergeben. Das Ziel der spezialisierten Behandlung Hämophiler sollte es sein, rechtzeitig krankheitsspezifische Schwierigkeiten zu erkennen und einer Behandlung zuzuführen. Dabei sollten u.a. folgende Punkte im Auge behalten werden:

Die Eltern brauchen nach der Diagnosestellung Hilfe und Informationen, um mit der heute ungewohnten Situation fertig zu werden, ein „abnormales" Kind zu haben. Als Belastung für sie wirkt zum Beispiel die Angst vor gefährlichen Blutungen beim Kind. Das nicht berechenbare Auftreten von Problemen ist mit einem ständigen Angebundensein verbunden. Die Abhängigkeit von medizinischem Personal, das gelegentlich unangenehm oder inkompetent sein kann, ist ebenso belastend wie vielmals vorhandene Schuldgefühle. Oft herrscht Trauer über verloren geglaubte Zukunftsaussichten und -pläne. Die enge Mutter-Kind-Beziehung stellt eine innerfamiliäre Belastung dar. Nicht zuletzt können sich auch massive finanzielle Probleme ergeben.

Der Patient selbst läuft Gefahr, nicht nur als Kind in ständiger Abhängigkeit und eventuell Angst zu leben. Blutungen oder andere gesundheitliche Probleme führen ihm seine Krankheit immer wieder vor Augen. Er braucht daher schon bald Unterstützung, um ein positives Selbstwertgefühl aufzubauen und selbständig zu werden. Ein besonders kritischer Zeitpunkt ist die Ablösung vom Elternhaus und der Übergang in ein Leben als eigenständiger Erwachsener. Je nach Gesundheitszustand ist Hilfe notwendig bei der Suche nach einer Ausbildungsstelle. Ausgebildete Arbeitnehmer können bei Verschlechterung der Situation eine Umschulung oder gar eine Unterstützung bei Arbeitsunfähigkeit benötigen. Auch hier können finanzielle Engpässe auftreten.

Die aktuelle Situation

Die Organisation der medizinischen Betreuung in der Schweiz

Die Schweiz – als ohnehin schon kleines Land – ist noch in 25 recht autonome Kantone gegliedert, die jeweils über ein eigenes medizinisches System verfügen. Die Zusammenarbeit wird oft erschwert durch administrative oder sprachliche Hindernisse und oftmals ein sehr ausgeprägtes Autonomiedenken. Zentralistische Strukturen werden verabscheut. Es gibt daher kein nationales Hämophiliezentrum, und nur die größten Kantone verfügen über ein Zentrum, das diesen Namen verdient und insbesondere über die erforderliche langjährige Erfahrung mit vielen Patienten verfügt. Zur Zeit ist es bei uns jedem Arzt – unabhängig von seiner Qualifikation – erlaubt, Hämophile nach seinem Gutdünken zu behandeln; die Zuweisung an ein Zentrum ist fakultativ. Kaum ein Arzt wird zur Rechenschaft gezogen, wenn er über Jahre eine korrekte Behandlung unterlassen hat. Alles führt dazu, dass die Qualität der Behandlung von einem Patienten zum anderen sehr stark schwanken kann. Leider existiert auch kein nationales Register der Hämophilen. Deren genaue Zahl kann daher nur mit etwa 400 geschätzt werden. Meine folgenden Aussagen erfassen fast ausschließlich Patienten, die bei einem spezialisierten Arzt in Behandlung sind; von anderen habe ich höchstens Angaben aus zweiter Hand.

Die psychosoziale Betreuung

Individuelle Betreuung
Da nirgendwo Angaben zur Situation der psychosozialen Betreuung in unserem Land verfügbar gewesen sind, habe ich eine kleine Umfrage bei allen größeren Behandlungsstellen gemacht, die folgende Resultate ergab:

Klinik	Erw. Kinder	Pat. Zahl	p.S. Angeb.	Betreuer 1 Spezialist	Betreuer 2 Spezialist	Weitere Betreuer	Selbsthilfe/ HIV
BE	E	53	regelm.	Leiterin	sp. Psych.		–/ HIV allg.
BE	K	46	n. Bed.	Leiter	Schwestern	Soz.arb. allg. Psych.	Tagungen
BS	E	10	n. Bed.	Leiter	O-Arzt	Soz.arb.	–/ HIV allg.
GR	E	14	n. Bed.	Leiterin			–/–
GE	E	46	n. Bed.	Leiter	leit. Arzt	Soz.arb.	Tagungen/ HIV für H'
ZH	E	171	regelm.	Leiterin	Schwestern		Ja-S/HIV allg.
ZH	K	35	n. Bed.	Leiter	Arzt	allg. Psych.	–/–

Es ist naturgemäß weder mit einer solchen Umfrage noch mit anderen einfachen Mitteln möglich, eine qualitative Wertung des Angebotes vorzunehmen, aber daraus lassen sich immerhin einige sachliche Angaben ersehen. Der psychosozialen Betreuung wird anscheinend in allen befragten Zentren Bedeutung beigemessen. Die Aufgabe liegt dabei im Wesentlichen in ärztlicher Hand. Besonders kleine Zentren verfügen nicht über die Möglichkeit, spezialisiertes Personal wie Psychologen oder eigene Sozialarbeiter anzustellen. Dank der kleinen Fallzahlen werden die Patienten dort aber immer von derselben Person betreut, die sie gut kennt und genügend Erfahrung mitbringt, um die psychosozialen Aspekte beurteilen zu können. Die meisten Patienten werden allerdings nur ein bis zweimal jährlich vom Spezialisten gesehen und in der Zwischenzeit vom Hausarzt betreut. Es ist also gut möglich, dass ein nicht offensichtliches Problem, wie es in psychosozialen Belangen ja oft der Fall ist, allzu lange übersehen wird. Überall sind die beteiligten Personen Spitalangestellte oder selbständig erwerbend. Sie werden für ihre Arbeit entsprechend entlohnt.

Die Situation HIV-Positiver. Von 331 getesteten Hämophilen waren Ende letzten Jahres in unserem Land 67 HIV-positiv. Sie haben vom Staat eine Entschädigung von Fr. 50000. erhalten, weitere fixe Entschädigungen und eine monatliche Rente werden in gewissen Fällen von den betreffenden Präparateherstellern ausbezahlt. Alle notwendigen Behandlungen mit anerkannten Mitteln werden von den üblichen Kostenträgern übernommen.

Es existiert eine einzige Selbsthilfegruppe dieser Patienten, die besonders aktiv tätig ist in der juristischen Verfolgung eventuell Schuldiger an der AIDS-Problematik. Anderswo sind Angebote für gesonderte Dienstleistungen zugunsten HIV-positiver Hämophiler nicht in Anspruch genommen worden oder mangels Patienten nicht erforderlich. An allen größeren Zentren existieren zwar Angebote für alle HIV-positiven Patienten, die auch von betroffenen Hämophilen genutzt werden könnten, aber deren Bedürfnissen wohl kaum entsprechen.

Schul- und Berufsausbildung, Arbeitsvermittlung, Invalidität. Die Kinder und Jugendlichen bis zum Alter von 20 Jahren sind in unserem Land meist in der glücklichen Lage, in den Genuss der staatlichen Invalidenversicherung zu kommen, da diese auch für alle Geburtsgebrechen zuständig ist. Das bedeutet volle Kostenübernahme für die Behandlung samt Nebenkosten. Im weiteren gehören dazu auch eine spezielle Berufsberatung und Eingliederungsmaßnahmen für Behinderte. Da zum Glück aber fast alle unsere Patienten in dieser Altersgruppe in einem sehr guten körperlichen Zustand sind, müssen solche Spezialangebote kaum je in Anspruch genommen werden. Ältere Arbeitnehmer, die invalid werden, fallen ebenfalls in den Bereich dieser Versicherung, die dann eine Umschulung übernimmt oder bei Arbeitsunfähigkeit Renten auszahlt.

Finanzen. Alle Behandlungskosten bei hämophilen Schweizer Kindern und Jugendlichen werden von der Invalidenversicherung übernommen. Auch Ausländerkinder kommen in den Genuss dieser Versicherung, wenn mit

ihrem Heimatland ein Abkommen besteht und sie in der Schweiz geboren
sind. Alle anderen Patienten treten in eine Krankenkasse ein, die aber eine
fünfjährige Wartefrist verfügt, während der für die Hämophiliebehandlung
keine Leistungen erbracht werden. Nach Ablauf dieser Frist bezahlen dann
die Kassen die Behandlung bis auf einen Selbstbehalt von derzeit 750 Fran-
ken pro Jahr.

Kollektive Betreuung

Alle Tätigkeiten zugunsten der Gemeinschaft aller Hämophilen bzw. deren
Familien fallen weitgehend in den Aufgabenbereich der Schweizerischen Hämophiliegesellschaft (SHG). Deren Hauptaufgaben sind die Herausgabe des
Bulletins und die Vertretung der Interessen der Patienten nach außen. Wichtige Aufgaben stellen zudem die Erarbeitung von Informationsmaterial und
die Organisation von Tagungen und weiteren Anlässen dar. Sie wird dabei
selbstverständlich von vielen spezialisierten Ärzten unterstützt. Die SHG
verfügt zudem über einen Fonds zur Deckung finanzieller Engpässe von
Mitgliedern. Ein Rechtsanwalt steht bei Bedarf ebenfalls zur Verfügung. Die
Geschäftsstelle wird finanziell neben den Mitgliederbeiträgen etwa zu gleichen Teilen vom Staat und von Spenden der Industrie getragen. Die Mitarbeit weiterer Personen erfolgt aber im Wesentlichen auf ehrenamtlicher
Basis, was vor allem bei selbständig Erwerbenden die Möglichkeit zur Mitarbeit einschränkt.

Da es keine Möglichkeit gibt, neu diagnostizierte Patienten direkt anzu-
sprechen, müssen die Patienten von den behandelnden Ärzten auf die SHG
aufmerksam gemacht werden, was leider gerade von weniger erfahrenen
Ärzten nicht gemacht wird, da sie die SHG entweder nicht kennen oder vielleicht auch zu gut informierte Patienten fürchten!

Informationsmaterial. Das vorhandene Material ist teilweise veraltet und
wird zur Zeit überarbeitet. Es ist geplant, einen Ordner zu schaffen, der neu-
en Mitgliedern abgegeben und ständig auf dem aktuellen Stand gehalten
werden soll. Die Einlageblätter werden bereits laufend im Bulletin publiziert.
Soeben ist eine neue Broschüre erschienen, die Laien einen Überblick über
die Krankheit gibt.

Tagungen, Treffen. Mindestens einmal im Jahr wird eine zentrale Tagung zu
einem Thema im Zusammenhang mit der Hämophilie abgehalten. Neben
der Erweiterung der Kenntnisse bietet sich dort auch die Gelegenheit, andere
betroffene Personen kennenzulernen. Ebenfalls einmal im Jahr wird von unserer Klinik ein Familientreffen organisiert, zu dem alle interessierten Familien aus dem ganzen Land eingeladen werden. Neben aktuellen Informationen und Gelegenheit zum gegenseitigen Gedankenaustausch dient es insbesondere auch dazu, den Kindern und ihren Eltern die Teilnahme am Bluterlager schmackhaft zu machen. Sporadisch werden regionale Treffen abgehalten, u.a. in der französischen Schweiz durch dortige Kliniken. Weitere
regelmäßige Anlässe sind die Jahresversammlung und ein Langlaufwochen-
ende.

Selbsthilfegruppen. Diese entstehen spontan und regional, nachdem sich die zukünftigen Teilnehmer an einem Anlass der Gesellschaft oder im Spital kennen gelernt haben. Mir ist nur eine supervisierte Gruppe bekannt.

Lager. Für mich stellt das Lager innerhalb der Hämophiliebehandlung eine unersetzliche Maßnahme zur Vorbeugung psychosozialer Probleme dar. Nirgendwo sonst können die Kinder mit anderen Hämophilen zusammenleben und sehen, dass sie nicht allein betroffen sind und es anderen nicht besser geht als ihnen. Genauso wichtig ist es zu lernen, einmal auf eigenen Beinen zu stehen und sich alleine oder zumindest ohne Mutter zurechtzufinden. Sehr großen Wert legen wir darauf, den Kindern Kenntnisse über ihre Krankheit zu vermitteln und sie so viel von der eigenen Behandlung übernehmen zu lassen, wie es für sie möglich ist. Den Eltern gibt die Abwesenheit des Kindes etwas Distanz zu den Alltagsproblemen. Oftmals erleben sie bei der Rückkehr, wie ihr Kind in der kurzen Zeit einen großen Entwicklungsschritt vollzogen hat. Nicht selten gelingt es uns im Lager, auch bisher unbeachtete Probleme verschiedenster Art abzudecken und die behandelnden Ärzte darauf aufmerksam zu machen.

Natürlich soll es für die Kinder selbst vor allem lustig und unterhaltsam sein. Das Lager darf sich allerdings nicht auf einfache Freizeit- und Sportaktivitäten beschränken, um die genannten Ziele zu erreichen. Für das Leiterteam müssen die Erziehung zur Selbständigkeit allgemein, und in medizinischen Belangen im Besonderen sowie die Förderung des Selbstbewusstseins aller Teilnehmer im Vordergrund der Bemühungen stehen, was eine eingehende Auseinandersetzung mit den Problemen und recht viel Erfahrung erfordert.

Schlussfolgerungen, Verbesserungsmöglichkeiten

Psychosoziale Probleme sind in der Behandlung Hämophiler ebenso ernst zu nehmen wie somatische Aspekte. In der Schweiz bestehen Unterschiede in der Qualität der diesbezüglichen Betreuung. Am günstigsten ist die Situation für Patienten, die an einem größeren Zentrum behandelt werden und die an den Aktivitäten der Schweizerischen Hämophiliegesellschaft teilnehmen.

Sicher ist die aktuelle Situation aber noch weit davon entfernt, perfekt zu sein. Verbesserungsmöglichkeiten sehe ich zum Beispiel folgende:

Die vorhandenen Angebote sollten an mehr Patienten herangetragen werden. Dazu müsste die SHG die Betroffenen auf irgendeine Weise direkt erreichen können. Auch müssten regelmäßige Kontrollen an einem größeren Zentrum für alle Patienten obligatorisch werden.

Die Behandlung psychosozialer Probleme an den Zentren könnte verbessert werden. Für Patienten, die nur selten an das Zentrum kommen, und für Ärzte mit etwas weniger Erfahrung, wären unter Umständen Checklisten oder Fragebogen hilfreich, die es erlauben, diesbezügliche Schwierigkeiten zuverlässig und rechtzeitig zu erkennen. Eine Fachperson oder ein Team, die kleineren Zentren im Turnus zur Verfügung stehen würde(n), wären eine andere Möglichkeit.

Die Hämophiliegesellschaft sollte mehr finanzielle und/oder personelle Mittel erhalten. Damit würden vermehrt regionale Aktivitäten möglich, und die anderen Aufgaben könnten zügiger und mit eigener Kraft ausgeführt werden.

Ergänzender Kommentar (2000)

Seit 1994 haben sich einige Verbesserungen ergeben:
- zum Abschn. „Die aktuelle Situation":
  Die ärztliche Kommission der Schweizerischen Hämophilie Gesellschaft hat den Aufbau eines gesamtschweizerischen Patientenregisters in die Hand genommen.
- zum Abschn. „Individuelle Betreuung: Finanzen":
  Die gesetzlichen Bestimmungen sind derart abgeändert worden, dass jeder Einwohner der Schweiz das Anrecht auf einen vorbehaltlosen Zugang zu den medizinischen Grundleistungen hat. Damit entfallen in jedem Fall die erwähnte Wartefrist beim Eintritt in eine Krankenkasse und die damit verbundenen Kosten.
- zum Abschn. „Kollektive Betreuung: Informationsmaterial":
  Das Informationsmaterial wurde weitgehend erneuert und angepasst.

Psychosoziale Unterstützung für Hämophiliepatienten in Dänemark

Darmstädter Gespräche, 10. Seminar 1994

J. Ingerslev

Hämophiliepatienten und deren Angehörige benötigen oft psychosoziale Unterstützung, insbesondere wenn lebensbedrohliche Infektionskrankheiten durch die Substitutionstherapie übertragen worden sind. Unterstützende Maßnahmen zu ergreifen, ist selbstverständlich die Aufgabe der Hämophiliezentren. Aufgrund finanzieller Probleme sind diese aber oft nicht in der Lage, die notwendige Unterstützung zu leisten.

Der nachfolgende Bericht ist ein Überblick über die Maßnahmen, die in Dänemark ergriffen werden, um psychosoziale Probleme von Hämophilen zu lösen.

Hämophilie in Dänemark

Dänemark hat 5,3 Millionen Einwohner. Es gibt
- 281 Hämophilie-A-Patienten, wobei 48% an schwerer Hämophilie A leiden;
- 70 Hämophilie-B-Patienten, davon 47% mit schwerer Verlaufsform;
- 150 Patienten mit dem Willebrand-Syndrom, 20% davon mit Typ II und III und die restlichen 80% mit verschiedenen Schweregraden des Typs I.

Außerdem gibt es einige Patienten, die an kongenitalem Faktor-VII-, -XI- und -XIII-Mangel, angeborenen Thrombozytenstörungen oder an erworbener Hämophilie leiden und in Zentren behandelt werden.

Nationale Hämophiliezentren in Dänemark

Aufgrund eines Vorschlags des Gesundheitsministeriums aus dem Jahre 1982 wurden zwei nationale dänische Hämophiliezentren errichtet mit der Auflage, die umfassende diagnostische und klinische Hämophiliebetreuung zu zentralisieren. Die Hauptaufgaben sind:
- Diagnose von Blutgerinnungsstörungen;
- Überwachung und Behandlung von Infektionen, die im Zusammenhang mit der Behandlung entstanden sind;
- Immuntoleranzbehandlung bei Inhibitorbildung;
- Carrierdiagnostik;

- Behandlung;
- Rehabilitation;
- Integration mit anderen medizinischen und paramedizinischen Diensten wie Pädiatrie, Kieferchirurgie, Orthopädie, Infektionsmedizin, psychosoziale Betreuung.

Ein Zentrum ist in Kopenhagen und eines in Aarhus (Skejby) eingerichtet. Jedes Zentrum hat seine eigene Hämophilieschwester. Ein medizinscher 24-Stunden-Dienst ist gewährleistet.

Im Krankenhaus helfen Sozialarbeiter bei der Planung von Anträgen bei örtlichen sozialen Einrichtungen. Psychologische Unterstützung wird in vielen Städten durch lokale Psychologen angeboten.

Finanzielle Aspekte

Hervorzuheben ist, dass die gesamte stationäre Behandlung in Dänemark kostenfrei durchgeführt wird, einschließlich der Verabreichung von Gerinnungspräparaten für die Heimselbstbehandlung von Hämophilen oder die Behandlung im Krankenhaus. Das Gesundheitswesen wird in Dänemark durch insgesamt 13 Länder gesteuert, die für die Deckung aller Kosten verantwortlich sind. In Fällen, wo die jährlichen Behandlungskosten eines Hämophilen eine Grenze von ca. 250 000 DM überschreiten, übernimmt das Gesundheitsministerium die zusätzlichen Kosten. Dies bedeutet, dass sich Hämophile weder um die Kosten für die Behandlung noch um Obergrenzen, die durch Versicherungen etc. festgelegt werden, kümmern müssen.

Nach langen Diskussionen hat die dänische Hämophiliegesellschaft schließlich erreicht, dass ein direkt durch Gerinnungspräparate infizierter Hämophiler bzw. indirekt infizierte Ehefrauen eine finanzielle Entschädigung von ca. 180 000 DM als symbolische Entschädigung für die HIV-Infektion erhalten. Während eines langjährigen Gerichtsverfahrens versuchte man Herstellfirmen zu verurteilen, weil sie die Einführung der hitzebehandelten Gerinnungspräparate 1985 hinausgezögert haben.

Infektionsprobleme

Aufgrund der Tatsache, dass die Behandlung in Dänemark Anfang der 80er Jahre mit Präparaten erfolgte, die aus kleinen Plasmapools gewonnen wurden, betrug die HIV-Infektionsrate bei Hämophilien in jenen Jahren nur 30% (90 Fälle). Einige Patienten zeigten 1985–1986 Serokonversionen, wahrscheinlich aufgrund der Tatsache, dass die Firmen die Einführung von hitzebehandelten Gerinnungspräparaten verzögerten. Kein Willebrand-Patient wurde infiziert.

Andererseits ist ein hoher Prozentsatz unserer Hämophiliepatienten (71%) mit Hepatitis C infiziert, wobei vermutlich die Mehrheit der Betroffenen zwischen 1975 und 1988 infiziert wurden. Aufgrund ständiger Überwachung/

Kontrolle unserer Patienten können wir davon ausgehen, dass nach 1988 kein Patient mehr mit Hepatitis C infiziert wurde.

Verbrauch von Gerinnungspräparaten in Dänemark

Von 1997 bis 1993 wurde bei mehr als 20 Patienten eine Inhibitor-Immuntoleranztherapie durchgeführt, dadurch stieg der jährliche Verbrauch von Faktor VIII in jenen Jahren drastisch (bis zu 7 E/Einwohner/Jahr). Nun hat sich jedoch der jährliche Verbrauch von Faktor VIII bei etwa 17–18 Millionen E/Jahr eingependelt (3,5 E/Einwohner/Jahr).

Es gibt in Dänemark zwei größere Produktionsbetriebe, die auf Selbstversorgungsbasis aus Plasma von nationalen Blutbanken Faktor VIII und IX herstellen (Novo Nordisk A/S und das staatliche Seruminstitut). Die Präparate sind von hoher Reinheit. Zur Virusinaktivierung werden zwei verschiedene Methoden angewendet. Das staatliche Seruminstitut benutzt eine Lizenz von Octapharma (chromatografisch gereinigt & S/D), Novo Nordisk benutzt eine andere Methode (chromatographisch gereinigt, Hochhitzebehandlung & S/D).

Das Plasma stammt ausschließlich von freiwilligen, unbezahlten Gesamtblutspendern. Die Testverfahren zur Sicherheit entsprechen den internationalen Vorschriften. Die auf Selbstversorgungsbasis hergestellten Gerinnungspräparate decken etwa 80% des Bedarfs. Andere Produkte, die eingesetzt werden, sind entweder rekombinierter Faktor VIII (bei Kindern und HIV-Infizierten) oder speziell für die Behandlung des Willebrand-Syndroms geeignete Faktor-VIII-Präparate.

Behandlungsprinzipien

Die Grundregel in der medizinischen Praxis der nationalen dänischen Zentren ist die genaue Aufklärung des Patienten über seine Krankheit, sodass er sich im Notfall selbst behandeln kann. Deshalb werden alle Patienten und Eltern, unabhängig vom Schweregrad der Krankheit, über die Technik der Heimselbstbehandlung mit Gerinnungspräparaten aufgeklärt. In leichten Fällen von Hämophilie A, bei denen die Wirkung von DDAVP dokumentiert wurde, wird den Patienten die subkutane Selbstinjektion von (15 µg/ml) DDAVP beigebracht.

Ein anderes Behandlungsprinzip ist, dass alle Behandlungen so früh wie möglich durchgeführt werden, entweder bei Beginn der Blutung oder nach einer Verletzung. Durch die Heimselbstbehandlung und die Verfügbarkeit von geeigneten therapeutischen Heimselbstbehandlungsprogrammen sind die typischen langwierigen Gelenkblutungen sehr selten geworden.

Die prophylaktische Behandlung der schweren und mittleren Hämophilie ist während der Kindheit nahezu obligatorisch. Im Prinzip beginnt man mit der Prophylaxe, sobald ein oder zwei größere Gelenkblutungen bei einem Kind aufgetreten sind. Die Dosierung bei der Prophylaxe beträgt oft 20–40 E/kg Körpergwicht jeden zweiten oder dritten Tag. Die therapeutische

Dosierung ist abhängig vom minimalen Faktor-VIII-Spiegel im Blut vor der Behandlung. In einigen Fällen wird die Prophylaxebehandlung im Erwachsenenalter fortgesetzt.

Die nationale dänische Hämophiliegesellschaft

Die dänische Hämophiliegesellschaft ist eine gut etablierte Organisation, die sich durch umsichtiges Management, großen Erfolg bei der Akquisition von Finanzmitteln und Selbstbewusstsein auszeichnet. Demzufolge war die Organisation in der Lage, ihre Forderungen hinsichtlich Sozialarbeit (eine Ganztagsstelle), Psychologie (eine Person), Öffentlichkeitsarbeit (eine Person), ärztliche Betreuung (Teilzeitstelle) durchzusetzen und ein gut organisiertes Sekretariat aufzubauen.

Während der letzten Jahre wurden bedeutsame Ergebnisse erzielt. Die dänische Hämophiliegesellschaft hat eine große Umfrage über zahlreiche psychosoziale Aspekte des Lebens eines Hämophilen in Dänemark geplant und durchgeführt. Außerdem hat die Gesellschaft einige Informationsblätter herausgegeben zu Themen wie Hämophilie, Hämophilie und Kind, Vererbung der Hämophilie, Willebrand-Syndrom. Die Mitgliederzeitschrift erscheint viermal im Jahr.

Oft veröffentlichen die Behandler der Hämophiliezentren Arbeiten im dänischen Hämophilie-„Newsletter" und halten Vorträge bei Workshops oder Seminaren. Kürzlich sind Berichte erschienen mit Themen wie Hepatitis B und Behandlungsmöglichkeiten, rekombinierte Produkte, genetische Beratung, Willebrand-Syndrom, orthopädische Chirurgie bei Hämophilie, Rehabilitationstraining und Schonung der Gelenke, „state of the art" von Gerinnungspräparaten etc.

Außerdem findet jedes Jahr ein 14-tägiges Ferienlager für hämophile Kinder statt. Jährlich gibt es eine Mitgliederversammlung. Ferner organisiert die Hämophiliegesellschaft verschiedene Fortbildungskurse in Form von Workshops und Seminaren. Wochenendtreffen für HIV-infizierte Hämophile und deren Partner, für hämophile Kinder und deren Eltern und Sportveranstaltungen während der Wochenenden für jüngere Mitglieder werden häufig angeboten. Außerdem wird jedes Jahr eine Ski-Freizeit (vorwiegend Abfahrtski) angeboten. Dabei nimmt ein Arzt aus einem der beiden Behandlungszentren teil.

Gemeinsame Aktivitäten der Hämophiliezentren und der Hämophiliegesellschaft

In Dänemark wird viel Wert auf die Zusammenarbeit von Hämophiliezentren und Hämophiliegesellschaft gelegt. Ein- oder zweimal jährlich wird ein gemeinsames Treffen der Mitglieder des Vorstandes der Hämophiliegesellschaft mit den Direktoren der Hämophiliezentren durchgeführt. Während dieser Treffen werden zahlreiche Themen offen diskutiert, und meist wird Einigung erzielt. Eine der kürzlichen Entwicklungen ist ein gemeinsam erstellter Plan über die Häufigkeit der Arztbesuche, die Art der notwendigen

Blutabnahme und die erforderliche ärztliche Betreuung für die verschiedenen Altersgruppen und für die verschiedenen Schweregrade der Krankheit.

Wie bereits erwähnt, informiert der Behandler nicht nur den einzelnen Patienten über seine Krankheit, sondern informiert auch die Hämophiliegesellschaft, im Allgemeinen durch Artikel, Informationsbroschüren und Seminare.

Schlussbemerkung

Die medizinischen Betreuungsvorschriften der nationalen Hämophiliezentren in Dänemark lassen sich in wenigen Sätzen zusammenfassen. Wir möchten, dass alle Patienten, die an Blutgerinnungsstörungen leiden, in der Lage sind, Eigenverantwortung bei der primären Behandlung ihrer Krankheit mittels Heimselbstbehandlung und prophylaktische Maßnahmen zu übernehmen. Um dies erreichen zu können, müssen folgende Aspekte berücksichtigt werden:
- sorgfältige Aufklärung über alle Probleme der Krankheit,
- Selbstakzeptanz und Identifizierung mit der Krankheit,
- psychologisches Gleichgewicht,
- Selbstvertrauen,
- optimale Behandlung medizinischer/technologischer und psychosozialer Art.

Die Betreuung der Hämophilie muss laufend verbessert werden. Eine Grundvoraussetzung für die Hämophiliezentren ist, dass nur wenige Personen in die tägliche Arbeit mit den Patienten involviert sind. Unserer Erfahrung nach hat die Krankenschwester in der Hämophiliebetreuung in Dänemark eine Schlüsselposition, was die Patientenbetreuung betrifft. Ständige Fortbildung des Patienten in Bezug auf seine Krankheit ist die korrekte Behandlung auf höchstem Standard. Infektionskrankheiten, Vererbung, Übertragung und Einfluss auf das Familienleben sind bei Hämophilen von großer Bedeutung. Uneingeschränkter Zugang zu Gerinnungspräparaten, die gemäß den Bedürfnissen der Patienten verabreicht werden, auch zur Prophylaxe und vorzugsweise durch ihn selbst (Heimselbstbehandlung), ist eine andere Grundvoraussetzung.

Eine einflussreiche Hämophiliegesellschaft ist notwendig, da sie die Belange der Patienten vertritt und somit auch die Hämophiliezentren in ihrem ständigen Bestreben um Verbesserungen unterstützt. Eine gute Zusammenarbeit zwischen Ärzten, Krankenschwestern, Patienten und der Hämophiliegesellschaft ist unverzichtbar für den Erfolg.

Psychosoziale Betreuungsangebote für Hämophile in den Niederlanden

Darmstädter Gespräche, 10. Seminar 1994

M. van der Loo

Holland ist im Vergleich zum vereinten Deutschland ein kleines Land. Trotzdem befinden sich auf dieser kleinen Fläche 8 Universitätskliniken und 11 größere Allgemeinkrankenhäuser, in denen Hämophile behandelt werden können. Jedes dieser 19 Krankenhäuser hat eine Regionalfunktion. Patienten brauchen dadurch bei Komplikationen oder zu Kontrollen nicht weit zu reisen. Darüber hinaus hat die Van-Creveld-Klinik in Utrecht eine nationale Funktion wegen ihrer spezialisierten Kenntnisse und Erfahrungen:

Van-Creveld Klinik („Komplettversorgung", nationale Funktion)	400 Patienten
8 Universitätskliniken	jede >30 Patienten
11 Allgemeinkrankenhäuser (>400 Betten)	jedes >10 Patienten

Insgesamt gibt es in den Niederlanden 1300 Hämophiliepatienten, davon rund 450 mit schwerer Hämophilie (gemäßigte Hämophilie: 250, leichte Hämophilie: 600). Die meisten der Patienten mit schwerer Hämophilie werden in der Van-Creveld-Klinik behandelt oder mitbehandelt.

Die Van-Creveld-Klinik hat als einzige in Holland ein sog. „comprehensive care team", zusammengesetzt aus Hämophilieärzten, Krankenschwestern, einem Teilzeitrehabilitationsarzt, einem Ganztagsphysiotherapeuten, einem Ganztagssozialarbeiter (40 Std./Woche) und aus einem Teilzeitpsychologen (8 Std./Woche). Die anderen Krankenhäuser haben meistens einen Arzt und eine Krankenschwester für die Hämophiliebetreuung.

Die psychosoziale Fürsorge für Patienten mit Hämophilie wird also vor allem von dem Sozialarbeiter und dem Psychologen der Van-Creveld-Klinik

Tabelle 1. Spezialisierte psychosoziale Betreuung (Hämophilie, HIV/Aids) in der Van-Creveld-Klinik

Sozialarbeiter	Psychologe
Familie und Ausbildung	Annahme
Schule	Einstellung
Berufsausbildung	Geistige und emotionale Prozesse
Arbeit	Kommunikation
Wohnen	Beziehungen
Finanzielle Angelegenheiten	
Soziale Unterstützung	
Allgemeine Informationen	

geleistet. Jede Woche werden die Probleme aller klinischen und poliklinischen Patienten vom ganzen Team durchgesprochen. Die Aufgabenverteilung auf psychosozialem Gebiet wird in groben Umrissen in Tabelle 1 dargestellt.

Wir leisten selbstverständlich Hilfe in Notsituationen, aber wir versuchen so viel wie möglich Problemen vorzubeugen, indem wir präventiv arbeiten, d.h., wir versuchen die Patienten zu aktiver Verarbeitung der Hämophilie im Bewusstsein ihrer Verantwortung für Blutungen und ihre Behandlung zu erziehen.

Die Patienten mit schwerer Hämophilie bedürfen am meisten psychosozialer Betreuung, insbesondere wenn sie mit der ersten Symptomatik von Aids konfrontiert werden.

Für eine psychosoziale Unterstützung kommen, wenn auch in beschränktem Maße, Verwandte in Frage. Wir übergeben die Nachsorge auch an Verwandte, wenn ein Patient gestorben ist. Dies geschieht manchmal individuell, manchmal in Gruppen in Zusammenarbeit mit dem Patientenverein.

Hämophile, die nicht in der Van-Creveld-Klinik behandelt werden, empfangen in ihrem Krankenhaus keine spezialisierte psychosoziale Hilfe für ihre Probleme. Wenn sie das Bedürfnis haben, können sie selbstverständlich durch die Van-Creveld-Klinik Hilfe in Anspruch nehmen.

Zur Behandlung von Aids sind 14 Krankenhäuser in Holland von den Behörden angewiesen worden. Jedes hat eine oder zwei Schwestern mit einer psychosozialen Aufgabe. Diese sog. „pflegenden Aids-Berater" werden regelmäßig über den neuesten Stand der spezifischen Umstände von Hämophiliepatienten informiert.

Neben der Van-Creveld-Klinik gibt auch der *Patientenverein* Information und Unterstützung auf psychosozialem Gebiet. Der Patientenverein trägt Sorge für Beratung und Aufklärung, Überweisungen an unterstützende Instanzen oder zu spezialisierten Sachverständigen und für die Interessenwahrung der Mitglieder auf medizinischem, finanziellem und juristischem Gebiet:
- Information und Hilfe zu den Themen Behandlung und Produkte, Psychosoziales, Finanzielles und Versicherung, Juristisches;
- Information mittels Telefon, Veröffentlichungen, Zeitschriften, Versammlungen (landesweit und regional);
- gegenseitiger Kontakt, Austausch und Unterstützung durch Versammlungen (landesweit und regional).

Zweimal im Jahr gibt es ein Treffen über Hämophiliethemen und ebenfalls zweimal im Jahr spezielle Zusammenkünfte für Patienten mit HIV oder Aids. Auch Partner und Verwandte sind dabei herzlich willkommen.

Darüber hinaus organisiert der Patientenverein zusammen mit dem Sozialarbeiter und dem Psychologen der Van-Creveld-Klinik zweimal im Jahr eine spezielle Zusammenkunft für nahe Verwandte von Patienten, die an Aids gestorben sind.

Abschließend ist ausdrücklich erwähnenswert, dass innerhalb der Van-Creveld-Klinik große Aufmerksamkeit auf die psychische Belastung der Teammitglieder selber gerichtet wird. Das geschieht entweder durch gegenseitige Unterstützung oder durch professionelle Betreuung. Sowohl die Ärzte wie auch das Pflegepersonal und die psychosozialen Mitarbeiter haben danach ein Bedürfnis.

Die Frage, was unentbehrlich zur Betreuung auf psychosozialem Gebiete ist, lässt sich nur schwierig beantworten, weil die Antwort von vielen verschiedenen Faktoren abhängig ist, so z. B. der Finanzierung im Gesundheitswesen, der herrschenden medizinischen Meinung, Ansichten der Gesellschaft und der Politik, Anwesenheit von tatkräftigen Interessengemeinschaften usw.

Meiner Meinung nach ist die psychosoziale Hilfeleistung für Personen mit Hämophilie in den Niederlanden ausreichend vorhanden, auch wenn sie mit einer HIV-Infektion oder Aids konfrontiert werden.

Die HIV-infizierten Hämophiliepatienten in den Niederlanden sind aber unzufrieden über die Tatsache, dass sie nie eine Anerkennung für ihre Ansteckung durch ein Medikament bekommen haben, weder von den staatlichen Behörden, noch von den Herstellern der Blutprodukte und auch nicht von den Krankenhäusern. Sie sind weiterhin mit dem beschränkten und späten Kostenbeitrag für die finanziellen Folgen ihrer Infizierung nicht zufrieden.

Die Patienten ohne HIV-Infektion machen sich oft Sorgen über die Sicherheit der Gerinnungsprodukte, die zukünftigen Folgen der Ansteckung mit dem Hepatitis-C-Virus, die Möglichkeit, einen Hemmkörper zu entwickeln, und über die drohende Invalidität infolge der Schädigung ihrer Gelenke.

Für diese Probleme wird in Zukunft noch viel Hilfeleistung benötigt!

Psychosoziale Betreuungsangebote für Hämophile in Tschechien

Darmstädter Gespräche, 10. Seminar 1994

Z. VORLOVA

Die Population der CSR bis zum Jahre 1993 umfasste 15 Millionen Einwohner mit etwa 1100 Hämophilen. Nach der Aufteilung des Staates hat die Tschechische Republik über 10 Millionen Einwohner, davon 699 Hämophile.

595 sind Kranke mit Hämophilie A, 104 mit Hämophilie B. Man sieht zwei alterstypische Maxima. Eines ist zwischen dem 42.–48. Lebensjahr, welches zur normalen Population korrespondiert. Die in der Normalpopulation auffällige Verteilungsspitze in der Altersgruppe 18–22 Jahre sieht man bei Hämophilen nicht so deutlich (Abb. 1). In den vergangenen zehn Jahren durchgeführte pränatale Diagnostik hat dazu geführt, dass nur wenige Hämophile geboren worden sind. Es wurde empfohlen, Schwangerschaften mit einem männlichen Fötus abzubrechen.

In Abb. 2 ist die Ausbildungs- und Berufssituation der vom Prager Hämophiliezentrum betreuten Betroffenen dargestellt. Die soziale Situation der chronisch Kranken ist von der Möglichkeit der Therapie der Erkrankung abhängig und davon, ob der Kranke am normalen Arbeitsprozess teilnehmen

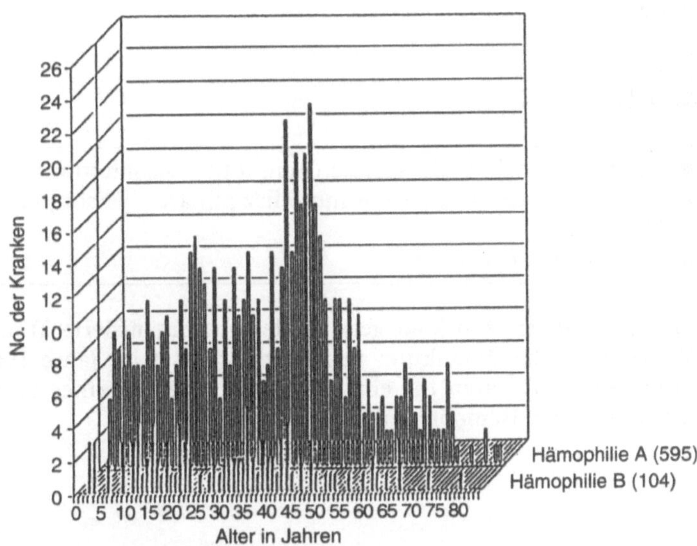

Abb. 1. Altersverteilung der hämophilen Patienten in der CR

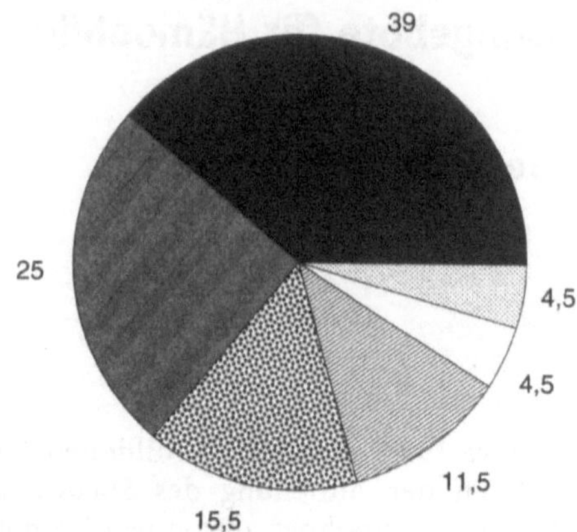

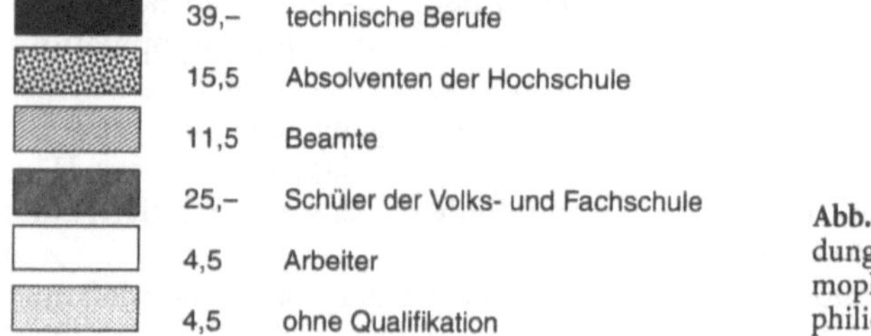

	39,–	technische Berufe
	15,5	Absolventen der Hochschule
	11,5	Beamte
	25,–	Schüler der Volks- und Fachschule
	4,5	Arbeiter
	4,5	ohne Qualifikation

Abb. 2. Berufs- und Ausbildungsverteilung der 218 Hämophilen vom Prager Hämophiliezentrum

kann. Dieses gilt auch für die Hämophilie. Bis zum Jahre 1970 war die Situation der Hämophilen in der CR ähnlich der Situation in den westlichen Ländern. Das politische System hatte seine negativen, aber auch positiven Aspekte.

Vorteile

- Die nicht bezahlte Blutspende (nonprofit Staatsbluttransfusion)
- Möglichkeit der komplexen multidisziplinären Versorgung im Hämophiliezentrum
- Allgemeine Versicherung

Zu den positiven Aspekten gehörte der gut organisierte Transfusionsdienst. Wir konnten die Produktion von Kryopräzipitat im Jahre 1967 starten und unsere Kranken waren für eine ganz kurze Zeit in einer vergleichbaren Situation mit den Hämophilen anderer Länder.

Nachteile

- Rückständigkeit der technischen Entwicklung
- Priorität politischer und militärischer Interessen im wissenschaftlichen Fachbereich
- Unzweckmäßige Finanzierung des Gesundheitswesens

Diese negativen Einflüsse wirkten zusammen und haben die ganz gute Position schnell verschlechtert.

In den folgenden Jahren, die in den westlichen Ländern durch eine rasche Entwicklung der neuen Technologien und Herstellung hochgereinigter Konzentrate von Faktor VIII charakterisiert waren, wurde der Unterschied zwischen der CR und den westlichen Ländern sehr deutlich. Man importierte nur eine kleine Menge von Konzentraten, die nicht für alle notwendigen Operationen genügte. Kryoprotein war das Präparat, welches für die Therapie der Hämophilie A benutzt wurde.

In der CR existierte schon vom Jahre 1950 ein Fraktionierungszentrum, welches eine Produktion des Faktors VIII entwickelte. Diese wurde unterbrochen bei der Umsiedlung des Zentrums in die Slowakei in die Nähe der russischen Grenze. Die Produktion wurde komplett auf militärische Bedürfnisse umgestellt.

Die Situation der Hämophilen in der Tschechei hat sich auch mit der Epidemie der HIV-Infektion nicht verändert. In der gesamten CSSR wurden nur 17 HIV-Positive entdeckt. Nur 2 Patienten waren infiziert durch Kryoprotein, die anderen durch importierte Konzentrate. Ein Hämophiler, der durch Kryo infiziert war, ist im Jahr 1988 an AIDS gestorben. Die anderen sind bislang in gutem Zustand geblieben.

Negative Resultate des Konzentratmangels

- Unmöglichkeit notwendiger orthopädischer Operationen
- Unmöglichkeit der Einführung einer Selbstbehandlung

Die soziale Situation der Kranken hat sich mit zunehmendem Alter verschlechtert. Der Mangel an Konzentraten verhinderte die Durchführung orthopädischer Operationen. Manche ältere Patienten, die eine Arthropathie der Stufe III hatten, mussten die Arbeit aufgeben, da sie Schwierigkeiten bei der Anfahrt zur Arbeitsstelle nicht mehr überwinden konnten. Unsere Kranken konnten nicht nur aus Mangel an Konzentraten die Vorteile der Heimbehandlung nicht nutzen, sondern auch wegen unserer Gesetze, die intravenöse Applikationen von Medikamenten durch andere Personen als Ärzte nicht gestatten.

Die Abhängigkeit der Kranken von ambulanter Behandlung hat die Arbeits- und Lebensmöglichkeiten negativ beeinflusst. Einige, die kein eigenes Auto hatten, haben sich bemüht, in größeren Städten zu leben, in denen sie besser gesichert waren.

Tabelle 1. Konzentratverbrauch von Patienten mit Hämophilie A in der CR

1990–1991	1992	1993
216.000 E. Ø 363/1 Hämoph. (4.000.000 KRYO) (Ø 6.722/1 Hämoph.)	5.547.321 E. Ø 7.924/1 Hämoph.	8.991.300 E. Ø 12.844/1 Hämoph.

Zu diesen Nachteilen in der Betreuung der Kranken kam noch die komplette Isolation von anderen Hämophiliekranken in der Welt dazu. Es war in der Vergangenheit nicht möglich, eine Hämophiliegesellschaft zu gründen, da unser Gesundheitsministerium solche Aktivitäten verboten hatte.

Die ersten Möglichkeiten nach dem November 1989 haben wir dazu genützt, ausreichende Mengen an Präparaten für die Therapie zu bekommen. Das Kryoprotein durfte nicht mehr verwendet werden, da es nicht inaktiviert war. Darum haben wir den Weg anderer kleiner Länder wie Irland, Norwegen, Israel eingeschlagen und unser Plasma zur Fraktionierung ins Ausland geschickt. Diese Fraktionierung im Ausland, z. B. bei IMMUNO, GRUPO GRIFOLS und in diesem Jahr auch bei BEHRING, hat die Verfügbarkeit von Faktor-VIII- und -IX-Konzentraten in der CR gesteigert.

Nach der Steigerung der Bereitstellung von Faktor-VIII und -IX-Konzentrat konnte ab 1991 mit der Selbstbehandlung begonnen werden.

Beeinflussung der Kranken bei der Selbstbehandlung

- Erhöhung der Verantwortung für die eigene Gesundheit
- Unabhängigkeit von ärztlicher Behandlung
- Erhöhung des Selbstvertrauens

Die Selbstbehandlung ist jetzt fester Bestandteil der Hämophilietherapie in der Tschechischen Republik.

Wünsche und Bedürfnisse von Hämophiliepatienten

Darmstädter Gespräche, 14. Seminar 1998

G. Auerswald

Die Therapie von Hämophiliepatienten sollte zum Ziel haben, dem Patienten und seiner Familie ein annähernd normales und angstfreies Leben zu ermöglichen. Hierzu gehört auch, dass der behandelnde Arzt sensibel auf die individuellen Probleme eingeht, die Betroffenen und ihre Angehörigen umfassend informiert und soweit wie möglich in alle Therapieentscheidungen integriert. Im Vorfeld eines gemeinsamen Symposions von Hämophiliepatienten, ihren Familien sowie den behandelnden Ärzten waren von uns ca. 150 Fragebögen über die jeweiligen Hämophiliebehandler an betroffene Familien verschickt worden. Diese Fragebögen richteten sich sowohl an die Patienten wie auch an die Eltern und betrafen die Themenkomplexe

- Hämophilie und ihre Behandlung,
- Faktorenkonzentrate,
- soziales Umfeld.

50 auswertbare Fragebögen wurden zurückgesandt, davon 20 Fragebögen, die von Patienten selbst ausgefüllt wurden, 13 Fragebögen von Müttern, sieben Fragebögen von Vätern und neun Fragebögen von Vätern und Müttern gemeinsam. Ein Fragebogen wurde von einer 14-jährigen Konduktorin zurückgesandt. Die Auswertung der Fragebögen erfolgte zu den einzelnen Themenbereichen und soll im Folgenden auszugsweise wiedergegeben werden.

Hämophilie und ihre Behandlung

Auf die Frage „Sind Sie ausreichend über Hämophilie informiert" erhielten wir 39 Ja-Antworten und 11 Antworten mit Nein, hierbei vorwiegend aus dem Bereich der Eltern und insbesondere der Väter.

Mehr Informationen sind aus der Frage abzuleiten: „Von wem möchten Sie informiert werden?" Von den Ärzten wollten 46 vorwiegend über die Krankheit selbst, über Heilungsmöglichkeiten, Therapiemöglichkeiten, Nebenwirkungen der Präparate sowie notwendige Kontrollen und Möglichkeiten von Kurmaßnahmen informiert werden.

Informationen durch Eltern wurden 5-mal abgelehnt, jedoch von 27 – d.h. mehr als der Hälfte der Antworten für den Bereich Alltag, Erfahrungsaustausch, Problembewältigung, insbesondere auch in der Familie, Umgang mit Heimselbstbehandlung sowie Umgang mit Krankenhauskosten und Ämtern

– für nützlich erachtet. 12-mal wurden Informationen von Patientenorganisationen für sinnvoll erachtet, insbesondere bezüglich rechtlicher Informationen, Beratung, Berufswahl, Versicherungen, bezüglich der sozialen Gesetzgebung, der gesellschaftlichen Stellung sowie über Erfahrungen und weitergehende Kontakte.

Wie sich aus den weiteren Fragen dann ergab, fühlen sich die Familien zwar durchaus über die Krankheit Hämophilie gut informiert, wünschen jedoch in der Mehrzahl immer noch zusätzliche Informationen. Oft werden sie offensichtlich mit zu vielen Informationen auf einmal konfrontiert, anstatt kontinuierlich auf dem Laufenden gehalten zu werden. So besteht insbesondere Aufklärungsbedarf über mögliche Folgekrankheiten der Hämophilie, über Unterschiede der einzelnen Faktorenpräparate sowie über deren Sicherheit hinsichtlich HIV- und Hepatitisinfektionen. Ebenso wollen Eltern wissen, wie Sie sich in Blutungssituationen zu verhalten haben und welche Folgen Blutungen haben können. Hier sei eine absolute Kenntnis über alles rund um die Krankheit notwendig.

Für ca. die Hälfte der Antwortenden, insbesondere für die Mütter, wird diesbezüglich ein Sorgentelefon oder auch Informationen über Zeitschriften und Fernsehen gewünscht. Zusätzlich werden auch neuere Medien wie Computerprogramme oder Videoinformationen erwähnt. Bezüglich der Vererbung werden entsprechende Aufklärungsmaßnahmen für die Patienten erst in der Pubertät für notwendig erachtet, ansonsten bezüglich der Familienplanung Informationen bei Kinderwunsch oder im Rahmen schon bestehender Schwangerschaften.

Ein weiterer Fragenkomplex richtete sich sowohl an die Eltern wie auch an die weiteren Familienangehörigen sowie an die Patienten selbst bezüglich der Impfungen gegen Hepatitis A und B. Hier zeigten sich ganz erstaunliche Antworten. Von 29 antwortenden Vätern waren nur fünf gegen Hepatitis A geimpft und zehn gegen Hepatitis B. Von 30 antwortenden Müttern waren acht gegen Hepatitis A und 12 gegen Hepatitis B geimpft. Von 21 Geschwisterkindern waren sieben gegen Hepatitis A und sieben gegen Hepatitis B geimpft und von den insgesamt 32 Patienten waren 17 gegen Hepatitis A und 19 gegen Hepatitis B geimpft.

Dieses bedeutet letztendlich, dass weiterhin 13 Kinder mit einer Hämophilie nicht gegen Hepatitis B geimpft wurden und auch der Durchimpfungsgrad im Bereich der Eltern und Angehörigen eigentlich nicht dem heute geübten Standard entspricht.

Um die bei Hämophilen notwendige Compliance sicherzustellen, ist es wichtig, die betroffenen Familien immer wieder darüber zu informieren, dass die heutigen Präparate nur in sehr geringem Maße Nebenwirkungen verursachen und diese sich weitgehend auf gelegentlichen Juckreiz und Rötungen an der Injektionsstelle begrenzen. Mit den seit Anfang der 90er Jahre zur Verfügung stehenden mehrfach inaktivierten sowie den rekombinanten Faktorenpräparaten treten nur noch selten Allergien auf. Die Ängste der Betroffenen und ihrer Angehörigen vor der Entwicklung von Inhibitoren sind groß, sie sollte der Arzt ernst nehmen und die Familien darüber in Kenntnis setzen, insbesondere dass Hemmkörper – wenn sie auftreten – sich meistens innerhalb der ersten 10–20 Behandlungstage entwickeln.

In einem weiteren Abschnitt wurden Fragen hinsichtlich der Bedarfs-behandlung oder Dauertherapie gestellt. Jeder Hämophile muss individuell behandelt werden, denn in jedem einzelnen Fall muss die Frage nach einer Bedarfsbehandlung oder einer Dauersubstitution als Prophylaxemaßnahme gestellt werden. Die Prophylaxe sollte gemeinsam mit der Familie des Hämo-philen kritisch beurteilt werden, denn sie wird entscheidend davon be-stimmt, ob es sich bei dem Patienten um ein lebhaftes oder ruhiges Kind handelt. Die meisten Familien sprachen sich in der Umfrage für eine Pro-phylaxe aus, denn dadurch würden in erheblichem Maße Einblutungen in Gelenke reduziert, Krankenhausaufenthalte verkürzt sowie die Bewegungs-freiheit des betroffenen Kindes und somit die Lebensqualität erhöht. Aus diesen Gründen werden auch die mehrmals in der Woche notwendigen in-travenösen Spritzen in Kauf genommen. Entscheidend ist hierbei auch, dass die Eltern frühzeitig in die Heimselbstbehandlung eingewiesen werden, da die Substitutionstherapie möglichst unmittelbar nach den ersten Zeichen einer beginnenden Blutung beginnen sollten. Probleme im Umgang mit den Faktorenkonzentraten werden nicht angegeben. Mit Blutungsereignissen um-gehen können Mütter und Kinder problemlos, 3-mal wird von Vätern und Müttern der Umgang als schwierig beschrieben, insbesondere besteht hier eine Unsicherheit bezüglich Dauer und Menge. 2-mal antworteten Väter, dass sie mit Blutungsereignissen nur schwer umgehen können.

Die Frage, wie eine Prophylaxe mit Faktorenkonzentraten beurteilt wird, zeigt, dass insbesondere bei den Müttern und den Patienten die Vorteile, sich sicher zu fühlen, weniger Blutungen zu haben, eine Gelenkschonung zu erfahren, die höhere Lebensqualität sowie die größere Bewegungsfreiheit und Reisemöglichkeiten sowie die Gleichberechtigung im Vordergrund ste-hen. Nachteile der Prophylaxe wurden 4-mal mit nein beantwortet, drei Kin-der kannten bisher keine Prophylaxe. Ansonsten wird als Nachteil empfun-den, dass alle zwei Tage gespritzt werden muss; von Seiten der Kinder ins-besondere die Schmerzen sowie Narben und Verfärbungen der Haut sowie Einschränkungen durch die Spritze. Von Seiten der Eltern stehen vorwiegend die Präparatesicherheit, Gefahr der Nebenwirkungen, Kosten, zu viel Faktor VIII sowie die Hemmkörperbildung und die notwendige Disziplin sowie Entzündungen im Vordergrund.

Bezüglich der rekombinanten Faktorenkonzentrate besteht weiterhin eine Unsicherheit und Skepsis. Ein Vorteil wird insbesondere aufgrund der gerin-geren Belastung des Körpers gesehen. Von Seiten der Eltern besteht eine große Hoffnung bezüglich der Gentherapie, jedoch besteht diesbezüglich auch hier eine große Skepsis. Es gibt von Seiten der Eltern auch offensicht-lich noch keine klaren Erwartungen.

Faktorenkonzentrate

Der zweite etwas kleinere Fragenkomplex befasste sich eingehender mit der Information über die Präparate. Es wurde von den Eltern betont, dass die oberste Priorität bei der Therapie die Virussicherheit darstellt. Auch wenn die Sicherheit der aus menschlichem Plasma hergestellten Faktor-VIII-Präparate in den letzten Jahren durch die Anwendung neuer Inaktivierungsverfahren stark gestiegen ist, gibt es letztendlich ebenso wie bei den rekombinant hergestellten Faktor-VIII-Präparaten derzeit keine absolute Sicherheit. Daher ist es unumgänglich, dass der behandelnde Arzt, und dies wird von den Patienten ausdrücklich erbeten, vor Einleitung einer Prophylaxe die Familien genauestens informiert, um Unsicherheit und Ängstlichkeit abzubauen und damit eine entsprechende Compliance zu erreichen.

Bezüglich der Frage, ob eine ausreichende Information über die Präparate vorhanden ist, antworteten die Eltern insgesamt 6-mal mit Nein und die Kinder bzw. Patienten 10-mal mit Nein. Die diesbezüglichen Informationen sollen überwiegend von den behandelnden Ärzten kommen. Es werden jedoch auch 12-mal die Patientenorganisationen, 10-mal die Hersteller und 9-mal andere Eltern als Informationsquellen angegeben.

In einer Bewertungsskala in vier Abstufungen zwischen *sehr wichtig* und *unwichtig* steht an erster Stelle die Virussicherheit und die Reinheit, die fast alle als sehr wichtig einstufen. Jedoch auch die Zufügung von Humanalbumin in die Präparate sowie das Injektionsvolumen wurde noch von jeweils 11 bzw. 13 Antwortenden als *sehr wichtig* und von den meisten als *wichtig* angesehen. Auch die Einflüsse auf das Immunsystem waren bei nahezu allen Patienten in der Kategorie *sehr wichtig* eingestuft.

Wie schon vorher erwähnt, besteht bei den meisten Antwortenden eine Angst bezüglich des Auftretens von Inhibitoren, sieben Eltern gaben an, nicht über Hemmkörper informiert zu sein, und acht betroffene Kinder antworteten ebenfalls, nicht über Hemmkörper informiert zu sein.

Mit der Handhabung der handelsüblichen Konzentrate waren nur sechs Antwortende *teilweise zufrieden*, alle anderen waren *zufrieden*. Es wurden jedoch Veränderungen angegeben. So wünschten sich sieben eine Platz sparendere Verpackung, häufiger wurde das Lösungsverhalten kritisiert und angeregt, dass eine zusätzliche Applikation von physiologischer Kochsalzlösung zugepackt werden sollte. Auch eine Fertigspritze wurde mehrfach gewünscht. Ansonsten wurde häufig das Problem der Entsorgung als problematisch angegeben. Mehrere Mütter hätten am liebsten eine Tablette bzw. „etwas für die Handtasche".

Soziales Umfeld

Die Fragen in diesem Bereich sollten insbesondere Informationen geben, ob sich die Patienten selbst oder die Angehörigen durch die Hämophilie beeinträchtigt fühlen, und hier zeigte sich insgesamt, dass die Akzeptanz in der Familie und auch in der Umgebung doch relativ gut ist verglichen mit anderen chronischen Erkrankungen. Dennoch gibt es hier Probleme, die aufmerksam beobachtet werden müssen und an denen sicherlich in der Zukunft intensiv gearbeitet werden kann. Bezüglich der Beeinträchtigung treten diese zu 45% in Kindergarten und Schule, 38% in Privatleben und Alltag, 15% im Bereich des Arbeitsplatzes und zu 2% bei Behörden auf. Die meisten

Schwierigkeiten im Umgang mit der Hämophilie haben mit 67% Lehrer und Kindergärtnerinnen, mit ca. 21% Arbeitskollegen, dagegen nur 8% Freunde und Nachbarn und 4% Familienmitglieder. Bezüglich der Akzeptanz in der Gesellschaft fühlt sich die deutliche Mehrheit gut oder weitgehend akzeptiert.

An Hilfestellungen möchten 41% einen professionellen Begleiter haben, der die notwendigen Informationen dann gibt, wenn sie benötigt werden; 33% der Antwortenden weisen darauf hin, dass insbesondere die Eltern Zeit brauchen, um die Diagnose (und zwar Vater und Mutter jeder für sich oder im Zwiegespräch) zu verarbeiten. Als hilfreich werden von immerhin einem Viertel der Antwortenden Patenschaften zwischen Familien angesehen.

Dass die Versorgung mit Faktorenkonzentraten keine Probleme macht, zeigen die Antworten bezüglich der Fragen nach den Kostenübernahmen für die Therapie durch die Krankenkassen; weder beim Verbrauch noch bei Rehabilitationsmaßnahmen werden hier Probleme gesehen. Auch der Informationsstand zu den Patientenorganisationen ist durchweg gut. Ein regelmäßiger Kontakt zu Vertretern der Organisationen besteht jedoch bei nur ca. 50% der Antwortenden. Insbesondere die Eltern wünschen sich zu 66% eine bessere Familienbetreuung durch die Patientenorganisationen; 16% sind dafür, dass sich auch die Patientenorganisationen um die Bewahrung der Therapiestandards bemühen sollten; und 13% meinen, die soziale Eingliederung von Hämophilen und deren Familien sei ein wichtiges Thema – während nur 4% eine Entschädigung für Infizierte für wichtig erachteten. Dies liegt sicher daran, dass hier die Befragung vorwiegend im Bereich von Eltern mit Kindern erfolgte und hier die Virusinfektionen in der Regel keine Rolle spielen.

Zusammenfassend zeigt sich aufgrund der Befragung (die natürlich nur einen kleinen Ausschnitt des doch sehr umfangreichen Fragenkatalogs geben kann), dass noch immer bei Familien und Patienten ein Aufklärungsbedarf besteht, insbesondere Aufklärungsbedarf hinsichtlich von Gesprächen, und dass genügend Zeit aufgebracht werden sollte für diese Gespräche, die sowohl mit den Betroffenen altersgemäß stattfinden müssen und dann auch mit den Familien. Allerdings dürfen diese Gespräche bezüglich Dauer und Informationsmenge auch nicht überstrapaziert werden.

Des Weiteren sind sicherlich Treffen mit anderen Eltern, wie sie in den Regionen unterschiedlich oft erfolgen, sehr wichtig und hierbei insbesondere ein Austausch der Familien untereinander. Dies könnte auch für die Zukunft ein wichtiger Auftrag an die Patientenorganisationen sein.

Von Seiten der medizinischen Versorgung ist die doch erschreckend niedrige Durchimpfungsrate bei Hepatitis für uns Besorgnis erregend. Hier sollte möglichst umgehend durch eine vermehrte Aufklärung Abhilfe geschaffen werden.

Im Jahr 1999 ist ein erneutes Treffen von Eltern, Patienten und behandelnden Ärzten geplant und im Vorfeld werden wiederum entsprechende Fragebögen an die Eltern verschickt, so dass sich hier zeigen kann, ob der Informationsaustausch von 1996 bis zum Jahr 1999 eine Situationsänderung gebracht haben wird.

Soziale Verpflichtungen von hämophilen Kindern, Jugendlichen und ihren Eltern (Compliance, Verantwortung, Therapieziele)

Darmstädter Gespräche, 15. Seminar 1999

G. Auerswald

Zunächst steht im Vordergrund der sozialen Verpflichtungen die Kenntnis der Interaktionen, die ein Patient mit einer hämorrhagischen Diathese mit seiner Umwelt hat. Häufig beginnt das Problem für Eltern im Rahmen der Schwangerschaft bzw. der bevorstehenden Geburt, wenn aufgrund der Familienanamnese bzw. auch einer evtl. pränatalen Diagnostik die Diagnose einer hämorrhagischen Diathese bei dem erwarteten Kind gestellt wurde. Nicht selten kommt es hierbei zu Vorwürfen auch der Eltern untereinander bzw. auch von medizinischem Personal gegenüber den Eltern, wenn die Mutter den Wunsch äußert, das Kind auszutragen. Aufgrund der heute infolge der ausgezeichneten therapeutischen Möglichkeiten guten Prognose für ein Kind mit einer Hämophilie bedeutet es sicherlich nicht, dass aufgrund einer sozialen oder wegen der für die Gemeinschaft entstehenden Kosten für ein Kind mit solch einer Diagnose hierdurch eine Indikation für eine Schwangerschaftsunterbrechung abgeleitet wird.

Der nächste Problemkreis ist die gesamte Familie, insbesondere auch die Geschwister, die mit der Diagnose einer hämorrhagischen Diathese konfrontiert werden und im Idealfall in die Betreuung des betroffenen Kindes gut mit eingebunden werden. Häufig spielen jedoch elterliche Ängste oder besondere Sorge um das betroffene Kind eine große Rolle und isolieren letztendlich beide Partner bzw. bringen diese auseinander. Hier gilt das besondere Augenmerk auf das Einbinden aller Familienmitglieder und insbesondere von Geschwisterkindern.

Im Säuglingsalter eines Kindes mit einer hämorrhagischen Diathese werden zunächst die Probleme im Rahmen der Familie und Geschwister bleiben. Sobald das Kind jedoch größer wird, bedeuten Nachbarn und Freunde weitere mögliche Ausgrenzungspunkte aufgrund einer vielleicht überzogenen Ängstlichkeit. Hier gilt es ganz besonders, die Freunde und Nachbarn gut aufzuklären, evtl. auch ihnen zu zeigen, wie eine Therapie möglich ist und vielleicht wie auch bei sonstigen Kindern in die Mitbetreuung z.B. Babysitten und Aufsicht bei Abwesenheit der Eltern einzubeziehen. Hier ist es besonders wichtig, die Normalität im Verhalten herauszustellen. Ganz wichtig ist hier, dass die Familie nicht durch Nachbarn und Freunde ausgegrenzt wird.

Die nächste Klippe in der Interaktion für den Patienten bedeutet die Aufnahme in den Kindergarten. Häufig werden Kinder mit Hämophilie oder hämorrhagischer Diathese aus besonderer Rücksicht auf mögliche Blutungsereignisse und aus Angst um die Gefahr einer lebensbedrohlichen Blutung erst sehr spät in den Kindergarten aufgenommen. Im Rahmen der heutigen prophylaktischen Therapie sollte ein Kind mit einer Hämophilie zum gleichen Zeitpunkt in den Kindergarten aufgenommen werden wie jedes andere Kind. Sehr wichtig ist hier die Aufklärung der Betreuungspersonen im Kindergarten, evtl. auch das spielerische Lernen vom Umgang mit Blutungsgefahren für die Kinder. Hierzu steht genügend Anschauungsmaterial zur Verfügung. Eventuell kann auch ein Gespräch mit dem betreuenden Kinderarzt und der Kindergärtnerin hilfreich sein.

Ähnliches wie für den Kindergarten gilt insbesondere für die Schule, die da natürlich bei zunehmender Selbständigkeit des Kindes und des Jugendlichen ganz besonders gefordert ist, diese Selbständigkeit auch zuzulassen. So sollte das Kind rechtzeitig lernen, sich selbst zu spritzen, um hierbei auch z.B. bei Schulausflügen oder Klassenfahrten vom Elternhaus unabhängig zu sein. Auch hier ist wichtig, nicht eine soziale Ausgrenzung zu gefährden, indem das Kind durch Überbehütung die sozialen Kontakte nicht wahrnehmen kann, sondern im Gegenteil für Verständnis bei Lehrern und Mitschülern zu werben und hier das Kind auch möglichst in alle Aktivitäten der Schule einzubeziehen.

Insbesondere im Bereich des Sportunterrichtes gilt es hierbei besonders mit den entsprechenden Lehrkräften Kontakt aufzunehmen, um das Kind nicht abseits zu stellen, sondern in den Sportunterricht zu integrieren. Ein guter Pädagoge sollte es möglich machen, auch bei Mannschaftssportarten das Kind entsprechend seinen Möglichkeiten teilnehmen zu lassen. Dies kann z.B. im Rahmen von Schiedsrichtertätigkeiten o.Ä. erfolgen. Eine falsche Erziehung wäre es, nur aufgrund der Möglichkeit der Substitutionen auch Extremsportarten zu provozieren. So sollte dem Kind und Jugendlichen klar gemacht werden, welche Gefahren letztendlich in bestimmten Sportarten wie. z.B. Fußball oder Kampfsportarten liegen können und dass hierdurch die eigene Gesundheit durchaus hoch gefährdet sein kann. Hier kann dennoch eine gute „Quality of Life" für den Einzelnen erreicht werden.

Bei guter Aufklärung und Erreichen einer Akzeptanz für die Erkrankung und bei verantwortlichem Umgehen mit den Substitutionen sollte auch eine geeignete Berufswahl, die sowohl mit entsprechender Berufsberatung wie auch evtl. mit Rücksprache mit dem behandelndem Hämophiliezentrum gemeinsam getroffen werden kann, kein großes Problem bereiten. Es zeigt sich, dass Patienten mit Hämophilien im Vergleich zur übrigen Bevölkerung deutlich weniger durch Arbeitslosigkeit betroffen sind. Dies gelingt sicherlich auch auf dem Hintergrund, dass derzeit in Folge der Gesetzeslage mit der Notwendigkeit von größeren Betrieben, Menschen mit Behinderungen einzustellen, sich für diese Patienten günstig auswirkt.

Bezüglich der Freizeit- und Sportangebote gibt es die gleichen Regeln, die bereits in der Schule begonnen haben. Es ist natürlich dringend notwendig, dass Patienten mit einer hämorrhagischen Diathese, insbesondere Patienten mit Hämophilie, ihr Muskelsystem stärken, da bekannt ist, dass gut trainierte Muskeln und Gelenke deutlich weniger zu Blutungskomplikationen neigen. Auch hier muss für den Patienten selbst die ideale Trainingsmöglichkeit bzw. Sportmöglichkeit gefunden werden bei möglichst geringer Verletzungsgefahr. Wichtig ist hierbei, dass sämtliche sportliche Aktivitäten, die durchgeführt werden, auch mit Spaß und Freude erfolgen und kein Zwang, durch wen auch immer, Arzt oder Familie, ausgeübt wird. Diesen Interaktionen steht die möglichst gute medizinische Versorgung durch ein entsprechend geschultes Team in einem Hämophiliezentrum gegenüber, das diese ganzen Interaktionen möglichst immer im Auge hat und hier gezielt beratend eingreifen kann. Dazu ist es aber notwendig, einen Patienten über lange Zeit zu betreuen und möglichst gute Kenntnisse über die Familie im Verlauf der Zeit zu bekommen.

Von Seiten der Medizin ist es selbstverständlich notwendig, auf eine gute Aufklärungsarbeit für die Eltern und die Familien über die Ursachen und Folgen der Erkrankung sowie den Schweregrad der Hämophilie und die altersentsprechend unterschiedlichen Symptome zu achten. Häufig wird der Fehler gemacht, dass die Aufklärung schon im ersten Gespräch möglichst umfassend durchgeführt und damit für die Eltern zu verwirrend wird. Hier kann z. B. eine fraktionierte Aufklärung sehr viel hilfreicher sein oder auch eine Aufklärung, die bei wiederholten Besuchen im Hämophiliezentrum dann mit der Möglichkeit von Fragen und Rücksprachen sich über mehrere Besuche hinziehen kann. Ganz besonders wichtig sind auch die Informationen für die Eltern bzw. Angehörigen über die therapeutischen Möglichkeiten. Hierzu gehört nicht nur eine Aufklärung über die vorhandenen Präparate, deren Halbwertszeiten und natürlich auch der notwendigen Dokumentation, sondern auch die klare Aufklärung, dass derzeit keine permanente Heilung möglich ist, diese aber vielleicht in der Zukunft über einen Gentransfer möglich sein könnte. Ein sehr wichtiger Punkt im Verlauf des größer werdenden Kindes ist sicherlich die Möglichkeit der Heimselbstbehandlung zunächst durch die Eltern, die wenn immer möglich beide in der Heimselbstbehandlung trainiert werden sollten, wie dann auch möglichst frühzeitig die Übernahme der Behandlung durch den Patienten selbst. Dies bedeutet natürlich auch einen großen Moment der Selbständigkeit für das Kind.

Ganz entscheidend wird zu Beginn natürlich die Aufklärung darüber sein, welche Möglichkeit der Vorbeugung angeboten werden kann. Dieses muss den Kindern altersentsprechend erklärt werden, natürlich auch den Eltern und evtl. der Familie. Sehr wichtig ist, falls dies noch nicht geschehen ist, eine Aufklärung über die Genetik der Erkrankung mit dem entsprechenden Erbmodus. Hier muss in der Aufklärung sehr vorsichtig verfahren werden, um zu vermeiden, dass Schuldabwälzungen auf die Mütter, sollten diese Konduktorinnen sein, erfolgen.

Sehr früh schon muss auch auf die Probleme der Behandlung mit Gerinnungsfaktoren hingewiesen werden. Hier stehen im Vordergrund die Möglichkeiten der Nebenreaktionen bei der intravenösen Gabe von Gerinnungsfaktoren und dabei ganz besonders im Beginn der Behandlung die Möglichkeit der Inhibitorentstehung. Hier müssen Eltern frühzeitig mit den Problemen bekannt gemacht werden und auch darauf hingewiesen werden, wie wichtig eine sehr regelmäßige Kontrolle des Inhibitors während der ersten 50–100 Expositionstage, insbesondere aber während der ersten 20 Expositionstage ist, um Inhibitoren zu entdecken. Selbstverständlich sollte auch eine Aufklärung bezüglich der Präparatesicherheit bzw. der Probleme von

Präparaten erfolgen, wobei es sicherlich notwendig ist, Eltern auf die gute Situation im Rahmen der Sicherheit aller derzeit verfügbaren Faktor-VIII- und Faktor-IX-Präparate hinzuweisen. Dabei ist es auch notwendig, den Unterschied zwischen Fresh-frozen-Plasma und Gerinnungskonzentraten zu diskutieren.

Eine soziale Verpflichtung besteht auch in der Aufklärung über die Art der Prophylaxe, die entweder on demand oder im Rahmen regelmäßiger Gaben von Gerinnungsfaktorenkonzentraten erfolgen kann. Hier ist die Kenntnis der doch früh einsetzenden Gelenkschäden wichtig, wobei entsprechend dem Alter des Kindes auch prophylaktische Gaben insbesondere bei schlechten Venenverhältnissen gut überlegt sein wollen. Insbesondere dann, wenn die ersten Gelenkblutungen auftreten, sollte bei schwerer Form der Hämophilie unbedingt auch frühzeitig mit einer Prophylaxe begonnen werden, um entsprechende Gelenkschädigungen und damit im späteren Verlauf Behinderungen zu vermeiden. Hier nützt insbesondere eine gute Dokumentation der Blutungen, die dann entsprechend zeigen kann, wie die Prophylaxe erfolgen muss. So kann es z.B. bei einer Prophylaxe 3× pro Woche dazu kommen, dass insbesondere am Sonntag, wenn die Prophylaxe über 3 Tage ausgesetzt wird, es zu Blutungen kommt, sodass dann vielleicht bei bestimmten Patienten eine Prophylaxe jeden 2. Tag erfolgen muss. Ein weiterer Hinweis für Patienten und Eltern besteht im Aufmerksammachen auf besondere Blutungslokalisationen, die nicht immer in Gelenkblutungen, die in der Regel von außen gut sichtbar sind, bestehen müssen, sondern es können auch z.B. Blutungen im Bereich des Psoasmuskels erfolgen, die als akuter Bauch imponieren; aber auch die Problematik der intrazerebralen Blutungen muss frühzeitig besprochen werden. Es ist auch erforderlich, die Eltern darauf hinzuweisen, dass renale Blutungen oder Mund- und Rachenblutungen z.T. zu ausgeprägten Blutverlusten und damit zur Blutungsanämie führen können. Hier ist es unbedingt notwendig, die Eltern bezüglich der zu treffenden Maßnahmen aufzuklären und z.B. eine Notfalltelefonnummer sowohl des Notarztes wie vielleicht des Zentrums oder des behandelnden Arztes neben dem Telefon zu deponieren. Wichtige Unterstützung für junge Familien können hier auch Selbsthilfegruppen oder entsprechende psychologische Angebote sein.

Bei Kleinkindern ist auch natürlich die umfassende pädiatrische Versorgung mit Aufklärung über die Kinderkrankheiten notwendig. Hier sollten die entsprechenden Impfungen durchgeführt werden, jedoch der Hinweis muss erfolgen, dass Impfungen möglichst nicht intramuskulär sondern subkutan erfolgen sollten. Ein Problem besteht z.B. bei manchen Kinderkrankheiten, insbesondere beim Keuchhusten, der evtl. bei ausgeprägter Hustensymptomatik eine prophylaktische Faktorensubstitution notwendig macht.

Wichtig ist es, Eltern und Kinder frühzeitig auf das Essverhalten hinzuweisen, sodass möglichst eine Adipositas und damit auch eine mangelnde Bewegung des Kindes vermieden wird; ebenso wichtig ist eine regelmäßige Zahnpflege zur Vermeidung von Karies oder anderen Gebissschäden. Ein wichtiger Punkt ist frühzeitig der Hinweis auf die Interaktion von Medikamenten, insbesondere von Medikamenten, die die Blutgerinnung stören können, wie z.B. das Vermeiden von Acetylsalicylsäure. Hier hat sich in der

Vergangenheit bewährt, den Eltern gezielt Medikamente, die das Kind erhalten darf, zu nennen, wie z.B. Paracetamol zur Fiebersenkung und Schmerzbehandlung. Sehr bewährt haben sich auch die Hinweise auf Sicherheitsmaßnahmen wie z.B. entsprechende Autositze, die Auswahl von Spielzeug, die möglichst auch unter dem Aspekt der Verletzungsmöglichkeiten ausgesucht werden sollten, sowie das Absichern von Treppen bei Kleinkindern sowie ein entsprechender Notfallausweis, der bei kleinen Kindern am sinnvollsten im Rahmen einer SOS-Kette um den Hals angebracht werden sollte.

Bei uns hat es sich sehr bewährt, die Eltern und die Kinder darauf hinzuweisen, dass der Schweregrad der Erkrankung nicht unbedingt allein von der Restaktivität abhängt, sondern auch von evtl. vorhandenen zusätzlichen Gerinnungsstörungen wie einem zusätzlichen Faktor-V-Mangel oder einem Von-Willebrand-Syndrom sowie auch persönlichen Faktoren.

Ein Ziel ist, eine Verantwortung der Eltern und der Kinder zu erreichen. Dazu ist es notwendig, zunächst eine Compliance bezüglich der Therapie zu haben, um dann durch entsprechendes Lernen eine Autonomie zu erreichen und damit dann eine größere Unabhängigkeit, die letztendlich auch wieder zu mehr Verantwortung führt. Hierzu ist es notwendig, den Eltern die Vorteile der Heimselbsttherapie klar zu machen mit einer minimalen Zeit zwischen Diagnosestellung einer Blutung und Beginn der Therapie und dadurch im Verlauf weniger Komplikationen. Dies führt auch zu einer deutlichen Kostenreduktion, zu größerer Unabhängigkeit und mehr Freiheit bei Reisen, Schule und Beruf. Dabei darf jedoch nicht vergessen werden, dass die Heimselbsttherapie auch Probleme machen kann. So fehlt die medizinische Begleitung und Überwachung z.B. bei auftretenden allergischen Reaktionen, die allerdings bei den heutigen Präparaten sicherlich nur sehr selten auftreten, sowie auch die häufig zu beobachtende vermehrte Abhängigkeit von der Mutter sowie gelegentlich auch das Empfinden der Behandlung als Strafe. Sicher seltener vorkommend sind falsche Anwendungen von Konzentraten oder auch des Gebrauchsmaterials. Dies sollte jedoch bei guter Betreuung vermieden werden können.

Um eine gute „Quality of Life" zu erreichen, gilt es, Blutungen und ihre Folgen zu verhüten sowie wenn Blutungen auftreten sie möglichst umgehend zu behandeln, damit möglichst wenig Komplikationen oder Folgeschäden eintreten. Heute sollte bei konsequenter Compliance eine Behinderung zu vermeiden sein und insbesondere auch eine soziale oder berufliche sowie schulische Desintegration vermieden werden können. Im Rahmen der neuen virusinaktivierten Präparate sollten Nebenwirkungen, insbesondere Virusinfektionen, ausgeschlossen sein, andere Nebenwirkungen sind jedoch nicht absolut auszuschließen. Ein ebenfalls heute wichtiger Punkt ist von Seiten der Hersteller die ausreichende Versorgung mit Präparaten und die Vermeidung von Versorgungsengpässen. Dies bedeutet für den Patienten bis auf wenige Einschränkungen eine normale altersgemäße „Quality of Life".

Zusammenfassend zeigt sich, dass bei bewusstem Umgang mit der Diagnose Hämophilie und dem Einbeziehen sämtlicher um den Patienten herum tätigen Menschen eigentlich ein normales Leben mit nur sehr geringen Einschränkungen möglich und auch eine entsprechende schulische und berufliche Integration zu erreichen ist. Damit kann bei allerdings unvermeidbarem

Kostenaufwand ein weitgehend normales Leben und auch eine entsprechende Lebenserwartung erreicht werden.

Die Verpflichtung für den Patienten bzw. der Eltern besteht in dem sorgfältigen Umgang mit der Erkrankung, dem vernünftigen Einsatz der Ressourcen und auch der Kenntnis und dem Einsatz der möglichen prophylaktischen Maßnahmen zur Vermeidung von Komplikationen.

Ausbildungsprogramm für hämophile Kinder und Jugendliche in der Schweiz

Darmstädter Gespräche, 15. Seminar 1999

R. Kobelt

Psychosoziale Probleme im Langzeitverlauf

Ursachen und Verhinderung psychosozialer Probleme

Viele der langfristigen Probleme haben ihre Ursprünge im Kleinkindesalter, und zwar primär bei der Einstellung der Eltern bzw. der weiteren Familie zur Krankheit ihres Kindes und dem Umgang damit.

Auslösende Faktoren von Problemen

Eine ganz kritische Zeit ist der Moment nach der Diagnosestellung, die bei den Eltern fast unweigerlich eine *tief greifende Trauerreaktion* auslöst. Zu einem Problem wird diese allerdings nur, wenn es nicht gelingt, der Familie und später auch dem jungen Hämophilen zu einem möglichst positiven Umgang mit der Krankheit (Coping) zu verhelfen. Dies kann eintreten,
- wenn die Sorgen der Familie nicht erkannt oder nicht ernst genommen werden;
- wenn die Fachleute das hämophile Kind völlig vereinnahmen und es einfach ohne weiteres Zutun der Eltern behandeln, z. B. einfach einen Port einlegen und mit einer Prophylaxe beginnen, ohne der Familie eine Auseinandersetzung mit der Hämophilie zu erlauben;
- wenn verschiedene Medizinalpersonen gegensätzliche Aussagen machen;
- wenn Fehler in der Behandlung unterlaufen;
- wenn eine Familie eine derart rigide Struktur aufweist, dass sie mit der neuen Situation nicht umgehen kann, usw.

Negative Copingstrategien

Wenn eine Familie keine geeignete Hilfe erfährt, wird sie sich einen eigenen Weg zur Bewältigung der Krankheit suchen, der meist suboptimal bis schlecht ist. Hier nur einige Beispiele von möglichen Auswirkungen, wie wir alle sie wohl schon erlebt haben, natürlich ohne Anspruch auf Vollständigkeit:

- *Die Hämophilie und ihre Behandlung wird zum Zentrum des Familienlebens:* Die Mutter lässt das Kind nie aus den Augen, ohne unruhig zu werden, polstert alle Kleider, geht nie ohne Handy aus, die Behandlungen werden zum Ritual usw.
- *Familien brechen auseinander,* da der Vater und die Geschwister von der Mutter-Bluter-Diade ausgeschlossen werden und daher interne Konflikte nicht mehr bereinigt werden können.
- *Das hämophile Kind wird überbehütet,* um Blutungen und die damit verbundenen Ängste, Schuldgefühle bzw. Vorwürfe zu verhindern, oder aber
- es wird im Gegenteil *die Hämophilie vernachlässigt* und auf jede Vorsicht verzichtet, was durch eine entsprechend hochdosierte Dauertherapie lange ohne Folgen bleiben kann.
- *Die jungen Hämophilen bleiben oft lange Zeit oder für immer unselbständig* und haben daher sehr häufig ein vermindertes Selbstwertgefühl. Da der Sohn sich nicht selber behandeln kann, geht die Mutter beispielsweise mit ins Oberstufenschullager, zu jedem Arztbesuch usw.
- Um das eigene Vorgehen zu rechtfertigen und um sich zu beweisen, dass die Ärzte ja keine Ahnung haben, werden *unqualifizierte oder ständig neue Mediziner* aufgesucht, deren Meinungen gegeneinander ausgespielt werden, was wir als „schwierige" Patienten wahrnehmen. Es wird auch nicht selten das Heil ausschließlich bei Alternativmethoden gesucht.

Auswirkungen auf die Entwicklung des Kindes

Viele negativen Copingstrategien können sich ungünstig auf die psychosomatische und emotionale Entwicklung des Kindes auswirken:
- Die *Einschränkung der Aktivität* beispielsweise infolge von Überbehütung behindert die normale Erforschung der Umwelt und das Suchen eigener Grenzen und damit den Erwerb der nötigen Fertigkeiten im Rahmen der kindlichen Entwicklung.
- Die *Belastung mit familieninternen Problemen* bindet psychische Ressourcen und führt so ebenfalls häufig zu einer gestörten emotionalen Entwicklung.
- Das Kind spürt immer die Gefühle und Sorgen, die Ängste. Wenn solche negativen Gefühle nicht gegenüber dem Kind auch verbal ausgedrückt werden, kann eine *Spracherwerbsverzögerung* entstehen, welche spätestens in der Schule fatale Folgen haben kann.
- Ein vermindertes Selbstwertgefühl führt immer zu Verhaltensstörungen, sei es schon im Kindesalter, sicher aber spätestens in der Pubertät: Die Behandlung und jeder gut gemeinte Ratschlag werden abgelehnt, die bisher vermisste Freiheit und eine Stärkung des Selbstwertes werden in riskanten Sportarten bzw. Verhaltensweisen gesucht.

Viele dieser Veränderungen sind anfangs sehr subtil und vor allem für die Eltern nicht oder erst an den späteren Auswirkungen erkennbar (Verhaltensstörungen zu Hause oder gegenüber anderen Personen, Schulprobleme, „sehr schwierige" Pubertät usf.). Auch entwicklungspsychologisch nicht geschulte und mit dem Langzeitverlauf chronischer Krankheiten wenig vertraute Ärzte sehen den Zusammenhang lange nicht oder erst zu spät. Im Nachhinein ist es leider dann oft nicht mehr möglich, verpasste Entwicklungsschritte oder anderswie verfahrende Situationen zu klären.

Verhinderung negativer Entwicklungen

Ich kann hier nicht allgemein erläutern, welche Maßnahmen dazu geeignet sind, die Entwicklung hämophiler Kinder und ihrer Familien günstig zu beeinflussen. Das Hauptziel muss es sein, der Familie die Sicherheit zu vermitteln, dass es sich auch mit einem hämophilen Kind gut leben lässt.

Die Vermittlung von Wissen und Fertigkeiten in der Behandlung der eigenen Krankheit an junge Hämophile ist in meiner Erfahrung ein kleiner, aber wichtiger Baustein zur Verhinderung langfristiger Probleme. Diese Maßnahme darf aber nicht isoliert betrachtet werden, sondern muss auf eine Folge vorausgegangener Vorkehrungen aufbauen. Eine Voraussetzung ist sicher, dass man zuvor darauf hingearbeitet hat, die Verantwortung für das Kind den Eltern zu übergeben.

Das Ausbildungsprogramm

Es fehlen mir Angaben über die Situation in anderen Zentren unseres Landes. Ich muss mich daher auf das beschränken, was ich selber bei meinen eigenen Patienten und in den Lagern der Schweizer Hämophiliegesellschaft bisher gemacht habe.

Ziele

Die Verantwortung an die Kinder zu übergeben, verfolgt verschiedene Absichten:
- Nur ein Kind mit einer eigenen *Kontrollüberzeugung* („internal locus of control") kann ein gesundes und altersentsprechendes Selbstvertrauen und Selbstwertgefühl entwickeln.
- Selbständige und selbstsichere Kinder laufen weniger Gefahr, *überbehütet zu werden*, wobei auch mit den Eltern darauf hingearbeitet werden muss. Sie haben ungetrübte Aussichten auf eine normale Entwicklung, da sie *viel besser integriert* sind. Sie können wie gesunde Kinder zu Schulkollegen spielen und dort schlafen gehen, an Turnunterricht und Schulausflügen teilnehmen und später auf eigene Faust viele Dinge unternehmen.
- *Die Eltern sind viel ruhiger* und unbeschwerter, wenn sie wissen, dass ihr Kind oder Jugendlicher sich selber behandeln kann, was sich positiv auf das Erziehungsklima auswirkt.
- Eine *standardisierte Ausbildung* führt zu einer einheitlichen Behandlung aller Patienten und hilft Fehler bei der Anwendung der teuren Präparate verhindern.

Praktisches Vorgehen

Als äußere Erscheinung der Übernahme von Verantwortung sollte ein *Vorschulkind* bereits Blutungen melden (und dafür reichlich belohnt werden) und ein *Kindergartenschüler* sein Präparat selber vorbereiten. In der *Unterstufe* sollte ein Junge damit beginnen, sich selber zu stechen und ab der *Mittelstufe* muss er zudem lernen, die Behandlungsindikation zunehmend selber zu stellen. Beim Erreichen der *Pubertät* muss unbedingt bereits eine weitgehende Selbständigkeit erreicht sein, damit nicht die üblichen Auseinandersetzungen mit den Eltern auf dem Niveau der Hämophiliebehandlung stattfinden. Dies kann sonst in Kürze alle vorhergegangenen Bemühungen samt der jahrelangen Prophylaxe zunichte machen.

Die ersten Schritte finden am üblichen Ort der Behandlung statt. Sobald es aber um das Stechen oder die Vermittlung von Wissen geht, wird es schwieriger. Die Kinder sind zwar meist recht motiviert, etwas zu lernen; sich selber zu stechen, zögern aber viele doch recht lange hinaus. Dies insbesonders, wenn die Eltern Zweifel hegen, ob der Kleine dazu schon fähig ist. Hier kann die Anmeldung in ein *Bluterlager* hilfreich sein.

Schon die Anmeldung als solche bedingt einen klaren Entscheid der Eltern. Er signalisiert dem Kind, dass man ihm zutraut, einen ersten Schritt aus der behüteten Familiensituation zu machen und bereit ist, seine Verantwortung abzugeben, vorerst wenigstens einmal an das Lagerteam. Oft ist es nicht einfach, die Eltern zu diesem Schritt zu veranlassen. Wir versuchen daher ein möglichst attraktives Programm zu gestalten, das wir an den Familientreffen vorstellen und so die Kinder direkt ermuntern, mitzukommen und die Eltern entsprechend zu bearbeiten. Ein abwechslungsreiches Programm hilft zudem gegen Heimweh und veranlasst die Kinder oft über mehrere Jahre immer wieder in das Lager zu kommen.

Im Lager muss man lernen, sich einzuordnen und ohne Sonderrolle zu leben. Die meist größere Freiheit im Lager hilft, sich besser zu entfalten und seine Grenzen zu suchen. Der Kontakt mit anderen hämophilen Kindern führt oft zu einem gehobenen Selbstwertgefühl, insbesondere wenn die Kinder merken, dass sie nicht alleine von der Hämophilie betroffen sind. Schließlich lässt sich im Lager vieles lernen.

Lernen beim Zuschauen

In meinen früheren Lagern habe ich versucht, Wissen und Fertigkeiten anlässlich von speziellen Lektionen zu vermitteln. Dies hat sich wenig bewährt. Oft hat die Zeit dafür gefehlt und vor allem waren die Kinder so nicht zu motivieren. Aus diesen Gründen werden nun von der Eintrittsuntersuchung an fast alle Behandlungsmaßnahmen „öffentlich" abgehalten, was auf großes Interesse stößt. Die Kinder sehen mit Erstaunen, dass die anderen ja dieselben Behandlungen brauchen wie sie, was für viele zu einem ersten Schlüsselerlebnis wird.

Ich achte außerdem darauf, dass ich nie ein Kind behandle, ohne dass es und die anwesenden Kollegen dabei auch etwas lernen können. Die jüngeren Teilnehmer lernen ein Präparat korrekt aufzulösen. Der nächste Schritt ist die Verabreichung der Spritze an sich selber. Mit Jugendlichen bespreche ich schließlich medizinische Fragen rund um die Krankheit und deren Behandlung.

Injektionen

Zu Beginn beteuern alle erstmaligen Lagerteilnehmer jeweils, dass sie sich bestimmt niemals selber stechen werden! Wenn sie dann aber anderen Kindern dabei zusehen, werden die meisten doch vom Ehrgeiz gepackt. Die ganz Kleinen schauen oft bloß zu und nehmen sich vor, dann im nächsten Jahr erstmals selber zuzustechen, was sie dann auch immer tun. Die Größeren äußern hingegen den Wunsch, es auch zu lernen. Wer will, darf zuerst an jemand anderem üben, z. B. an den Leitern; oft aber finden sie auch einen älteren Kollegen, der sie ermutigt und anleitet und der sich gerne die eigenen Injektionen von dem jungen Kameraden machen lässt. Es ist dabei allerdings wichtig, dass man die richtigen Hilfsleiter ausliest, denn nicht jeder hämophile Jugendliche eignet sich als leuchtendes Vorbild für die Kleinen.

Es kommt übrigens sehr selten vor, dass Anfänger völlig daneben stechen. Sie haben ja schon so viele Injektionen gesehen, dass sie eigentlich bestens wissen, wie es geht. Irgendwann einmal fassen sie sich dann ein Herz und stechen sich ein- oder zweimal im Lager selber. Das gibt dann Anlass zu einem öffentlichen Lob und einem Diplom mit großem Applaus bei der nächsten Mahlzeit.

Zuhause werden die Injektionen dann meist noch nicht regelmäßig selber weiter gemacht. Hierzu braucht es häufig noch ein oder zwei weitere Lagerbesuche.

Vermittlung von Wissen

Wie schon erwähnt, wird anlässlich der üblichen Behandlungen nicht nur praktisch geübt, sondern auch Wissen vermittelt. Wie wirkt der Faktor? Welche Blutungen kann es geben? Was bringt eine Prophylaxe? usw. Diese Instruktionen erreichen natürlich nie alle Kinder und stellen auch keinen umfassenden Überblick über die Hämophiliebehandlung dar. Zur Vermittlung von Wissen setzen wir daher noch weitere Mittel ein:

Bücher, Spiele

Es gibt inzwischen Literatur und einige recht brauchbare Spiele zum Thema Hämophilie. Zu einen ist das natürlich der „Martin"[1], der in einer Schweizer Version verfügbar und sehr beliebt ist. Alle meine Familien und die Lagerkinder erhalten ein Exemplar davon. Im Lager helfen vor allem die vielen Bilder beim Erklären von allen möglichen Sachverhalten.

---

[1] „Ich bin der Martin" – Eine Hämophilie-Fibel für Kinder und Eltern – geschrieben von Anatol Kurme unter Mitarbeit von Rainer Kobelt, mit Zeichnungen von Peter-Friedrich Mau. OmniMed Verlagsgesellschaft mbH, Hamburg Zürich

Von den Spielen möchte ich zwei erwähnen: „Factormatch" der Firma Baxter ist ein Kartenspiel mit 50 Spielkarten. Je zwei davon sind gleich und zeigen eine Situation im Leben eines Hämophilen. Man kann es verschieden spielen: entweder als „Memory" oder einfach eine Karte nach der anderen ziehen. Jeder Spieler muss dann etwas zu seiner Karte sagen; wer nicht mehr weiter weiß, gibt sie weiter. Ich habe eine deutsche Anleitung dazu geschrieben, so dass die Kinder auch alleine spielen können.

Das andere Spiel ist „Scrapes and Bruises", ein Würfelspiel von Centeon mit verschiedenen Aktionsfeldern. Zu einigen gibt es Anweisungen (Felder vor oder zurück), auf anderen Feldern muss eine Frage beantwortet werden, um weiterfahren zu können. Auch hier besteht eine deutsche Übersetzung der Anweisungen und Fragen, die Antworten müssen aber von einem Fachmann beurteilt werden.

Anreiz durch Diplome

Um noch mehr Anreiz zu schaffen, etwas zu lernen, habe ich mit der Zeit angefangen, Diplome zu verteilen, und habe immer mehr davon eingeführt. Die Kinder sind nun mit großem Eifer auf der Jagd nach immer mehr Diplomen – und vor allem die zuerst erworbenen werden anscheinend zuhause oft voller Stolz über das Bett an die Wand gehängt!

Momentan gibt es sechs Diplome zu erwerben, je drei praktische und drei gemischt theoretisch-praktische. Die Diplome der Stufe 1 sind sehr einfach und sozusagen von jedem Kind zu schaffen. Das Erreichen der Stufe 2 bedeutet, dass der betreffende Teilnehmer bereits eine ausreichende Selbständigkeit erreicht hat, während die Stufe 3 absoluten Profis vorbehalten ist und lange nicht von allen Anwärtern erreicht wird. Die meisten Fragebogen und Diplome sind auch in Französisch verfügbar.

Praktisches Diplom 1
Gerinnungspräparat unter Aufsicht und nötigenfalls mit Hilfe verabreichen.

Praktisches Diplom 2
Gerinnungspräparat selbständig und fehlerfrei verabreichen.

Praktisches Diplom 3
Verschiedene Produkte auflösen. Sich selber an zwei Stellen und eine andere Person fehlerfrei stechen und das Präparat verabreichen.

Dieses Diplom zwingt ältere Jugendliche dazu, sich nicht immer an derselben Stelle zu stechen und befähigt sie, als Hilfsleiter jüngere Kinder zu instruieren.

Hämophiliediplom 1
– Mündliche und praktische Prüfung:
  – einfachste Kenntnisse der Hämophilie,
  – für das Alter des Kandidaten richtiges Vorgehen bei häufigen Blutungen,

- Kenntnis gefährlicher Blutungen,
- Gerinnungspräparat auflösen.

Hämophiliediplom 2
- Mündliche Prüfung:
  Für jüngere Kandidaten oder bei Wiederholung des Tests nach ungenügendem ersten Versuch.
Schriftliche Prüfung:
  - grundlegende Kenntnisse der Hämophilie,
  - Kenntnis der eigenen Hämophilie und des verwendeten Gerinnungspräparates,
  - korrekte Beurteilung verschiedener Situationen bezüglich Notwendigkeit zu substituieren (keine relevanten Fehler erlaubt!),
  - Kenntnis einfacher Lokalmaßnahmen und weiterer Therapien,
  - Kenntnis aller gefährlichen Blutungen und deren Verhinderung bzw. Behandlungsprinzip.
- Praktische Prüfung:
  Gerinnungspräparat ohne Hilfe selber auflösen und, wenn nötig mit Hilfe, sich selber verabreichen.

Hämophiliediplom 3
- Schriftliche Prüfung:
  - Grundlagen der Vererbung, Prinzip der Blutgerinnung;
  - Gerinnungspräparate: Herstellung/Sterilisation, Nebenwirkungen;
  - Berechnen von Wirkstärke und Wirkdauer;
  - Kenntnis aller Situationen, die einer Substitution bedürfen (schematisch), insbesondere aller gefährlichen Blutungen mit Anfangs- und Nachbehandlung (keine relevanten Fehler erlaubt!);
  - Kenntnis von Situationen, die meist keiner Substitution bedürfen, und ihrer Behandlung;
  - Kenntnis von Ursachen und Möglichkeiten zur Verhinderung von bleibenden körperlichen Schäden bei Blutern;
  - richtiges Verhalten in Situationen, die einer (zahn-)ärztlichen Behandlung bedürfen (Wahl des Arztes/Spitals, Information, Erreichen einer korrekten Behandlung);
  - Überlegungen zum persönlichen Umgang mit der Krankheit.
- Mündliche Prüfung:
  Zur Erläuterung von schriftlich unklar beantworteten Fragen.
- Praktische Prüfung:
  Gerinnungspräparat fehlerfrei auflösen und selbständig an mindestens zwei verschiedenen Körperstellen injizieren.

Neue Medien

Den Zeichen der Zeit folgend ist geplant, die Vermittlung der Theorie mit einem Computerprogramm zu ergänzen. Man erhält dort Multiple-choice-

Fragen gestellt und je nach Antwort erscheint ein Lob mit einer weitergehenden Begründung oder eine passende Korrektur samt Erklärungen.

Auffrischen der Kenntnisse

Mit der Zeit geht meist etwas von dem Gelernten verloren und oft schleichen sich bei der Behandlung Fehler ein. Es ist daher wichtig, in der Klinik oder Praxis bei jeder passenden Gelegenheit für eine Auffrischung des Wissens zu sorgen.

Beurteilung des Erfolges

Ich höre immer wieder, wie Kinder zuhause nach dem Lager viel selbstsicherer auftreten, ihre Kenntnisse voller Stolz den Eltern, oft aber auch in der Schule vorzeigen und in kritischen Situationen selbständig korrekt handeln. Ich denke, dass dieses Programm daher einer der Schritte ist, die es braucht, um sowohl den Betroffenen als auch ihren Eltern die nötige Sicherheit im Umgang mit der Krankheit zu geben. Dies erlaubt ihnen, die Hämophilie als normalen Bestandteil des Lebens und nicht als Bedrohung wahrzunehmen.

Hämophilie: Rehabilitation und Integration

Einleitung

H. J. KLOSE (†)

Etwa seit Anfang der 70er Jahre entwickelte sich die Rehabilitation zu einem wichtigen Bestandteil der Betreuung Hämophiler. Als vordringliches Ziel von korrektiven, unterstützenden und präventiven Maßnahmen galt die gesundheitliche und psychische Stabilisierung und damit verbunden eine soziale Integration hämophiler Kinder, Jugendlicher und Erwachsener durch schulische, berufliche, vor allem psychosoziale Eingliederung. Neben orthopädischen Strategien und angemessener sportlicher Betätigung zur Förderung des Trainingszustandes der Skelettmuskulatur kam psychotherapeutischer und sozialpädagogischer Hilfestellung gleichwertig große Bedeutung zu.

Wesentliche Voraussetzungen für eine erfolgreiche Rehabilitation wurden durch die Entwicklung der Gerinnungsfaktorenkonzentrate, die Einführung der kontrollierten Selbstbehandlung und eine blutungsverhütende Dauertherapie geschaffen.

Sehr gute Integrationserfolge ließen sich in speziellen Rehabilitationszentren für Kinder, Jugendliche und Erwachsene erzielen. Als bedeutsam für eine wirksame Ausbildungsförderung bzw. berufliche Rehabilitation stellte sich die Nähe zu einer institutionalisierten Behandlungsmöglichkeit akuter Blutungen bzw. der Durchführung einer Selbstbehandlung heraus. Die jüngsten Erfahrungen zeigen, dass sich der Rehabilitations- und Integrationsbedarf mit den zunehmend besseren medikamentösen Substitutionstherapiemöglichkeiten deutlich verringert hat.

Ein ähnliches Konzept bewährte sich in Ferienprogrammen insbesondere für hämophile Kinder und Jugendliche. Sie mussten im Vergleich zu Aufenthalten in Rehabilitationszentren zwangsläufig zeitlich limitiert sein. Dennoch wurden in speziell für sie konzipierten Ferienlagern positive Erfahrungen in mehrfacher Hinsicht gemacht, so z. B. beim Erlernen der Selbstinjektion zur intravenösen Substitution des fehlenden Gerinnungsfaktors und Steigerung des Selbstwertgefühls in einer Gruppe von gleicher Krankheit Betroffener. Auch war die vorübergehende Distanz zum Elternhaus für die eigenständige psychosoziale Entwicklung zumeist sehr förderlich. Die Gestaltung dieser Ferienprogramme geschieht durch verschiedene Institutionen, z. B. nationale Hämophiliegesellschaften, Elterninitiativen und Hämophilietherapeuten. Dazu erforderliche Finanzmittel werden bei geringer Selbstbeteiligung seitens der Teilnehmer bzw. ihrer Familien größtenteils durch Sponsoren, wohltätige Organisationen und gesetzliche Kostenträger wie auch Hämophiliegesellschaften aufgebracht.

Insgesamt lässt sich feststellen, dass Hämophile am Ende des 20. Jahrhunderts die besten Voraussetzungen haben, als vollintegrierte Mitglieder der Gesellschaft zu gelten.

Anfänge der Rehabilitation von Hämophilen in der Rehaklinik Heidelberg

Darmstädter Gespräche, 11. Seminar 1995

K. Schimpf

Die Rehabilitationsklinik Heidelberg war schon bei ihrer Eröffnung im Oktober 1972 als eine Klinik für Innere Medizin und für Rehabilitation geplant. Als rehabilitative Patienten waren dabei meist solche mit neurologischen Störungen vorgesehen, wie postakute Querschnittslähmungen und dann zunehmend Halbseitenlähmungen, verursacht durch Embolien, operierte Tumoren, Schädel-Hirn-Traumata, zerebrale Ischämien. Mein Wechsel von der Medizinischen Universitätsklinik Heidelberg verursachte die Verlegung der Hämophiliebehandlung dorthin. Unter anderem hatte ich an der Medizinischen Klinik das Gerinnungslabor geleitet und nahm meine Hämophiliepatienten im Einvernehmen mit der Medizinischen Klinik in das neue Haus mit. Dort gründete ich sozusagen offiziell das überregionale Hämophiliezentrum Heidelberg. Zu dieser Zeit wurden die ersten Hochkonzentrate verfügbar. Eine wesentlich intensivere Substitution der Hämophilen mit kürzeren Infusions- und Injektionszeiten begann. Die größere Zahl der Patienten konnte nun ambulant behandelt werden.

Einem der jungen Männer machte ich Vorwürfe. Er wurde im Berufsförderungswerk der Stiftung Rehabilitation gleich nebenan umgeschult und lernte einen Beruf, den er mit der Hämophilie ausüben konnte. Jedes Mal nach einer Gelenkblutung kam er einen oder zwei Tage zu spät oder frühestens am Abend, falls er morgens geblutet hatte. Sein Grund war: Die Kryopräzipitatinfusionen hatten ihm zu lange gedauert. „Er versäume dadurch mindestens eine Unterrichts- oder Praktikumsstunde." Um das hinzunehmen, war er zum Lernen zu motiviert. Ich führte bei ihm ein neues Hochkonzentrat ein. In einer Viertelstunde zwischen zwei Vorlesungen war die Faktoreninjektion erledigt. Seitdem erschien er pünktlich. Die berufliche Rehabilitation war gesichert, ohne die medizinische Therapie zu vernachlässigen. Der Erfolg war erreicht zum Ersten durch den biochemischen Fortschritt der kurativen Therapie und zum Zweiten durch die organisierte Nähe der Behandlung zur beruflichen Rehabilitationseinrichtung. Das passierte, bevor die Selbstbehandlung bei uns eingeführt wurde.

Wie ist *Rehabilitation* definiert? Parallel zur Eröffnung der Klinik lief unter den Vorlesungen der medizinischen Fakultät über diese Frage ein Seminar. Wir kamen zu dem Schluss: Eine eindeutige Definition ist schwer. Die Übersetzung „Wiedereinrichtung in den alten Stand" reicht nicht hin. Der Versuch einer exakten Unterscheidung zwischen kurativer und rehabilitativer Medizin stößt auf ungenaue Übergänge. Wir einigten uns in Heidelberg schließlich darauf, von medizinischer Rehabilitation zu sprechen, wenn trotz der üblichen kurativen Therapie, z.B. einer Injektion von Gerinnungsfaktor, ohne zusätzliche spezifische Behandlung ein Funktionsdefizit zu erwarten ist. Die krankengymnastische Behandlung nach einer Gelenkblutung mit oder noch ohne Funktionsstörung ist demnach eine rehabilitative Therapie. Das heißt, allgemein auf den Begriff Rehabilitation angewandt, man spricht von ihr, wenn ohne spezifische Maßnahmen ein Funktionsdefizit zu erwarten ist, welches die Integration oder Reintegration in das tägliche Leben oder die Gesellschaft bedroht.

Prophylaxe wird in den Begriff Rehabilitation eingeschlossen,
- wenn ein angeborener oder erworbener Defekt existiert, der noch kein Funktionsdefizit verursacht hat, welches aber aufgrund der Erfahrung erwartet werden muss (Dauerbehandlung Hämophiler ist also präventive Rehabilitation);
- wenn es sich um Sekundärprävention handelt.

Die spezifische rehabilitative Behandlung wird im Allgemeinen von einem Team ausgeführt. In Kooperation mit dem Patienten wendet es die notwendigen Techniken entsprechend der individuellen Lage an. Die Techniken entsprechen den üblichen klinischen, wobei zusätzlich besondere Aufmerksamkeit gerichtet wird auf:
- Physiotherapie,
- Ergotherapie,
- Logopädie,
- psychologische Funktionsdiagnostik,
- Sozial- und Rehabilitationsberatung,
- Berufstherapie,
- Prothetik im weitesten Sinn,
- medizinisches Selbsthilfetraining.

Je nach dem Schicksal, welches der Kranke oder der Behinderte bisher erlitten hatte, können die rehabilitativen Maßnahmen, die ihm vorgeschlagen und mit ihm geplant werden, zugerechnet werden:
- der Früh- oder präventiven Rehabilitation (sie liegt vor, wenn eine Behinderung lediglich droht oder wenn sie in so geringem Maße eingetreten ist, dass sie ohne belastende Anstrengung kompensiert werden kann);
- der korrektiven Rehabilitation (sie liegt vor, wenn das Ziel, die behinderte Person wieder einzugliedern, mit medizinischen, psychosozialen und berufsbezogenen Hilfen erreicht werden kann);
- der unterstützenden Rehabilitation (von ihr spricht man, wenn Schwerbehinderte im Berufsleben zwar nicht mehr konkurrieren können, aber Hilfen zu weiterer aktiver Teilnahme am Leben und zum Erreichen geringerer Pflegeabhängigkeit Erfolg versprechen).

Rehabilitative Therapie braucht viel Zeit. Deshalb ist das beste Behandlungskonzept jenes, welches eine korrektive oder unterstützende Rehabilitation unnötig macht. Daraus ergibt sich: Nicht nur das Denken an die lebensbedrohliche Situation, sondern auch an zu erwartende Komplikationen, an eine teure und langandauernde Rehabilitation führt zu dem Schluss „Die schnellste Therapie ist die beste". Das predigen wir alle unseren Patienten, die sich selbst Faktoren injizieren, oder den anderen, die zu diesem Zweck schnell zu uns kommen sollen.

Nicht immer ist auch bei korrekter und erfolgreicher kurativer Therapie eine anschließende Rehabilitation zu vermeiden. Mit einer Bauchtänzerin, die abdominell operiert werden muss, wobei Narben nicht zu vermeiden sind, soll schon vorher die notwendige Umschulung besprochen werden. Es sollen so früh wie möglich die ersten Überlegungen angestellt und Maßnahmen zur beruflichen Rehabilitation eingeleitet sein, damit nach der medizinschen Behandlung keine unnötige Zeit verloren geht.

Die Rehabilitationsklinik Heidelberg der Stiftung Rehabilitation mit ihren Möglichkeiten zur Behandlung innerer Krankheiten und ihrer Hämodialysestation hatte von Anfang an alle aufgezählten Spezialdisziplinen in ihren Mauern, wie es durch die vorgesehene postakute Therapie und Rehabilitation von Querschnitts- und Halbseitlähmungen der verschiedensten Ursachen notwendig war. Dieser gesamte Apparat stand, soweit gebraucht, auch für die Rehabilitation von Hämophilen zur Verfügung. Dazu kam dann eine kontinuierliche Kooperation mit der Orthopädischen Universitätsklinik Heidelberg.

Im Hämophiliezentrum der Stiftung Rehabilitation waren 1975 226 Bluter registriert. Davon wurden 174 laufend betreut bzw. überwacht.

Aus dieser Zahl befanden sich im Juni 1975 im BFW Heidelberg 24 erwachsene Bluter in der Ausbildung (und lebten in den Internaten des BFW). 47 Jugendliche und Kinder wohnten im Internat Neckargemünd. Abgesehen von diesen 47 wurden alle übrigen Bluter (gleichgültig, ob sie sich in schulischer oder beruflicher Ausbildung befanden oder nicht) durch die Rehabilitationsklinik Heidelberg medizinisch versorgt.

Bericht über die Jahre 1973/74

Institut für Berufsfindung

In den Jahren 1973 und 1974 waren im Institut insgesamt 35 Bluter zu Berufsfindungsmaßnahmen. Bei 7 war aufgrund der vorausgegangenen Schulausfälle durch die Grundkrankheit die schulische Ausbildung unzureichend, um sofort eine Lehre oder das Studium in einem qualifizierten Beruf empfehlen zu können. Es wurde eine Vorausbildung in Isny vorgeschlagen.

Bei den restlichen 28 konnten konkrete Berufsvorschläge gemacht werden, und zwar Büropraktiker, Betriebswirt, Güteprüfer, Anlern- und Einarbeitungstätigkeit, Teilzeichner, Feinwerkmechanikerhelfer, Güteprüferhelfer, Feinmechaniker, Datenverarbeitungskaufmann, Bürokaufmann, Industriekaufmann, Elektroniker, Teilkonstrukteur/Bau, Teilkonstrukteur/Maschinenbau, Nachrichtengerätemechaniker Teilkonstrukteur/Hochbau, MTA, Verwaltungsangestellter, Elektrotechniker, Bankkaufmann, grad. Betriebswirt, Informatiker.

7 dieser 28 werden inzwischen bereits im BFW Heidelberg ausgebildet. Von den restlichen 21 sind bisher 4 im BFW Heidelberg zur Ausbildung vorgemerkt.

Berufsförderungswerk Heidelberg

Medizinischer Bereich

In den beiden Jahren 1973 und 1974 befanden sich 32 Bluter zur Ausbildung im BFW Heidelberg. 7 Bluter-Rehabilitanden konnten ihre Ausbildung im Berichtszeitraum regulär abschließen. Die übrigen 25 befanden sich Ende 1974 noch (ebenfalls regulär) in der Ausbildung. Sie erlernten oder erlernen folgende Berufe:

Bürokaufmann (6), Büropraktiker (4), Betriebswirt (5), Elektroniker (5), Industriekaufmann (4), Bankkaufmann (1), Informatiker (2), Sozialarbeiter (1), Elektroingenieur (1), Feinwerkmechaniker (1), Teilkonstrukteur/Maschinenbau (1), Datenverarbeitungskaufmann (1).

Von den 32 Blutern ließ sich einer von einem Bluterzentrum in Nordrhein-Westfalen fernbetreuen, die übrigen wurden vom Hämophiliezentrum der Stiftung in der Rehabilitationsklinik Heidelberg überwacht.

Stationäre Behandlungen

Von diesen 32 mussten 14 während des Berichtszeitraumes zu stationären Behandlungen in die Rehabilitationsklinik aufgenommen werden. Dabei handelte es sich entweder um Aufnahmen wegen akuter Blutungsereignisse oder aber um Aufnahmen zu rehabilitativen Eingriffen, die zwar nicht zu einem bestimmten Zeitpunkt akut, aber notwendig waren und bei uns in Heidelberg vorgenommen werden konnten, weil sich im BFW ein Hämophiliezentrum befindet. Bei der Planung der stationären Aufnahmen aus rehabilitativen Gründen wurde auf die Ausbildung Rücksicht genommen.

Die Statistik über die Dauer der stationären Behandlungen wird durch zwei Bluter sehr ungünstig beeinflusst. Einer von ihnen musste wegen einer indirekten Folgekrankheit (transfusionsbedingte chronische Leberentzündung) 303 Tage und ein weiterer wegen einer von der Hämophilie völlig unabhängigen Krankheit (Lungentuberkulose) 53 Tage stationär behandelt werden. Diese beiden brachen deshalb auch ihre Kurse ab und wurden in spätere Ausbildungsprogramme neu übernommen. Da die Einbeziehung der Zahlen dieser beiden nicht die Situation in Bezug auf die unmittelbaren Blutungsfolgen widerspiegeln würde, wurden diese beiden bei den jetzt folgenden Zahlenangaben über die stationäre Behandlung zunächst fortgelassen. Es handelt sich also um 30 Bluter-Rehabilitanden (ohne die beiden oben erwähnten):
- Die durchschnittliche Anwesenheitsdauer im BFW Heidelberg in den Jahren 73/74 (nach Abzug der Ferien- und Heimfahrtszeiten und unter

Berücksichtigung dessen, dass eine Anzahl von Patienten bereits im Laufe von 1973 die Ausbildung beendet hatte oder erst gegen Ende 1974 mit der Ausbildung begann) betrug pro Bluter *194 Tage.*
- Während dieser Zeiten betrug der durchschnittliche Unterrichtsausfall insgesamt *3,8 Tage,* bedingt durch
  - akut notwendige stationäre Aufnahmen (pro Bluter *1,2 Tage*),
  - stationäre rehabilitative Behandlungen (pro Bluter *2,6 Tage*).

Der Unterrichtsausfall durch die stationäre Rehabilitationsbehandlung ist effektiv etwa um 2 Drittel der angegebenen Zahl geringer gewesen, da die Patienten z. T. zu Fuß und z. T. per Rollstuhl aus der Klinik in den Unterricht konnten.

Bei zusätzlicher Berücksichtigung der beiden oben erwähnten Rehabilitanden, die aus den angegebenen Gründen die Statistik ungünstig beeinflussen, betrug der durchschnittliche Unterrichtsausfall durch stationäre Behandlung – gleich welcher Indikation – dagegen pro Bluter (Durchschnitt aus 32 Blutern) *8,9 Tage.*

Während des Aufenthaltes im BFW Heidelberg erhielten alle Bluter eine begleitende krankengymnastische Therapie aus
1. rehabilitativen Gründen: zur günstigen Beeinflussung von Muskel- und Sehnenkontrakturen und zur Kräftigung der Muskulatur und Besserung der körperlichen Leistungsfähigkeit und
2. präventiven Gründen, da eine Kräftigung des Bewegungsapparates Blutungsereignissen vorzubeugen scheint.

Die krankengymnastische Therapie wurde in dieser Intensität von den Rehabilitanden vor allem deshalb akzeptiert, weil sie das sichere Gefühl hatten, bei evtl. provozierten Blutungen im Heidelberger Hämophiliezentrum sofort behandelt werden zu können.

Dies ist auch ein Grund dafür, dass die Rehabilitanden – soweit sie sich nicht aus eigener Initiative dazu meldeten – zur Sporttherapie angehalten werden konnten, vor allem in Form von Schwimmunterricht (Kraulen und Rückenschwimmen).

Ausbildungsbereich

Im pädagogischen Bereich bzw. Ausbildungsbereich kann der Bericht im Gegensatz zu der nötigen ausführlichen Darstellung der medizinischen Versorgung ganz kurz gehalten werden. Es wurden keinerlei Probleme gemeldet. Die Bluter zeigten auch keine auffälligen besonderen Verhaltensweisen. Sie fielen den Ausbildern, Betreuern und Heimleitern in keiner Weise auf.

Daraus ergibt sich: Die Prävention und Rehabilitation der Bluter stellte sich im BFW ausschließlich als eine Frage der Qualität und Organisation der medizinischen Versorgung und des Kooperationswillens der Patienten dar.

Zusammenfassung

Nach den Erfahrungen des Hämophiliezentrums der Stiftung Rehabilitation bietet der erwachsene Bluter in Bezug auf sein allgemeines Verhalten und in Bezug auf sein Verhalten im Unterricht und in der Berufsausbildung keinerlei spezielle Probleme. Krankheitsbedingte Ausfälle im Beruf hängen weitgehend von der Qualität und Organisation der medizinischen Versorgung und natürlich von der Kooperation mit dem Patienten ab.

Ich schildere Ihnen zum Abschluss die besonders lange und mühselige Rehabilitation eines Patienten mit schwerer Hämophilie A. Der Patient hatte eine akademische Ausbildung als Diplomkaufmann abgeschlossen. Bis zum 25. Lebensjahr sei er frei von Problemen gewesen, wie er uns erzählte, obgleich er nicht substituiert worden sei. Danach blutete er häufig in Knie, Ellenbogen, Schultern und Hüftgelenke. Bis zum 36. Lebensjahr konnte er mit Unterstützung gehen, dann nur noch im Rollstuhl bewegt werden. Mit 38 lag er nur noch im Bett und konnte nicht mehr aufstehen. Er lebte in einem Altersheim. Den Kontakt zur Außenwelt hielt er per Telefon, das er mit dem linken Arm bediente. Er fürchtete sehr, dass dieser Arm auch noch steif würde und drehte sich nur sehr vorsichtig im Bett. Wir nahmen ihn mit fast 41 Jahren auf, nachdem er drei Jahre ständig im Bett zugebracht hatte. Sie können sich vorstellen, was der Stuhlgang für eine Zeremonie war. Die rechte Hüfte konnte aktiv 15°, passiv 30° gebeugt werden, die linke gar nicht, das rechte Knie konnte aktiv 10°, passiv 25° gebeugt werden, das linke aus der Streckstellung gar nicht, die rechte Schulter konnte aktiv um 10°, passive um 20° abduziert werden. Der rechte Ellenbogen bewegte sich aktiv von 40–50°, passiv von 40–90° Beugung.

Der erste und schwierigste Schritt war, ihn zu bewegen, mit der Krankengymnastin aktiv zu üben, um zunächst die Beweglichkeit der Arme zu vergrößern und Muskelkraft zurückzugewinnen. Natürlich fürchtete er, auch die Mobilität im linken Arm zu verlieren, der letzten Extremität, die noch nicht versteift war. Er war sehr überrascht und erfreut, dass er 14 Tage lang trotz täglichen intensiven Trainings nicht blutete. Wenn das im Folgenden passierte, wurden die Symptome durch sofortige Substitution beseitigt, natürlich auch in den anderen Extremitäten. Damit er im Liegen lesen und arbeiten konnte, erhielt er mit Hilfe der Ergotherapeuten einen speziellen Tisch und Prismengläser, die ihm erlaubten zu lesen, ohne den Kopf zu heben. Er wurde auf ein elektrisches Kippbett gelegt, das von ihm selbst zu bedienen war. Sein Kreislauf wurde durch immer stärkeres Aufrichten für immer längere Zeiten langsam trainiert, wie man es auch bei Paraplegikern und Tetraplegikern macht. Schließlich konnte er bei 90° Aufrichtung in diesem Bett stehen. Durch das regelmäßige Stehen kam es zu einer bemerkenswerten Rekalzifizierung des Skeletts. Nach der Krankengymnastik im Bett folgten weitere Schritte der Physiotherapie: Krankengymnastik in der Schmetterlingswanne, im Schwimmbad, in der Krankengymnastikabteilung im Trockenen, schließlich Gehtraining, bis er mit Krücken 200 m laufen konnte. Sitzen wurde nur bis zu einer Hüftbeugung von 70–80° möglich. Das hielt er 2–3 Stunden aus, dann musste er wegen zu starker Hüftschmerzen wieder Stehen oder Liegen. Dabei blieb die Prismenbrille immer noch nützlich.

Einzelheiten über weitere Patienten mit Hämophilie und schwerem Faktor-VII-Mangel aus der Anfangszeit der Klinik führe ich nicht aus. Sie hatten Jahre nur noch gesessen und schwere Kniebeugekontrakturen davongetragen. Wir brachten sie wieder zum Gehen, zum Teil mit operativer Hilfe der Orthopäden. Bei ihnen konnten wir auch eine berufliche Rehabilitation im Berufsförderungswerk Heidelberg einleiten und sie dabei ambulant weiterbetreuen.

Rehabilitationsmöglichkeiten und -erfordernisse in der Hämophiliebehandlung

Darmstädter Gespräche, 11. Seminar 1995

R. Zimmermann

Einleitung

Die Rehabilitationsklinik Heidelberg verfügt als Krankenhaus der Akutversorgung über eine Abteilung Innere Medizin, eine Abteilung für Rehabilitation und eine Abteilung Nephrologie und Dialyse. Der Klinik ist ferner das Hämophiliezentrum Heidelberg zugeordnet. Für die Bluterpatienten existiert somit neben den akut-internistischen Behandlungsmöglichkeiten über die Abteilung Rehabilitation ein komplexes Angebot an rehabilitativen Maßnahmen.

Mit den Abteilungen innere Medizin, Rehabilitation und den dazugehörigen therapeutischen Bereichen ist in unserer Klinik ein ganzheitliches medizinisches und rehabilitatives Behandlungskonzept realisiert. Von ärztlicher Seite stehen Fachärzte für innere Medizin, Neurologie und ein Hals-Nasen-Ohren-Arzt zur Verfügung. Von orthopädischer Seite wird die Klinik über die Heidelberger Orthopädische Universitätsklinik versorgt. Darüber hinaus verfügt die Klinik über die Bereiche Krankengymnastik, physikalische Therapie, Ergo- und Arbeitstherapie, Logopädie, soziale Betreuung und Psychologie.

Der Patient mit mittelschwerer und insbesondere schwerer Hämophilie A und B ist durch eine lebenslange Blutungsneigung gekennzeichnet. Im Vordergrund stehen Gelenk-, Muskel- und Hautblutungen. Weiterhin muss mit Nasenbluten, Nierenbluten, Zahnwechselblutungen, Magen-Darm-Blutungen und seltener auch zerebralen Blutungen gerechnet werden. Ferner sind Blutungserscheinungen bei operativen Eingriffen, Zahnextraktionen und Verletzungen zu erwarten. Als Folge von Muskel- und Gelenkblutungen sowie auch seltenen zerebralen Blutungen ist beim Hämophiliepatienten in Abhängigkeit vom Schweregrad der Erkrankung und der Möglichkeit der Gerinnungsfaktor-Substitution mit einer Behinderung zu rechnen. Früher war das Schicksal des Bluterpatienten durch das Verbluten, die schwere Behinderung bis zur Verkrüppelung, den sozialen Abstieg und die Verarmung gekennzeichnet. Ein zusätzliches Problem stellte die mögliche Virusinfektion nach Produktion von Gerinnungsfaktoren-Hochkonzentraten aus großen Plasmapools dar.

Die Notwendigkeit zur Rehabilitation kann sich schon beim jugendlichen Bluterpatienten stellen. Bei selteneren Blutungskomplikationen oder frühzeitigem Beginn mit einer Faktor VIII-/IX-Dauersubstitutionsbehandlung treten

Behinderungen erst im späteren Lebensalter oder gar nicht auf. Nach neueren Untersuchungen stellt die frühzeitige Dauersubstitutionsbehandlung die entscheidende Voraussetzung dar, um den Bluterpatienten vor einer Behinderung zu bewahren oder den Eintritt der Behinderung in ein möglichst hohes Lebensalter hinauszuschieben.

Eine zusätzliche und wichtige Bedeutung für die Verhinderung von Blutungskomplikationen und Beseitigung ihrer Folgen kommt der krankengymnastischen Übungsbehandlung zu. Die Kombination von rechtzeitiger und ausreichender Versorgung mit qualitativ hochwertigem Faktor-VIII-Konzentrat mit der frühzeitigen krankengymnastischen Übungsbehandlung stellt eine wichtige Voraussetzung für ein Leben ohne höhergradige Behinderungen dar.

Substitutionsbehandlung

Die Möglichkeit der Substitution des fehlenden Blutgerinnungsfaktors hat die entscheidende Wende in der Behandlung der Hämophiliekrankheit gebracht. Heute stehen hochgereinigte Gerinnungsfaktorenkonzentrate aus menschlichem Plasma und neuerdings auch gentechnisch produzierte Faktor-VIII-Konzentrate zur Verfügung. Dosierungsempfehlungen wurden von der Arbeitsgruppe „Hämophiliebehandlung" der Gesellschaft für Thrombose und Hämostaseforschung niedergelegt und als Consensus-Empfehlung zur Hämophiliebehandlung in Deutschland mehrfach publiziert. Entscheidend ist die frühzeitige Behandlung von akuten Blutungen. Bereits nach der ersten schweren Gelenk- oder sonstigen Blutung sollte bei schwerer Hämophilie eine Dauersubstitutionsbehandlung erwogen werden. Die möglichst frühzeitige Substitution bei akuter Blutung limitiert das Blutungsereignis und spart oft eine Vielzahl von weiteren Injektionen.

Krankengymnastische Behandlung

Die krankengymnastische Übungsbehandlung ist neben der Substitutionstherapie die wichtigste Maßnahme zur Vermeidung von schweren Behinderungen als Folge wiederholter Gelenk- und Muskelblutungen. Schwere Gelenkdeformitäten und Kontrakturen lassen sich nur vermeiden, wenn schon im Kindesalter konsequent behandelt wird. Dabei muss dem Patienten bzw. im jugendlichen Alter den Eltern erklärt werden, dass es sich um eine jahrelange Behandlung handelt, die nur bei entsprechender Motivation und Konsequenz aller Beteiligten zum Erfolg führt.

Erkennen von Defiziten. Beim stehenden oder nur langsam gehenden Patienten ist das Erkennen von Defiziten oft nicht möglich. Ein gestörtes Gangbild zeigt sich oft erst beim schnelleren Gehen oder Laufen. Dabei wird z. B. zuerst der Vorfuß aufgesetzt, ein Bein kann nicht gestreckt oder in Streckung gehalten werden. Neben der Inspektion ist die Palpation bei der Diagnostik von Gelenkdeformitäten, Gelenkergüssen oder frischen Blutungen hilfreich. Weiterhin sind Messungen der Gelenkbeweglichkeit mit der Normal-Null-Methode sowie Umfangmessungen zur Beurteilung einer Athrophie der Muskulatur notwendig. An apparativen Methoden stehen die Ultraschalluntersuchung, Röntgendiagnostik und die Kernspintomografie zur Verfügung.

Prinzipien der krankengymnastischen Übungsbehandlung. Durch körperliche Aktivität und krankengymnastische Übungsbehandlung sollte ein optimaler Trainingszustand der gesamten Muskulatur angestrebt werden. Ein guter Trainingszustand schützt damit vor weiteren Blutungen in Muskeln und Gelenke. Das Auftreten von Muskelatrophien und -kontrakturen wird verhindert.

Bei der Durchführung der krankengymnastischen Übungsbehandlung sind eine Reihe von Richtlinien zu berücksichtigen. Im Einzelnen gehen diese aus der Übersicht (s. unten) hervor. So sind Stoß-, Hüpf- und Sprungübungen sowie Übungen mit langem Hebelarm zu meiden. Ferner verbietet sich z. B. ein 4-Füßler oder Kniestand.

Grundsätzlich empfehlen wir vor jeder krankengymnastischen Übungsbehandlung eine Substitution mit Faktor-VIII-/IX-Konzentrat in einer Dosierung von 20–40 IE/kg KG. Die jeweils minimal wirksame Dosis muss individuell ermittelt werden. Oft erweist sich eine Dosis von 20 IE/kg KG als ausreichend. Bei angemessener Faktor-VIII-Substitution ist auch die früher kontraindizierte vorsichtige Massage und eine Wärmeanwendung möglich.

Prinzipien der krankengymnastischen Behandlung
- Substitution vor krankengymnastischer Behandlung bei schwerer Hämophilie Bewegung gegen gut dosierten Widerstand
- Keine Stoß- Hüpf- oder Sprungübungen
  Keine Übungen mit langem Hebelarm
- Kein 4-Füßler oder Kniestand
- Keine Partnerübungen
- Keine Massage (nur weiche Lockerungsgriffe auf verspannte Muskulatur)
- Keine Wärmeanwendung
- Passive Bewegungen, wenn sie gehalten werden können (unter Substitution)
- Kein plötzliches Nachlassen des Widerstandes. Behandlungstische müssen gepolstert sein

---

Behandlung bei akuten Blutungen. Nach akuten Blutungen sollte die Gelenk- und Muskelfunktion zur Verhinderung eines Dauerschadens möglichst rasch wiederhergestellt werden. Das gleiche Vorgehen ist bei wiederholter Einblutung in Gelenke und Muskeln notwendig. Die Kräftigung der Muskulatur schützt vor neuerlichen Blutungen. Die frühzeitige Mobilisation fördert darüber hinaus die Resorption des Gelenkergusses. Ferner kann damit eine Schmerzlinderung erzielt werden.

Bezüglich des Kniegelenks ist zu berücksichtigen, dass eine über 2–3 Wochen anhaltende Beugestellung eine aktive Streckung oft nicht mehr möglich macht. Wiederholte Blutungen können zu einem Gangbild mit Kniebeugung, Spitzfuß und Hüftbeugung führen. Am zweithäufigsten treten Blutungen in das obere Sprunggelenk auf. Bei unzulänglich behandelten Blutungen im Hüftgelenk resultiert eine Beugehaltung. Übungen müssen in Seitenlage durchgeführt werden. Bei Blutungen ins Ellbogengelenk hat sich eine Lagerung in Mittelstellung bewährt. Es sollte baldmöglichst eine volle Streckung angestrebt werden. Bei ersten Anzeichen einer Dauerschädigung muss eine konsequente krankengymnastische Übungsbehandlung bereits im jugendlichen Alter beginnen. Erst damit ist es möglich, bei gleichzeitiger ausreichender Substitution Dauerschäden zu verhindern (s. Übersicht).

Bedeutung krankengymnastischer Behandlung
1) Verhinderung der Einschränkung von Gelenkfunktionen durch Muskelatrophie nach Blutungen
2) Schutz vor wiederholten Gelenk- und Muskelblutungen mit geringerer Häufigkeit von Muskelblutungen durch guten Trainingszustand
3) Ziel eines optimalen Trainingszustandes der Muskulatur
4) Erhaltung der körperlichen Aktivität und Unabhängigkeit

Methoden der krankengymnastischen Behandlung. Unter der Vielzahl der zur Verfügung stehenden Behandlungstechniken haben sich insbesondere bewährt:

● PNF (propriozeptive neuromuskuläre Fazilitation),
● die Schlingentisch-Behandlung,
● manuelle Therapie und
● die Methode nach Maitland.

Die PNF-Methode wurde von Kabat und Mitarbeitern in Kalifornien zunächst für die Behandlung von Lähmungen entwickelt. Ihr liegt das Prinzip des fazilitierenden Effektes des Widerstandes zugrunde. Bei einer Stimulation des motorischen Kortex erfolgt die Muskelkontraktion stärker bei fixiertem Gelenk. Andererseits löst auch ein unterschwelliger Reiz bei fixiertem Gelenk eine Muskelkontraktion aus. Wichtig ist es, den für den jeweiligen Patienten optimalen Widerstand zu erfassen. Mit dieser Methode lässt sich in hervorragender Weise eine Kräftigung der Muskulatur erzielen.

Als weitere Methode hat sich die Schlingentisch-Behandlung bewährt. Die Methode ist zeitlich sehr aufwendig. Es lässt sich damit aber ein Training der Muskulatur mit Hilfe von Gewichten erreichen. Durch diese Übungen und Einsatz von Gewichtszügen lassen sich Kontrakturen durch Anwendung von Dehnlagerungen mobilisieren. Die Technik kann im Sinne einer Ganzkörpermethode oder in Form einer Teilaufhängung von Extremitäten erfolgen.

Weitere häufig eingesetzte Methoden sind die manuelle Therapie und die Methode nach Maitland. In Einzelfällen kann auch die Behandlung nach Vojta zu guten Erfolgen führen.

Orthopädische Maßnahmen

Bei fortschreitenden Gelenkveränderungen können auch heute noch operative Maßnahmen notwendig werden; sie stellen einen wichtigen Beitrag zur Rehabilitation des Bluterpatienten dar. Dies betrifft ältere Bluterpatienten, bei denen in der Jugend Gerinnungsfaktorenkonzentrate nicht zur Verfügung standen. Aber auch bei jüngeren Patienten treten bei unzureichender Substitutions- und krankengymnastischer Übungsbehandlung degenerative Gelenkveränderungen auf. Bei fortgeschrittener hämophiler Arthropathie können eine Synovektomie, eine Synoviorthese, Umstellungsosteotomien oder ein endoprothetischer Gelenkersatz in Frage kommen. Die Durchführung dieser Eingriffe ist mit Hilfe der heutigen Substitutionsbehandlung in Zusammenarbeit mit einem erfahrenen Hämophiliebehandler ohne Blutungskomplikationen möglich.

Körperliches Training und Sport

Um den Trainingszustand des Bewegungsapparates in optimalem Zustand zu erhalten, sollte – sofern keine schweren Gelenkveränderungen vorliegen – der Bluterpatient zu einem regelmäßigen körperlichen Training angehalten werden. Schwimmen ist dabei als Sportart generell sehr gut geeignet. Beim Brustschwimmen sollte allerdings auf den dabei üblichen kräftigen Beinschlag verzichtet werden. Für Wandern, Jogging, Radfahren und ähnliche Übungen ist eine vorangehende ärztliche Beurteilung des körperlichen Zustandes notwendig. Im Einzelnen sind sinnvolle Sportarten in der folgenden Übersicht aufgeführt. Kampf-, Spiel- und Sportarten, bei denen ein unkontrollierbarer Körperkontakt mit sportlichen Gegnern gegeben ist, sind wegen der damit verbundenen Verletzungsgefahr ungeeignet (z. B. Fußballspielen usw.).

Möglichkeiten sportlicher Betätigung
- Schwimmen
- Radfahren
- Gymnastik
- Wandern
- Jogging
- Skilanglauf
- Badminton
- Minigolf, Golf
- Bogenschießen

Ergotherapie

Die Durchführung einer ergotherapeutischen Behandlung ist insbesondere bei Störungen im neurologischen und Hirnleistungsbereich indiziert. Bei Hämophiliepatienten gehören dazu die glücklicherweise äußerst selten auftretenden Hirnblutungen. Geübt werden dabei die Motorik, Koordination, Sensibilität, Hirnleistung, Wahrnehmung und die Sprache. Damit kann auch eine Besserung des psychischen Allgemeinzustandes erreicht werden.

Im Rahmen des Hirnleistungstrainings werden Konzentration, Ausdauer, Gedächtnis, logisch-analytisches und räumliches Denken geübt. Das Wahrnehmungstraining befasst sich mit Sehstörungen sowie Schwächen in der Orientierung. Das motorisch-funktionelle Training ist bei Störungen der Grob- und Feinmotorik indiziert. Es führt zu einer Verbesserung der motorischen Störungen, der Sensibilität und der Koordination. Bei schwer geschädigten Patienten müssen auch alltägliche Dinge wie An- und Ausziehen, persönliche Hygiene, Essen und Trinken sowie die Schreibfähigkeit trainiert werden. Zu den weiteren Aufgaben der Ergotherapeuten gehört die Hilfsmittelberatung, -versorgung und -anpassung.

Arbeitstherapie

Arbeitstherapeutische Maßnahmen sind normalerweise der späteren beruflichen Rehabilitation im Rahmen einer AHB vorbehalten. Bei vielen Patienten ist es allerdings sinnvoll, die Vorbereitung zur beruflichen und sozialen Wiedereingliederung bereits in der frühen Phase der Rehabilitation zu beginnen. Das Augenmerk sollte auf die Grundarbeitsfähigkeiten gelenkt werden. Instrumentelle, konzentrative und psychologische Grundarbeitsfähigkeiten werden unterschieden. Zur instrumentellen Grundarbeitsfähigkeit gehört das Wiedererlangen der Fein- und Grobmotorik, Koordination und Geschicklichkeit. Konzentration, Gedächtnis und Merkfähigkeit machen die konzentrative Arbeitsfähigkeit aus. Rechtzeitig sollte auch das psychologische Verhalten allein in Gruppen und in der Kommunikation geübt werden.

Logopädie

Probleme im sprachlichen Bereich sind bei Bluterpatienten lediglich im Rahmen von Hirndurchblutungsstörungen oder Hirnblutungen zu berücksichtigen. In unserem Patientengut waren Hämophiliepatienten erfreulicherweise selten betroffen. In Einzeltherapie wird im Rahmen der logopädischen bzw. sprachtherapeutischen Behandlung die vorliegende Sprachstörung therapiert. Die Übungen werden in der Regel in Form einer Einzeltherapie durchgeführt. Bei schweren Störungen muss auch eine Mund- oder Esstherapie durchgeführt werden. Darüber hinaus gehören auch Atemübungen zum Therapiebereich der Logopädie.

Sozialdienst

Der Kliniksozialdienst ergänzt die medizinische Versorgung der Patienten durch Beratung in persönlichen, sozialen und sozialrechtlichen Fragen. Grundlage der sozialen Betreuung ist die Erhebung der sozialen Anamnese. Zu den wichtigsten Aufgaben gehört die Beratung und Auskunft sowie die Vermittlung an Leistungsträger von Krankenkassen, Rentenversicherungsträgern sowie Sozialstationen. Ferner gehört dazu die Abklärung und Beantragung von so genannten Hilfen. Nach der stationären Entlassung kann der Dienst von Sozialstationen oder mobiler Hilfsdienste erforderlich werden. Die Beratung betrifft AHB, Erlangung des Führerscheins sowie die Hilfe in der behindertengerechten Ausstattung von Personenkraftwagen.

Ferner sollen Probleme bei der beruflichen ggf. stufenweisen Wiedereingliederung gelöst werden. Schwierigkeiten stellen sich auch immer wieder bei Anträgen nach dem Schwerbehindertengesetz. Hierbei geht es um die Feststellung des Grades der Behinderung sowie die Erlangung von Nachteilsausgleichen (z.B. „G" für Gehbehinderung). Auch im Rahmen von Rentenverfahren wird eine wertvolle Unterstützung gewährt.

Psychologische Betreuung

Nach früheren Untersuchungen litten jugendliche Hämophile zwei- bis dreimal häufiger an psychischen Störungen als altersgleiche gesunde Personen. Nach neueren Untersuchungen scheint aber kein Zusammenhang mehr mit dem Ausmaß der körperlichen Beeinträchtigung und der psychischen Gesundheit zu bestehen. Möglicherweise ist dies durch die wirksamen Behandlungsmöglichkeiten der Bluterkrankheit in der heutigen Zeit zu erklären. Nach Untersuchungen aus dem Jahre 1988 macht die Mehrzahl der hämophilen Jugendlichen eine unauffällige Entwicklung durch. Dennoch kommt der psychologischen Beratung bereits im Rahmen der Kindererziehung eine wichtige Bedeutung zu.

Bei der Anleitung der Eltern in Erziehungsfragen müssen Überbehütung und Verwöhnen der bluterkranken Kinder vermieden werden. Genauso schädlich ist eine Überforderung des jugendlichen Hämophiliepatienten. Die Erziehung zur Kompensation im intellektuellen Bereich oder ein Leugnen der Erkrankung wird immer wieder beobachtet. Entscheidende Aufgabe der psychologischen Betreuung ist in diesen Fällen das Anstreben eines goldenen Mittelweges.

Die Infektionsgefährdung der Bluterpatienten und insbesondere die Infektion mit dem HI-Virus hat in der Betreuung und Behandlung der Hämophiliepatienten zu ganz besonderen Problemen geführt. Die Behandlung erfolgt dabei in Form einer Einzelbetreuung. Darüber hinaus wurde eine Selbsthilfegruppe für HIV-positive Bluterpatienten in Heidelberg gegründet.

In Gesprächen mit den Bluterpatienten waren dabei immer wieder folgende Themen von besonderer Bedeutung. Wichtig war ein Informationsaustausch mit anderen Patienten über Medikamente und alternative Behandlungsstrategien. Fragen wurden zur Infektionsgefahr für Dritte, z. B. bei der Zahnbehandlung, sowie über Partnerschaft und Sexualität gestellt. Als besondere Probleme wurden Isolation und Einsamkeit sowie die Geheimhaltung des HIV-Status und der Umgang mit der eigenen Hilfsbedürftigkeit genannt. Ferner wurde Angst vor dem Sterben und das Nachdenken über den Tod angesprochen.

Drei Bewältigungsstrategien sollen dabei als besonders hilfreich und sinnvoll hervorgehoben werden:

1) Bei der Suche nach sozialer Unterstützung haben insbesondere die Patienten profitiert, denen es gelang, eine vertrauensvolle Beziehung zu Freunden, Eltern und Partnerinnen aufzubauen.

2) Patienten, die im Rahmen der Selbsthilfegruppe ihre Erfahrungen zur medikamentösen Behandlung austauschten, entwickelten die Hoffnung auf ein „Leben nach der Krankheit" und fühlten sich dabei subjektiv wohler.

3) Auch ein Nachdenken über die eigene Endlichkeit ließ die Bluterpatienten gelassener in die Zukunft blicken. Diese Strategie schien sich, obwohl scheinbar zur 2. Strategie widersprüchlich, gut zu ergänzen. Einen weiteren wichtigen Punkt der psychologischen Aufgaben stellt die Supervision von Personal dar, das mit schwerstkranken Patienten ständig zu arbeiten hat.

Hier gilt es, Überforderung und ein „Burn-out"-Syndrom zu vermeiden. Bei Patienten, bei denen eine Wiederaufnahme des Berufes ansteht, ist die Durchführung so genannter neuropsychologischer Testung ein wichtiges Hilfsmittel, um die Leistungsfähigkeit festzulegen und weitere Voraussetzungen für eine berufliche Wiedereingliederung zu schaffen.

Zusammenfassend soll festgehalten werden, dass aufgrund der Fortschritte in der Behandlung der Bluterkrankheit Behinderungen seltener und erst im höheren Lebensalter auftreten. Entscheidend ist die rechtzeitige und ausreichende Substitution mit qualitativ hochwertigen Gerinnungsfaktoren-Konzentraten und der frühzeitige Beginn einer konsequenten Dauersubstitutionsbehandlung. Bei Auftreten erster muskulärer oder Gelenkdefizite muss zusätzlich eine krankengymnastische Übungsbehandlung begonnen werden.

Aufgrund dieser Fortschritte in der Therapie ist in der Hämophiliebehandlung die Notwendigkeit zur Durchführung rehabilitativer Maßnahmen erfreulicherweise seltener geworden. Die weitere Optimierung und Sicherheit von Gerinnungsfaktorenkonzentraten dürfte gewährleisten, dass die Situation des Bluterpatienten sich auch in Zukunft weiter verbessern wird.

Konzept zur Rehabilitation von Kindern und Jugendlichen mit Hämophilie*

J. WEISSER

Betroffener Personenkreis

Kinder und Jugendliche mit angeborenen oder erworbenen (nicht nur vorübergehenden) Erkrankungen des Gerinnungssystems (Hämophilien und Thrombophilien) und deren unmittelbare oder mittelbare Folgen bzw. mögliche/drohende Folgen und resultierende Behinderungen. Adressaten der Empfehlungen: Kinder und Jugendliche, ihre Eltern und andere Angehörige und sonstige, für diese Kinder und Jugendliche mitverantwortliche Personen.

Definitionen

Behinderung wird nach der ICIDH-Klassifikation folgendermaßen charakterisiert: feststellbarer Schaden („impairment"), funktionelle Einschränkung („disability"), resultierende Beeinträchtigung auf sozialer Ebene („handicap") (BAR 1994a).

Rehabilitation umfasst alle Maßnahmen, die notwendig sind, eine Behinderung abzuwenden, zu beseitigen, zu bessern, ihre Verschlimmerung zu verhüten oder ihre Folgen zu mildern und dem Betroffenen einen seinen Neigungen und Fähigkeiten entsprechenden Platz in allen Bereichen des Lebens und der Gemeinschaft wie Familie, Schule, Beruf und Alltag zu sichern (BAR 1994a; VEERB 1990). Dementsprechend gibt es unterschiedliche Arten der Rehabilitation: Medizinische, schulisch-pädagogische, berufliche (Berufsfindung und -ausbildung), soziale, psychologische und psychosoziale Ziele der Rehabilitation.

Ziele der Rehabilitation

Allgemeine Ziele. Integration in alle Bereiche des sozialen Umfeldes (Familie, Kindergarten, Schule, Berufsausbildung, Beruf, Freizeit und Sport) d.h.

---

* Aus Sozialpädiatrie, Kinder- und Jugendheilkunde, 21. Jahrgang 11–12/99

möglichst unbeeinträchtigte Teilnahme an den dem Alter und der Entwicklung entsprechenden Aktivitäten und die unbeeinträchtigte Erfüllung der Anforderungen im sozialen, schulischen und beruflichen Bereich.

Spezielle Ziele bei Kindern und Jugendlichen (Entwicklungsrehabilitation/ Habilitation). Beim Kind hemmen Erkrankungen und Behinderungen zusätzlich primär nicht betroffene Fähigkeiten und bedingen sekundäre Entwicklungsschäden und Behinderungen. Hier ist Rehabilitation gleichzeitig Entwicklungsrehabilitation oder überhaupt erst Habilitation. Entwicklungsrehabilitation soll zum Ausdruck bringen, dass parallel zwei Prozesse – natürliche Entwicklungsphasen und therapeutische/rehabilitative Ziele – zu berücksichtigen sind; Habilitation soll verdeutlichen, dass es sich beim Kind oft nicht um eine Wiederbefähigung, sondern überhaupt erst um eine Befähigung handelt.

Alters- und entwicklungsspezifische Risiken

Im Rahmen der Rehabilitation sind alters- bzw. entwicklungsspezifische Risiken wie unvollständige statomotorische Entwicklung mit häufigem Hinfallen, kindlicher Bewegungsdrang und mangelnde Einschätzung und Erkennung von Gefahren (Unfallrisiko) und Symptomen, aber auch scheinbare Kleinigkeiten wie der Zahndurchbruch, zusätzlich zu berücksichtigen.

Einbeziehung der Familie. Eine Erkrankung oder Behinderung eines Kindes betrifft stets die gesamte Familie. Rehabilitationsmaßnahmen sollten deswegen auch unter dem Aspekt der Entlastung des Systems Familie insbesondere der Geschwister geplant und durchgeführt werden, d.h. möglichst ambulant und wohnortnah.

Inhalte der Rehabilitation

Rehabilitation als komplexer Prozess macht ein umfangreiches Prozedere der verschiedensten Fachrichtungen erforderlich.

Aufklärung und konsiliarische Beratung

Am Anfang steht die Aufklärung über Art (Pathophysiologie), Ursache (z.B. Heredität) und Therapie (Wirkung und Nebenwirkungen) der Erkrankung sowie die Konsequenzen für die Lebensgestaltung. Die Aufklärung hat sich nach Form und Inhalt an der kognitiven Entwicklung und am Bildungsgrad des Adressaten zu orientieren (Kurme 1994). Sie zielt auf alltagspraktischen Umgang mit der Erkrankung und ihren möglichen oder tatsächlichen Folgen und auf den Abbau von unbegründeten Ängsten und Befürchtungen.

Adressaten der Aufklärung sind der Betroffene, seine Eltern und Sorgeberechtigten, aber auch Erzieher, Lehrer, Ausbilder, Vorgesetzte, Führungskräfte und u. U. Mitschüler oder Arbeitskollegen. Mitbehandelnde Arzte (Chirurgen, HNO-Ärzte) und Zahnärzte, die mit Gerinnungsstörungen nicht vertraut sind, sind konsiliarisch zu beraten, um eine familiennahe Betreuung zu gewährleisten.

Selbständigkeitstraining

Die Betroffenen sollen im Umgang mit der Erkrankung so trainiert werden, dass sie eigenständig und ohne u. U. zeitaufwendige Inanspruchnahme von Fachkräften die Erkrankung und ihre (möglichen) Folgen präventiv bzw. prophylaktisch und auch therapeutisch beherrschen. Dadurch soll erreicht werden, dass der reguläre alltägliche Ablauf in allen Lebensbereichen so wenig wie möglich beeinträchtigt wird (BEHA, o. J.).

Erkennen von Symptomen. Die Betroffene sollen lernen, Manifestationen der zugrunde liegenden Erkrankung frühzeitig zu erkennen, z. B. die beginnende Gelenkblutung („Blutungsaura") oder Zeichen verminderter Durchblutung oder von Thrombosen bei thrombophilen Erkrankungen.

Bewertung von Symptomen. Die Symptomatik muss bezüglich ihrer Bedrohlichkeit wie der weiteren diagnostischen und therapeutischen Konsequenzen bewertet werden. Dies soll zu korrekten Entscheidungen führen wie: Beobachtung der weiteren Entwicklung, eigenständige Bestimmung der Antikoagulanzienwirkung [INR/Quick, PTT mit Coagucheck(R) bzw. Coagucheck(R) plus], sofortige prophylaktische oder therapeutische Maßnahmen (z. B. Ruhigstellung, Faktorensubstitution) im Sinne einer Heim-Selbstbehandlung oder telefonische Beratung durch ein Hämophiliezentrum.

Handhabung der Therapie

Wahl der Behandlung. Nach der Symptombewertung erfolgt die Wahl der Behandlung je nach zugrundeliegender Gerinnungsstörung in der Regel stufenplanmäßig in folgender Reihenfolge: beobachtendes Zuwarten, Schonung und Entlastung, Heim-Selbstbehandlung/Substitution, Physiotherapie und schließlich klinische Behandlung. Zuwarten birgt das Risiko, dass später doch mit nun höheren Dosen substituiert werden muss. Es erfordert deswegen viel Erfahrung des Patienten wie des Behandlers. Das für die jeweils vorliegende Gerinnungsstörung am besten geeignete Medikament bzw. die geeignetste Substitutionsform legt der Arzt (ggf. im speziellen pädiatrischen Behandlungszentrum) nach dem jeweiligen Stand der Erkenntnisse für die Intervalle zwischen den Konsultationen fest.

Dosisfestlegung. Je nach Art der Gerinnungsstörung und ihren Symptomen oder Manifestationen sowie aufgrund von Laborparametern können unterschiedliche Dosierungen notwendig oder ausreichend sein (z.B. Gerinnungsfaktoren, Antikoagulanzien). Die Dosisfestlegung muss auch die Dauer der Substitution umfassen. Überdosierungen sind möglich (Faktor IX, Antikoagulanzien) oder kostentreibend (Faktor VIII). Sofern der Patient oder seine Angehörigen in der Gerinnungsselbstkontrolle aus Kapillarblut trainiert sind, können auch sie lernen, die Antikoagulanziendosis selbst festzulegen.

Applikation der Medikamente. Die Anwendung insbesondere von Gerinnungspräparaten zur i.v.-Anwendung setzt Hygienebewusstsein voraus. Die hohen Kosten der Präparate gebieten Vermeidung von Verlust, Zerstörung, Verfall und Verderb. Die i.v.-Applikation von Gerinnungspräparaten setzt kognitive (räumliche Strukturierung) sowie motorische Fähigkeiten voraus. Da sich diese bei Kindern erst allmählich entwickeln, sind diese Fähigkeiten ggf. auch bei Angehörigen, die die Applikation dann durchführen müssen, zu trainieren (BEHO, oJ.). Die bei kleineren Kindern für eine regelmäßige i.v. Applikation oft nicht geeigneten Venenverhältnisse setzen die Injektion durch einen (Kinder-)Arzt voraus oder die Implantation eines Port-Systems, welches auch von Angehörigen nach entsprechendem Training punktiert werden kann.

Spezielle Therapieverfahren. Die Substitution fehlender Gerinnungsfaktoren (Faktor VIII, Faktor IX, Von-Willebrand-Faktor) durch die Betroffenen ist im Rahmen der Rehabilitation anzustreben und mit den zur Verfügung stehenden Faktorenkonzentraten in der Regel auch zu erreichen. Gleiches gilt für die Stimulation der endogenen Produktion von Gerinnungsfaktoren (DDAVP) sowie für Hemmkörperregime durch Induktion der Gerinnung mit Hilfe von Bypass Aktivitäten oder Faktor-VII-Präparaten. Hemmkörperregime durch Gabe von porzinem Faktor VIII erfordern engere ärztliche Betreuung und Beobachtung, schließen aber eine Heim-Selbstbehandlung nicht grundsätzlich aus. Die Dosierung von Antikoagulanzien vom Phenprocoumon-Typ (Vitamin-K-Antagonisten) erfordert wegen der Laborparameter engere Zusammenarbeit mit dem Arzt. Low-dose-Heparin sowie die Gabe niedermolekularer Heparine (für Kinder z.Z. noch nicht zugelassen) sind im Rahmen einer Heim-Selbstbehandlung möglich, ebenso die Anwendung von Azetylsalizylsäure. Thrombolytische Therapien sind nur klinisch möglich.

Entlastungs- und Physiotherapiemaßnahmen. Entlastungsmaßnahmen durch Ruhigstellung sollen von den Betroffenen nach entsprechender Einweisung festgelegt werden, ebenso örtliche Anwendungen zur Schmerzlinderung (Kühlung, Salbenverbände). Physiotherapeutische Maßnahmen erfordern zusätzlich die Information des Physiotherapeuten, insbesondere wenn die Therapiemaßnahmen der Situation angepasst vorgenommen werden müssen, z.B. isometrische Übungen bei/kurz nach Gelenkblutungen zur Vermeidung von Inaktivitätsatrophien oder vermehrt phasische/isotonische Übungen im Intervall.

Prophylaktische Maßnahmen und Behandlungsregime

Blutungs- und Thrombosevermeidung. Die Blutungs- bzw. Thrombosevermeidung hat Vorrang vor der Therapie. Bei Kindern und Jugendlichen dominieren die hämophilen Erkrankungen. Wenn die Rehabilitation auch nach möglichst unbeeinträchtigter Lebensentfaltung verlangt, so sollten dennoch besonders riskante Aktivitäten, wie Fußball, Hockey, Rudern oder unfallträchtige Unternehmungen (Klettern, Raufereien), vermieden werden.

Prophylaktische Substitution. Die gute Verträglichkeit der meisten Gerinnungspräparate hat bei den hämophilen Erkrankungen zu einer Verschiebung von den blutungsvermeidenden Maßnahmen zur prophylaktischen Substitution geführt. Insbesondere gilt dies auch für Kinder mit ihrer Bewegungsfreude. Diese gewaltsam zügeln zu wollen, wäre nicht im Sinne einer psychosozialen Rehabilitation (Handicap-Vermeidung). Eine prophylaktische Substitution kann deswegen entweder zu festgelegten Terminen (z.B. 2- bis 3-mal pro Woche je nach Art der Hämophilie) oder an den Aktivitäten orientiert vorgenommen werden, z.B. an den Tagen mit Sport oder im Hinblick auf wichtige Ereignisse. Zuvor ist durch Recovery bzw. Halbwertszeitbestimmung zu sichern, dass Hemmkörper nicht vorliegen, so dass die o.g. empirischen Spritzintervalle voraussichtlich ausreichend sein werden.

Unterrichtung über unerwünschte Wirkungen und Risiken

Medikamente. Hämophile sind über gerinnungshemmende und damit risikobehaftete Medikamente – in erster Linie Azetylsalizylsäure – zu unterrichten.

Lebensweise. Patienten mit Thrombophilie sind auf die Gefahren langen Sitzens (Fernreisen, Fernsehen) oder Liegens (Krankheit) hinzuweisen. Bestimmte Nahrungsmittel können durch ihren hohen Vitamin-K-Gehalt die Wirkung von Antikoagulanzien abschwächen.

Zusammenarbeit mit den Behandlern. Selbst die erfolgreichste Rehabilitation durch Selbständigkeit in allen bisher genannten Punkten befreit nicht von der Notwendigkeit eines regelmäßigen Kontaktes mit den behandelnden Ärzten und Physiotherapeuten. Zur Zusammenarbeit gehören: Wahrnehmung von Terminen, Führung von Ereignisprotokollen (z.B. Blutungen), Aufzeichnung des Medikamentenverbrauchs einschließlich Dokumentation nach dem seit 1.7.98 gültigen Transfusionsgesetz und Rücksprache in Zweifelsfällen.

Intensität und Häufigkeit der Kontakte sind abhängig von der Art der Erkrankung, ihres individuellen Verlaufs einschließlich Komplikationen und auch vom Wandel der therapeutischen Methoden. Das Vorgehen sollte von den Betroffenen wie von den Behandlern einvernehmlich festgelegt werden.

Sekundär- und Zweiterkrankungen und -behinderungen

Sekundärerkrankungen und -behinderungen. Hämophilie und Thrombophilie können zu Schäden durch Blutung oder Gefäßverschluss führen. In Form bleibender Behinderung manifestieren sie sich am folgenreichsten am ZNS und den Gelenken. Insbesondere die ZNS-Manifestationen führen in Form von (Hemi-)Paresen, Para- und Tetraplegien sowie neuropsychologischen Schäden (mentale und kognitive Beeinträchtigung, Aphasien, Teilleistungsstörungen) zu schwerwiegenden Folgen. Sie sind dem Grundleiden oft überwertig und bestimmen so den weiteren Weg. HIV-Infektion und AIDS sowie Hepatitis B und insbesondere C nach Gabe von Hämoderivaten sind die bislang schwerwiegendsten Sekundärerkrankungen. Die Rehabilitationsmaßnahmen müssen beidem gerecht werden.

Begleiterkrankungen und -behinderungen. Wie die Sekundärerkrankungen und -behinderungen bestimmen zufällig begleitende Erkrankungen und Behinderungen den Rehabilitationsweg mit.

Soziale Behinderung als Begleitphänomen. Insbesondere das Kind ist bei der Rehabilitation auf die Hilfe seiner Eltern und seiner Familie angewiesen. Ist dieses Umfeld nicht in der Lage, die ihm übertragene Aufgabe zu übernehmen, so bestimmt und erfordert dies Rehabilitationsmaßnahmen seitens Dritter wie Heime, Internate, Pflegeeltern, (Kinder-)Kliniken und Hämophiliezentren.

Beteiligte Fachdienste

Die Betreuung von Kindern und Jugendlichen mit Gerinnungsstörungen, insbesondere wenn Sekundär- oder Zweiterkrankungen oder soziale Behinderungen vorliegen, ist nur fach-/berufsübergreifend möglich.

Medizinische Betreuung

Hämostaseologie. Aufgabe der Hömostaseologie (innere Medizin, Laboratoriumsdiagnostik, Pädiatrie) ist die exakte Diagnostik und die Festlegung der optimalen Therapieform (z.B. Substitution, Antikoagulation) sowie die Überwachung der Gerinnungsparameter.

Pädiatrie/Kinder- und Jugendmedizin. Aufgabe der Pädiatrie ist die Erkennung und Zuordnung der Anfangssymptomatik bei Erstmanifestation und die Behandlung, insbesondere die alltäglichen Maßnahmen (z.B. Bewertung von Blutungsereignissen bzw. deren Differentialdiagnose, Injektion bei ungünstigen Venenverhältnissen) und die Einbettung der medizinischen Maßnahmen in den Kontext von allgemeiner Pädiatrie, Familie und sonstigem Umfeld (Kindergarten, Schule, soziale Ereignisse, Selbsthilfegruppen). Kinder sollten in pädiatrisch erfahrenen Hämophiliezentren betreut werden.

Neuropädiatrie/Neurologie. Ist es zu sekundären Beteiligungen des ZNS oder auch des peripheren NS gekommen, so sollte in Abhängigkeit vom Alter die Neuropädiatrie bzw. Neurologie einbezogen werden.

Orthopädie. Bei sekundären Gelenkschäden mit ihren tertiären Folgen für die Muskulatur sollte der Orthopäde hinzugezogen werden. Er sollte eng mit der Physiotherapie zusammenarbeiten. Alle Fachgruppen haben sich bezüglich der Gerinnungsstörung sachkundig zu machen.

Rehabilitationsmedizin. Fachgremien für Rehabilitationsmedizin bestehen seit 1972 (VEERB 1990). Die Stellung des mit der neuen Approbationsordnung geschaffenen Fachgebietes Rehabilitationsmedizin bzw. des Schwerpunktes Rehabilitationswesen ist teilweise noch offen.

Medizinische Assistenzberufe (Ergotherapie, Physiotherapie). Physiotherapie befasst sich in erster Linie mit den Folgen von Blutungen am Bewegungsapparat insbesondere den Gelenken und der Muskulatur, in zweiter Linie mit den Folgen von ZNS-Beteiligungen, d.h. Paresen. Insbesondere hier teilt sie sich den Behandlungsauftrag mit der Ergotherapie. Speziell zu erlernende Fachkenntnisse erfordert in erster Linie die Gelenkblutung und ihre Folgen.

Pädagogische und schulische Maßnahmen

Kindergarten und Regelschulen. Die Erzieher(innen) und Lehrer(innen) der Regeleinrichtungen sollen sich bezüglich der Erkrankung oder Behinderung des ihnen anvertrauten Kindes sachkundig machen, auch um eigene Befürchtungen und Ängste abzubauen und im Notfalle geeignete Maßnahmen ergreifen zu können. Hierbei bedürfen sie der medizinischen Beratung. Die DHG (Anschrift s. weiter unten Abschn. „Pschosoziale Absicherung", Selbsthilfegruppen) stellt Sonderdrucke zur Verfügung.

Sonderkindergärten und Sonderschulen. Bei Vorliegen besonderer Umstände wie Sekundär- oder Zweiterkrankungen oder sozialer Behinderung – auch der Familie muss u. U. auf Sondereinrichtungen zurückgegriffen werden. Für die pädagogischen Mitarbeiter dieser Bereiche gelten analoge Richtlinien wie zuvor.

Sozialpädagogik. Erweist sich das familiäre Umfeld eines Kindes nicht im Stande, die ambulanten Maßnahmen mitzutragen oder gar durchzuführen, geht diese Aufgabe an die sozialpädagogischen Mitarbeiter von Kindergärten, Schulen, Heimen und Internaten über. Sie sind anstelle der Eltern sachkundig zu machen.

Sozialarbeiter/Behindertenberater. Der/die Sozialarbeiter/in hat die Aufgabe, den Weg zu den Rehabilitationsmaßnahmen aufzuzeigen, insbesondere die Kostenträger ausfindig zu machen und ggf. die Tätigkeit der Fachdienste zu koordinieren. Steht eine berufliche Rehabilitation an, so ist der/die Behindertenberater/in des Arbeitsamtes zuständig. Der/die Sozialarbeiter/in überprüfen die Ansprüche der Betroffenen nach dem Sozialgesetzbuch (SGB), dem Schwerbehindertengesetz (SchwbG), dem Rehabilitationsangleichungsgesetz, der Anordnung des Verwaltungsrates der Bundesanstalt für Arbeit (A-Reha) und anderen Gesetzen und Verordnungen (BAS 1994).

Medizinischer Dienst der Krankenkassen (MDK)

Der MDK überprüft Maßnahmen, die zu Lasten der Krankenkassen oder der Pflegeversicherung erfolgen. Er soll seine Entscheidung nach eingehender Sachkenntnis treffen und muss sich Kenntnisse des „State of the art" verschaffen.

Institutionen der Rehabilitation

Der Übergang zwischen kurativen und rehabilitativen Maßnahmen ist fließend. Demgemäß können die oben aufgeführten Rehabilitationsmaßnahmen in einzelnen Fällen ambulant, in anderen Fällen nur stationär durchgeführt werden. Sie sind nicht ausdrücklich an spezielle Rehabilitationseinrichtungen gebunden. Diese Entscheidung des Rehabilitationsweges wird einerseits bestimmt von der Spezialisierung der Ärzte und der Institutionen, andererseits von den Bedürfnissen der Betroffenen.

Deswegen können rehabilitierende Einrichtungen bei Kindern und Jugendlichen sein: (Kinder-)Arztpraxen, Spezialambulanzen, Kliniken/Fachkliniken, Hämophiliezentren, Rehabilitationskliniken (BAR 1994b), (Heim-)-Sonderschulen, Berufsbildungswerke und Werkstätten für Behinderte. Erfolgen die Maßnahmen der Rehabilitation nicht aus einer Hand, ist eine enge Kooperation über die Institutionsgrenzen hinweg erforderlich.

Im Sinne der bestmöglichen Integration sollte angestrebt werden, nur die notwendigsten und dem Alter angemessenen Maßnahmen zu veranlassen und durchzuführen.

Ambulante Rehabilitation. Die ambulante Rehabilitation ist insbesondere bei Kindern der stationären vorzuziehen. Dies gilt insbesondere für längerfristige Maßnahmen wie schulische Rehabilitation, weniger für kurzfristige Maßnahmen wie Selbstbehandlungstraining. Im günstigsten Falle bedeutet dies, dass Kinder und versorgende Angehörige ambulant in der Behandlung trainiert werden und die Kinder Regelkindergärten und -schulen besuchen, bei Vorliegen einer sekundären Behinderung u. U. (Körperbehinderten-)Sonderschulen am Wohnort.

Stationäre Rehabilitation. Wie bei einer Behandlung in der Klinik ist im Falle der stationären Rehabilitation von Säuglingen und Kleinkindern Rooming-in, bei größeren Kindern die kliniknahe Unterbringung der Bezugsperson angezeigt. Die Rehabilitationsklinik sollte kindgerecht sein. Dies bedeutet kindgemäße personelle (Kinderkrankenschwestern und -pfleger, mit Kindern erfahrene Ergo- und Physiotherapeuten, Kinderärzte, Erzieher) und räumliche Gestaltung, Ausstattung und Atmosphäre. Eine Klinikschule sollte bei längeren Aufenthalten (>1 Woche) zur Verfügung stehen. Eine stationäre Rehabilitation kann erforderlich werden aufgrund des Wohnortes, der familiären und sozialen Situation, wegen psychischen, kognitiven und motorischen Beeinträchtigungen und resultierenden Schwierigkeiten beim Erlernen einer Heimselbstbehandlung, Komplikationen der Grunderkrankung (z. B. Hemmkörper), Sekundärerkrankungen (z. B. Arthropathie, ZNS-Blutungen) und unabhängigen Begleiterkrankungen.

Kinderheilbehandlungen, Kuren, Heilverfahren und Anschlussheilbehandlungen (AHB). Dies sind besondere Rehabililationsverfahren im Anschluss an eine akute Erkrankung (AHB) oder mit präventivem Charakter (Kinderheilbehandlung, Kinderkuren). Inhaltlich unterscheiden sie sich insofern, als der Schwerpunkt in einer längerfristigen Verbesserung und Festigung eines (stationären) Behandlungsergebnisses liegt, wenn die äußeren Umstände (z. B. Wohnort, psychosoziales Umfeld) eine ambulante Weiterbehandlung nicht erlauben.

Anmerkung zur Kostenfrage. Kosten für Gerinnungsfaktoren werden in vielen Fällen behandelnden Kliniken als Teil des Pflegesatzes auferlegt. Diese verweigern dann entweder die Aufnahme oder kürzen den stationären Aufenthalt. Es ist deswegen ratsam, diese Kostenfrage soweit möglich im Voraus zu klären. In Einzelfällen ist es z. B. seitens der Kostenträger erlaubt, die für die ambulante Behandlung rezeptierten Gerinnungsfaktoren in eine Kurklinik mitzubringen.

Kostenträger

Medizinische Rehabilitation. Kostenträger ambulanter und stationärer medizinischer (§39 SGB V, Krankenhausbehandlung) und rehabilitationsmedizinischer (§40 SGB V, medizinische Rehabilitationsmaßnahmen) Behandlung ist zunächst die Krankenkasse, bei Fehlen einer solchen, der örtliche Sozialhilfeträger, sofern die Maßnahme dringend geboten ist.

Angesichts der breiten Überschneidung von kurativer und rehabilitativer Medizin im Bereich von Gerinnungsstörungen sind Differenzen mit und zwischen den Kostenträgern Krankenversicherung und Rentenversicherung über die Zuständigkeit möglich.

Schulische Rehabilitation. Kostenträger der schulischen Rehabilitation sind die übergeordneten Sozialhilfeträger (Landeswohlfahrtsverbände, Landessozialämter, Landschaftsverbände). Beim Besuch staatlicher Sonderschulen fallen die Transportkosten, beim Besuch von Schulen und Internaten in privater Trägerschaft auch die Schul- und Unterbringungskosten an. In bestimmten Fällen ist eine Eigenbeteiligung vorgesehen.

Berufliche Rehabilitation. Kostenträger der beruflichen Rehabilitation einschließlich Berufsfindungsmaßnahmen ist die Bundesanstalt für Arbeit (über das örtliche Arbeitsamt).

Sicherung des Behandlungserfolges und Prävention. Für Anschlussheilbehandlungen (AHB-Maßnahmen; §15 SGB VI, medizinische Leistungen zur Rehabilitation) und Kinderheilbehandlungen (§12 SGB VI) sowie sonstige medizinische Leistungen (§31 SGB VI) und für Kinderkuren sind die Rentenversicherungsträger zuständig.

Unfallfolgen. Verschlechtert sich eine Erkrankung oder Behinderung durch einen Unfall oder verlaufen Verletzungen durch die Grunderkrankung mit Komplikationen, so kommen die Träger der gesetzlichen oder einer privaten Unfallversicherung als Kostenträger in Frage.

Psychosoziale Absicherung

Soziale Sicherung. Hämophile und thrombophile Erkrankungen und ihre bleibenden Folgen sind Behinderungen, die Anspruch auf Leistungen nach dem SchwbG und anderen Rechten und Verordnungen bedingen. Hierzu gehört der Behindertenausweis (§4 SchbG). Dieser enthält den Grad der Behinderung (GdB) sowie ggf. Merkmale für eine Gehbehinderung (G = gehbehindert, aG = außergewöhnlich gehbehindert, H = hilflos, z.B. Kinder mit Hämophilie, B = Begleitperson, z.B. Kinder mit Hämophilie, RF = Rundfunk- und Telefongrundgebührbefreiung, z.B. bei der Gefahr bedrohlicher Blutungsereignisse). Die Merkmale und der GdB können zu Vergünstigungen bei der steuerlichen Belastung (§48 SchwbG, Nachteilsausgleich), bei einzelnen Versicherungsverträgen, bei der Benutzung öffentlicher Verkehrsmittel (§59 SchwbG) und Einrichtungen führen. Der Behindertenausweis wird beim Versorgungsamt beantragt (BAS 1994c).

Selbsthilfegruppen. Sie ermöglichen Betroffenen und ihren Angehörigen, Erfahrungen auszutauschen, insbesondere aus den positiven wie negativen Erfahrungen anderer zu lernen. Sie vermitteln das Geborgenheitsgefühl der Solidarität. Sofern es gemischte Gruppen aus Betroffenen und Experten sind, vermitteln sie Vertrauen ineinander.

Selbsthilfegruppen sind bundesweit und in Regionalgruppen organisiert (Deutsche Hämophiliegesellschaft zur Bekämpfung von Blutungskrankheiten e.V., Halenseering 3, 22149 Hamburg; Bluterberatung Lessingstr. 61, 45772 Marl; Interessengemeinschaft Hämophiler Johannesstr. 38, 53225 Bonn).

Genetische Beratung. Diese sollte bei Jugendlichen mit hereditären Gerinnungsstörungen beginnen, sofern die kognitive, mentale, insbesondere aber die psychosoziale Entwicklung dieses Thema erlaubt oder gebietet. Die Eltern sollten bezüglich weiteren Kindeswunsches und des möglichen Konduktoren- bzw. Konduktorinnenstatus ihrer klinisch gesunden Kinder beraten werden. Diese Beratung sollte erweitert werden auf andere Verwandte mit möglichem gleichem genetischem Risiko (Onkel, Tanten, Cousins/Cousinen des Indexpatienten). Die genetische Beratung sollte ergebnisoffen sein. Der/ die beratende Humangenetiker(in) sollte die Hämophilie-Behandlung kennen, der Hämostaseologe die Grundzüge der Genetik, um in diesem Sinne optimal zu beraten.

Produktsicherheit. Gerinnungsfaktoren und andere Hämoderivate sind – wie die Erfahrung lehrte – risikobehaftete Produkte. Nicht zuletzt ihr hoher Preis verlangt von der Pharmaindustrie weiterhin allerhöchste präventive Qualitätsanforderungen zur Vermeidung von Sekundärerkrankungen und damit Rehabilitationsbedarf. Mit dem am 1.7.98 in Kraft getretenen Transfusionsgesetz sind spezielle, bei der Herstellung, aber auch der Anwendung von Hämoderivaten zu beachtende Regeln wirksam geworden.

Zusammenfassung

Da detaillierte Hinweise zur Rehabilitation von Kindern und Jugendlichen mit Hämophilien und Thrombophilien in der pädiatrischen Praxis relativ wenig bekannt sind, wird der Versuch unternommen, aus den eigenen langjährigen Erfahrungen ein umfassendes Rehabilitations-Konzept abzuleiten und damit einen Beitrag zu einer besseren Versorgung und Betreuung hämophiliekranker Kinder zu leisten.

Literatur

Beha L (Hrsg) Anleitung zur kontrollierten Selbstbehandlung der Hömophilie. Baxter Deutschland GmbH, Unterschleißheim (o. J.)
Bundesarbeitsgemeinschaft für Rehabilitation (hier: BAR) (Hrsg) Rehabilitation Behinderter. Deutscher Ärzte-Verlag. Köln (1994a)
Bundesarbeitsgemeinschaft für Rehabilitation (hier: BAG) (Hrsg) Verzeichnis spezialisierter Einrichtungen der medizinischen Rehabilitation. Bundesarbeitsgemeinschaft für Rehabilitation, Frankfurt (1994b)
Bundesministerium für Arbeit und Sozialordnung (hier: BAS) (Hrsg) (1994) Ratgeber für Behinderte. Bundesministerium für Arbeit und Sozialordnung, Bonn
Fachausschuss I des VEERB (hier: VEERB) (Hrsg) (1990) Rehabilitationsmedizin, Positionspapier. Verband Evang. Einrichtungen für die Rehabilitation Behinderter, Bonn
Kurme A (1994) Ich bin der Martin. Medi.A-Derm Verlagsgesellschaft mbH, Hamburg

Schulische und berufliche Integration Hämophiler unter niedrigdosierter Dauertherapie

Darmstädter Gespräche, 10. Seminar 1994; ergänzender Kommentar 2000

H. Lenk, S. Wässer, A. Wagner, H. Scheel, A. Scheer

Das langfristige Ziel einer umfassenden Patientenbetreuung der Hämophilie sollte heute die möglichst weitgehende Integration der hämophilen Kinder und Jugendlichen in die Aktivitäten ihrer entsprechenden Altersgruppe sein. Wir wollen einen Überblick der Ergebnisse unserer Bemühungen mit dieser Zielrichtung am Hämophiliezentrum Leipzig geben – unter Einschluss der dadurch möglichen schulischen Ergebnisse und der späteren beruflich-sozialen Integration.

Während des Beobachtungszeitraums, der vor 1991 liegt, und je nach Alter der Patienten die 80er, teilweise auch die 70er Jahre umfasst, gab es für alle Patienten mit Hämophilie eine regelmäßige und kontinuierliche Betreuung am Hämophiliezentrum der Kinderklinik. Wenn sie erwachsen geworden sind, wurden sie vom Hämophiliezentrum der Inneren Klinik der Universität weiter betreut.

Die Hämophiliebehandlung erfolgte im genannten Zeitraum mit wenigen Ausnahmen mit Kryopräzipitat. Das Kryopräzipitat wurde sowohl für die Prophylaxe benutzt als auch für kleinere operative Eingriffe und zur niedrigdosierten Hemmkörperelimination. Soweit bekannt ist, wurde in der damaligen DDR bei keinem Patienten durch Kryopräzipitat eine HIV-Infektion verursacht – natürlich dank der damals sehr günstigen epidemiologischen Situation. Das Gesamtaufkommen an Faktor VIII Ende der 80er Jahre lag bei 14 Mill. Einheiten, also knapp 1 Einheit/Einwohner.

Die Ausnahmen, bei denen mit höher konzentrierten Präparaten behandelt wurde, betrafen schwere Operationen, wo ein hoher Faktorenspiegel unverzichtbar war, sowie Hemmkörperpatienten, die schwere Blutungskomplikationen hatten. In diesen Fällen konnten über zentrale Versorgungsstellen Konzentrate angefordert werden, was in den 80er Jahren allmählich leichter möglich wurde. Nach heutigen Maßstäben war es trotzdem mit vielen Schwierigkeiten verbunden.

Zunächst einige Daten aus unserem Hämophiliezentrum zu Ergebnissen, die im Rahmen der prophylaktischen Substitution mit Kryopräzipitat erzielt wurden.

Wir begannen 1972 bei einem ersten Patienten mit der Prophylaxe und konnten die Gelenkblutungsfrequenz ganz deutlich senken.

In die Heimselbstbehandlung im Sinne einer regelmäßigen prophylaktischen Faktor-VIII-/-IX-Substitution waren bei uns alle schweren Hämophilen und ein Teil der Patienten mit mittelschwerer Hämophilie integriert. Da immer ein latenter Mangel an Faktorenkonzentraten bestand, musste gespart werden. Wir haben die Dosierung natürlich auch an der Effektivität der Verhütung von Gelenkblutungen ausgerichtet, haben aber eher die Häufigkeit der Gaben erhöht als die Einzeldosis. Viele Patienten wurden also täglich substituiert und somit konnten wir mit einer relativ geringen Gesamtdosis eine bessere Effektivität erzielen. Wie erst auf der letzten internationalen Tagung zur Prophylaxe in Malmö betont wurde, kann man mit einer täglichen Gabe im Vergleich mit einer zweitägigen Gabe bei gleicher Effektivität etwa die halbe Substitutionsmenge einsparen. Wir haben eine relativ niedrige Substitutionsdosis an Faktor VIII oder IX auf die Woche gerechnet. Die durchschnittliche Substitutionsfrequenz lag jedoch mit 4,2 Gaben/Woche relativ hoch, da viele Patienten täglich eine Infusion erhielten.

Die Prophylaxe mit Kryopräzipitat war effektiv. Die Häufigkeit von Gelenkblutungen ging im Jahr vor und nach Einführung der Prophylaxe ganz deutlich zurück, bei Nichterfolg wurde die Dosis nach oben korrigiert. Ein Effekt, den wir heute nicht mehr so nachweisen können, da wir jetzt mit der Prophylaxe viel früher beginnen.

Im gleichen Maße wie die Prophylaxe erfolgreich war, ging auch die Krankenhausverweildauer sofort im Jahr nach Einführung der Prophylaxe zurück. Da wir in dieser Zeit eigentlich immer alle Patienten mit einer Gelenkblutung stationär aufgenommen haben, konnte die Krankenhausverweildauer – als Maß der Wirksamkeit der Prophylaxe – ganz erheblich gesenkt werden (Abb. 1).

Zu unserer Kinderklinik gehört eine Krankenhausschule, so dass die Kinder regelmäßig beschult wurden, außerdem wurden sie krankengymnastisch beübt. Auch heute streben wir bei Blutungen in die Sprung- und Kniegelenke noch eine stationäre Aufnahme an.

Tabelle 1 zeigt den Anteil gestörter Gelenkfunktionen bei unseren Patienten über den Untersuchungszeitraum. Die Verbesserung im Laufe der Jahre ist eindeutig. Wir glauben, dass besonders bei der niedrigdosierten Prophylaxe eine gute krankengymnastische Nachbetreuung nach einer Blutung, die wir unter stationären Bedingungen durchführen, wichtig ist. Wir haben seit Mitte der 70er Jahre keine Synovektomien mehr durchgeführt, und keiner unserer Patienten hatte einen therapieresistenten, chronischen Gelenkerguss.

Die Statistik betrifft nicht die Patienten mit Hemmkörper. Wenn der Hemmkörper nicht frühzeitig eradiziert werden konnte, waren zunehmende Arthropathien bei langjährigem Verlauf unvermeidbar.

Die Verhinderung bzw. Reduzierung von Blutungen und Blutungsfolgen im Bereich der Gelenke ist nur eine, wenn auch eine sehr wichtige Voraussetzung für die Entwicklung unserer Patienten mit Hämophilie.

Wir wollten ebenso die unter den gegebenen Voraussetzungen entstandenen neurologischen und neurophysiologischen Befunde überprüfen sowie die gesamte soziale Integration unserer Patienten. Deshalb wurden die pädiatrischen Patienten, damals insgesamt 36, in eine Studie einbezogen, die neben einer Befragung der Eltern und klinischen Untersuchung mit neurologischem Status auch die Ableitung eines EEG und der akustisch evozierten Hirnstammpotenziale (BAEP) umfasste.

Die Relevanz etwaiger EEG-Veränderungen oder Störungen der BAEP sollte eruiert werden. Außerdem sollte geprüft werden, inwieweit eine Bezie-

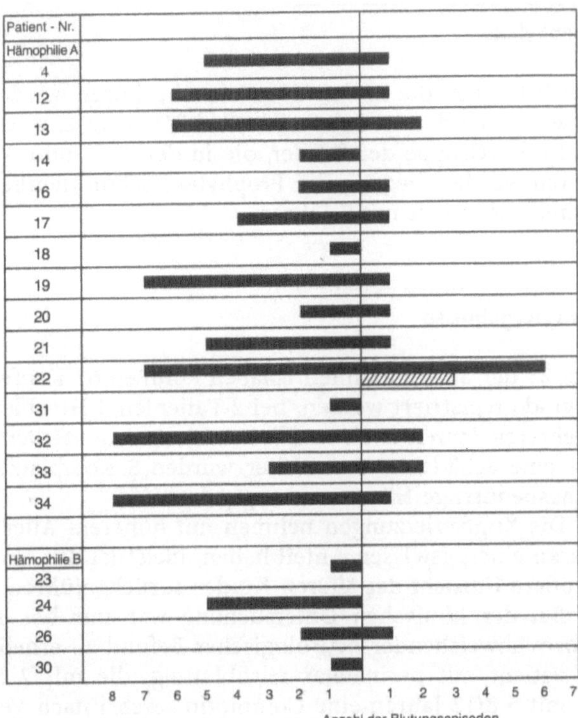

Abb. 1. Häufigkeit der Gelenkblutungen im Jahr vor und im 1. Jahr unter Substitutionsprophylaxe bei Patienten mit Hämophilie

Tabelle 1. Arthropathia haemophilica bei schwerer Hämophilie (ohne Hemmkörper)

	1970 n=21	1975 n=22	1980 n=22	1991 n=22	1993 n=22
Anzahl der betroffenen Gelenke pro Patient	1,0	1,64	0,61	0,23	0,23

hung von neurologisch-psychiatrischen Auffälligkeiten zu Hirnblutungen oder anderen Schädelaffektionen herzustellen ist. Von allen Kindern wurde die schulische Entwicklung untersucht.

Nur teilweise in die Studie einbezogen wurden auch 19 Patienten im Alter von 18 bis 25 Jahren, die zunächst an der Kinderklinik, später an der Medizinischen Klinik der Universität Leipzig betreut wurden und bei denen, wenn nötig, in der Kinderklinik eine Substitutionsprophylaxe begonnen worden war. Bei ihnen beschränkte sich die Befragung im Wesentlichen auf die schulische und berufliche Entwicklung. Alle Patienten stammen aus der Region Leipzig und den ehemaligen Südbezirken der DDR.

Prophylaxe

Bei Patienten, die in den 60er Jahren geboren wurden, begann die Prophylaxe erst nach dem 6. Lebensjahr, bei 2/3 sogar erst nach dem 10. Lebensjahr.

In der Gruppe der Kinder, die in den 70er und Anfang der 80er Jahre geboren wurden, begann die Prophylaxe schon deutlich früher, im Mittel aber immer noch erst mit 7 Jahren.

Hauptergebnisse

Bei 25 der 36 hämophilen Knaben konnten 67 Kopfverletzungen aller Schweregrade registriert werden, bei 2 Patienten 4 Hirnblutungen (die jeweils nach mehreren Jahren auch rezidivierten), 6× ein stärkeres Schädel-Hirn-Trauma, 1× eine Schädelfraktur. Weiter wurden 8 Kopfplatzwunden und 48 behandlungsbedürftige Hämatome angegeben.

Die Kopfverletzungen nehmen mit höherem Alter ab, die Prophylaxe mag daran einen gewissen Anteil haben, meist ist die Abnahme aber wohl auf die größere Umsicht der älteren Kinder zurückzuführen.

Bei der klinischen Untersuchung war nur bei 3 Patienten ein von der Norm abweichender neurologischer Befund zu erheben:
1. Patient mit perinataler Hirnblutung, die mit 2 5/12 Jahren rezidivierte, mit 5 8/12 Jahren eine Commotio cerebri nach Verkehrsunfall. Im CT keine frische Hirnblutung, aber Porenzephalie, die sich von den basalen Anteilen des rechten hinteren Schläfenlappens bis zum parietalen Kortex mit Arischluss an den rechten Seitenventrikel erstreckt.
2. Patient mittelschwere Hämophilie A, lediglich Anisokorie, Beziehung zur Hämophilie nicht sicher, EEG normal.
3. Patient leichte Hämophilie A, infantile Zerebralparese nach perinataler Hirnschädigung bei ehemaligem Frühgeborenen. Beziehung zur Hämophilie nicht sicher.

Ein weiterer Patient, der ebenfalls intrakranielle Blutungen erlitten hatte, war neurologisch unauffällig. Er hatte mit 2 sowie mit 3 Jahren je eine Subarach-

Tabelle 2. Anzahlmäßige Aufschlüsselung der 35 EEG-Befunde je nach Hämophilieform

EEG-Befunde	Hämophilie	
	A	B
n	29	6
EEG normal	2,1	n
EEG pathologisch	n	–
Allgemeinveränderungen	3	–
Wellenherd	2	–
Spitzenherd	1	–

noidalblutung. Durch sofortige Therapie konnten weitere Blutungsfolgen verhindert werden, so dass der Patient lediglich leichte diffuse Störungen der bioelektrischen Hirnaktivität im EEG zeigte (Tabelle 2).

EEG-Beurteilung

Bei 6 von 35 Patienten mit Hämophilie A und B wurden pathologische EEG-Befunde registriert, davon 5× bei den 17 Patienten mit schwerer Hämophilie A, 1× bei einem Patienten mit leichter Hämophilie A. Zu diesen Patienten gehörten auch jene 2 mit Hirnblutungen, 2 von 6 mit einer Commotio cerebri in der Anamnese und 2, bei denen Kopfplatzwunden bzw. Hämatome beobachtet worden waren. Aus letzterem Grunde waren aber bei 14 Patienten solche anamnestischen Befunde ohne pathologischen Befund im EEG geblieben. Kein Patient ohne anamnestisch zu beobachtende Kopfverletzung hatte einen pathologischen EEG-Befund (Tabelle 3).

Die akustisch evozierten Hirnstammpotenziale wurden bei 29 hämophilen Kindern beurteilt. 17 zeigten pathologische Potenziale, 12 einen kompletten Normalbefund. Unter den pathologischen Befunden zeigte sich 4× eine Störung der peripheren Hörbahn, 9× eine zentrale Störung, in 4 Fällen eine kombinierte periphere und zentrale Störung. Störung bedeutet, dass einzelne Parameter der BAEP außerhalb der zweifachen Standardabweichung liegen, ohne dass jedoch Ausfälle im Hirnstammbereich klinisch bemerkbar waren.

Eine statistische Beziehung pathologischer, akustisch evozierter Hirnstammpotenziale zwischen Patienten mit bzw. ohne Kopfverletzungen in der Anamnese bestand nicht. Beide Patienten mit Hirnblutungen hatten normale Hirnstammpotenziale. Die letztliche Wertung dieser Untersuchungsbefunde bleibt unklar.

Vorschulische und schulische Integration

Die Hälfte der hämophilen Kinder besuchte die Kinderkrippe, etwas weniger als der altersgruppenspezifische Durchschnitt, 90% der in Frage kommenden Jahrgänge waren im Kindergarten.

Zum Zeitpunkt der Untersuchung gingen 26 von 36 Kindern zur Schule:

Tabelle 3. EEG-Befund bei Hämophilie A und Kopfverletzungen in der Anamnese

EEG	
Normal (n=23)	9 Pat. keine
	14 Pat. mit Kopfverletzungen (Hämatome und/oder Kopfplatzwunden, 3-mal SHT)
Pathologisch (n=6)	2 Pat. mit Commotio cerebri
	2 Pat. jeweils 2-mal Hirnblutungen
	2 Pat. mit Kopfplatzwunden und Kopfhämatomen

Tabelle 4. Zensurendurchschnitt (x±s) von 21 hämophilen Kindern, bezogen auf die von ihnen versäumten Schultage

Anzahl der Schulversäumnistage	Zensurendurchschnitt (x±s)
0–30	2,7±0,6 (n=9)
31–60	2,2±0,6 (n=9)
>60	1,8±0,6 (n=9)

- 12 in eine Normalschule,
- 11 in eine so genannte Körperbehindertenschule mit völlig normalem Lehrprogramm,
- 3 hatten beide Schultypen besucht.

Außer einem Patienten waren die Kinder altersgerecht eingeschult worden, und mit einer Ausnahme erreichten sie auch alle Klassenziele.

Hämophile Kinder mit einer schweren Erkrankungsform erreichten etwas bessere Zensuren als jene mit mittelschwerer Hämophilie, und diese wiederum weitaus bessere Ergebnisse als die allerdings wenigen Patienten mit leichter Hämophilie, obwohl mit zunehmendem Schweregrad die Anzahl der Schulversäumnistage deutlich ansteigt. Tabelle 4 könnte wohl die Schulkritiker erfreuen. Je mehr Schule versäumt wird bzw. je weniger ein Kind die Schule besucht, desto besser würden die Leistungen, also die Zensuren.

Die Schulversäumnisse betreffen jedoch die Heimatschule; die Patienten wurden in unserer Krankenhausschule weiterunterrichtet. Der Unterricht ist als Einzelunterricht viel intensiver, wenn auch etwa nur 1/3 der Stundenzahl gegeben wird.

Wir hatten Hemmkörperpatienten, die ganze Schuljahre nur im Krankenhaus beschult wurden und die Klassenziele erreichten.

Von 26 Schulkindern besuchten 16 ein oder mehrere von der Schule organisierte außerschulische Zirkel und Arbeitsgemeinschaften. Hier waren die Patienten mit schwerer Hämophilie zu einem etwas geringeren Prozentsatz vertreten als jene mit leichteren Formen, doch als Ausdruck von krankheitsbedingten Einschränkungen der Kommunikationsmöglichkeiten.

Beurteilung durch Klassenleiter

Von 22 Patienten lagen Beurteilungen des Klassenleiters vor, die mit den Jahresendzeugnissen verbunden waren. Positiv eingeschätzt werden bei den Kindern besonders höfliches Auftreten, der Fleiß und die Mitarbeit im Unterricht sowie der Lerneifer. Eher negativ eingeschätzt werden das Konzentrationsvermögen und die Einordnung in die Klassengemeinschaft.

Die in der Studie besonders im Hinblick auf schulische Abschlüsse und berufliche Entwicklung erfassten 19 jugendlichen Hämophilen im Alter von 16 bis 25 Jahren zeigte folgende Ergebnisse:
- 3 erreichten das Abitur und absolvierten anschließend das Hochschulstudium.

- 13 beendeten die Schule mit der 10. Klasse und erlernten bzw. erlernen einen Fachschul- bzw. Facharbeiterberuf.
- 3 beendeten die Schule mit der 6.–8. Klasse und waren als Teilfach- bzw. Produktionshilfsarbeiter tätig.

Schulabschlüsse der jungen Erwachsenen und ihre Berufsausbildung zeigen, dass eine den intellektuellen Fähigkeiten entsprechende Ausbildung wohl meist möglich war. Dazu hat die Prophylaxe, auch wenn sie in dieser Gruppe relativ spät einsetzte, sicher wesentlich beigetragen.

Besonders die Untersuchungsergebnisse der Kinder – sowohl die Verbesserung der Gelenkfunktionen als auch die relativ seltenen neurologischen Störungen und die guten schulischen Ergebnisse – lassen auf eine weitere Verbesserung der Ausgangssituation beim Start ins Berufsleben hoffen.

Ergänzender Kommentar (2000)

Die Untersuchung umfasst Jahre des großen Wandels der Hämophilietherapie. Dieser Wandel hat sich bis heute fortgesetzt. Lebensbedrohliche Blutungen waren schon zu Beginn des Untersuchungszeitraumes 1970 mit Niedrigkonzentraten (Kryopräzipitat) zu behandeln. Der Untersuchungszeitraum umfasst jedoch die ganze Periode von der Einführung der Substitutionsprophylaxe – meist bei älteren Schulkindern – mit ihrer späteren Etablierung in immer jüngeren Altersgruppen bis zur heute gängigen Praxis des Beginns im frühen Kleinkindalter.

Der Anfang dieser Entwicklung war durch lange Krankenhausverweildauern gekennzeichnet. Damals schien deshalb die Unterbringung und Einschulung in besonderen Schulen für Körperbehinderte eine sehr gute Lösung. Für Stadtkinder bedeutet dies eine Ganztagsschule mit sofortiger ärztlicher Behandlungsmöglichkeit, auswärtige Kinder waren nur am Wochenende zu Hause. Die zunehmend erfolgreichere Prophylaxe – schon bei jüngeren Patienten – führte jedoch zu einer enormen Senkung der Gelenkblutungsfrequenz (Tabelle 1) und damit Besserung des Gelenkzustandes, so dass schon in den 80er Jahren die Patienten zunehmend in die Normalschule wechselten und heute die Körperbehindertenschule nur noch in Ausnahmefällen genutzt wird, zum Beispiel bei Hemmkörperpatienten oder bei Kindern mit zusätzlichen Problemen.

Anfang der 90er Jahre konnten Kryopräzipitat und PPSB durch vergleichsweise hochgereinigte Präparate ersetzt werden. Vorteile waren auch, dass endlich virussichere Konzentrate zur Verfügung standen, dass allergische Reaktionen, die nach Kryopräzipitat nicht selten waren, heute kaum noch auftreten und dass nun bei Bedarf jederzeit eine höher dosierte Therapie oder Prophylaxe möglich ist.

Die hämophilen Schulkinder haben heute weit weniger Probleme sich zu integrieren, sie fehlen kaum im Unterricht, und nur für den Sportunterricht sollte es für jeden Patienten eine individuelle Beratung unter Einschluss des Hämophiliezentrums, der Eltern und des Sportlehrers geben.

Schwierigkeiten macht am Ende der neunziger Jahre bei einigen Patienten der Übergang in das Berufsleben. Dies trifft besonders auf Patienten mit Hemmkörpern zu, da einige doch deutliche chronische Gelenkveränderung haben. Auch Patienten mit mehrfach auftretenden Blutungsproblemen finden oft wenig Verständnis beim Arbeitgeber. Trotzdem hat jedoch die Mehrzahl der hier vorgestellten Hämophilen nach guter beruflicher Ausbildung eine Arbeitsstelle und damit einen abgesicherten sozialen Status.

Prophylaxe und Rehabilitation –
der skandinavische Weg

Darmstädter Gespräche, 11. Seminar 1995

J. Ingerslev

Man hat lange Zeit angenommen, dass Blutungen bei Hämophilen im frühen Kindesalter der Grund für die spätere Entwicklung von chronischer Arthropathie sind. In der Tat können die ersten Blutungen in ein großes Gelenk zu einer massiven Zerstörung von Knorpel und der Gelenkhaut führen, was man durch die CT- oder MR-Technologie erkennen kann. Mit dem Ziel, Gelenkzerstörungen zu verhindern, haben einige Gruppen versucht, eine Prophylaxebehandlung bei Hämophilen, die an schwerer Hämophilie leiden, einzuführen. Aus der Erfahrung wusste man, dass Hämophiliepatienten, die an einer moderaten Hämophilie leiden, selten chronische Arthropathien entwickeln. Die Idee war, einfach den Faktor-VIII-Spiegel bzw. Faktor-XI-Spiegel mittels regelmäßiger Substitution von Faktor VIII oder IX, unabhängig von Blutungen, über 1% zu halten.

Ein Pionier auf diesem Gebiet war I.M. Nilson, die bereits 1958 mit der prophylaktischen Dauersubstitutionstherapie bei Hämophilie A und 1972 bei Hämophilie B begann. In einem historischen Rückblick berichtet Frau Dr. Nilson über die angewendeten Therapieformen und die klinischen Ergebnisse. In ihrer Studie wurden 24–40 Einheiten Faktor VIII/kg Körpergewicht 3-mal pro Woche verabreicht, was zu einem Gesamtverbrauch von mehr als 2000 Einheiten pro kg Körpergewicht im Jahr führt. Die Patientengruppe bestand aus 35 Jungen im Alter von 3–17 Jahren. Wie mit einem physikalischen und radiologischen Gelenkscore festgestellt wurde, hatten 29 von 35 Patienten zwischen 3–17 Jahren, die ab einem Alter von 3 Jahren (viele der Patienten waren noch unter 2 Jahren) an der Prophylaxebehandlung teilgenommen hatten, einen Gelenkscore von Null. Aus ihren Daten konnte man sehen, dass die langfristigen Ergebnisse umso besser waren, je früher mit der Prophylaxebehandlung begonnen wurde.

Eine andere Studie, die über die Auswirkungen der prophylaktischen Dauerbehandlung berichtet, wurde von Petrini et al. veröffentlicht und basierte auf langjährigen Erfahrungen seit 1965 im Stockholmer Zentrum. Obwohl die Endpunkte dieser Patientengruppe weniger streng definiert waren, zeigten die Daten, dass nach einer Prophylaxebehandlung mit 15–30 Einheiten Faktor VIII/kg Körpergewicht, 3-mal pro Woche, die Blutungshäufigkeit und eine daraus resultierende Arthropathie deutlich abnahm.

Die Bedeutung der Substitutionsintervalle wurde von Herrn Professor Schimpf und Mitarbeitern ermittelt, die ein Dosisfindungssystem benutzten, bei dem die Gesamtmenge des pro Woche verabreichten Faktor-VIII-Konzentrats immer gleich blieb. Nach einer gewissen Zeit wurde die Effektivität von verschiedenen Substitutionsintervallen für die Verabreichung von Faktor VIII untersucht.

Es wurde eindeutig festgestellt, dass die Gabe von 12 Einheiten/kg Körpergewicht 3-mal pro Woche wirksamer ist, als die Gabe von 18 Einheiten/kg Körpergewicht 2-mal pro Woche oder die Gabe von 36 Einheiten/kg Körpergewicht einmal wöchentlich. Dieses Ergebnis unterstützte die ursprüngliche Erwartung, dass schon bei der kleinsten Einzeldosis, 3-mal wöchentlich verabreicht, ein geringer Gehalt von Faktor VIII bis zur nächsten Gabe erhalten bleibt.

Obwohl nicht eigentlich im Sinne der Prophylaxestudie, wurde die Orthopedic Outcome Study in der Mitte der 80er Jahre initiiert, um die verschiedenen Behandlungsregime zu bewerten. Zwischenzeitlich wurden mehrfach Zwischenberichte der Studie von Dr. Aledort präsentiert. Die Studie ist allerdings noch nicht abgeschlossen. Aus den Ergebnissen der Studie kann gefolgert werden – wie bereits durch orthopädische und radiologische Untersuchungen angenommen – dass Dosierungen von mehr als 2000 Einheiten/kg Körpergewicht/Jahr zu weniger Gelenkzerstörung führen als Dosierungen mit geringerer Konzentratgabe. Wie Dr. Aledort berichtet, ist die Prophylaxe (in der Kindheit) geeigneter als die Verabreichung nach Bedarf (in der Kindheit).

Erfahrungen aus Dänemark

Beginn der Prophylaxebehandlung

Grundsätzlich sind die Hämophilie-Behandlungsschemata in den beiden nationalen Behandlungszentren Kopenhagen und Aarhus gleich. Zu unserer gewählten Strategie gehört die Prophylaxe, die ab der ersten größeren Gelenkblutung begonnen wird. Die Dosierung von Faktor VIII ist 25–40 Einheiten/kg Körpergewicht 3-mal pro Woche. Ein Zentralkatheter wird eingesetzt, wenn Venenprobleme bei der Heimselbstbehandlung auftreten. Die Prophylaxebehandlung wird vorzugsweise als Heimselbstbehandlung durchgeführt. Die Patienten werden häufig im Hämophiliezentrum untersucht, wobei Muskel- und Gelenkfunktionen erfasst und dokumentiert werden. Dies gilt auch für Inhibitortestungen. Der Faktor-VIII-Gehalt wird vor der Applikation bestimmt. Alle auftretenden Blutungen werden von den Müttern erfasst.

Ab einem Alter von 8–10 Jahren werden die Hämophilen mit der Methode der Heimselbstbehandlung vertraut gemacht. Sehr häufig drängen die Jungen nach der Selbstbehandlung, wenn sie diese bei anderen Jungen im jährlichen Sommercamp, das von der Dänischen Hämophiliegesellschaft organisiert wird, kennen lernen. Vom 15. Lebensjahr an werden die Hämophilen im Behandlungszentrum als erwachsene Hämophile betrachtet. Nach der Pubertät wechseln einige Patienten von der Prophylaxebehandlung zur Behandlung bei Bedarf. Einige bleiben aber weiterhin bei der Prophylaxebehandlung.

Wie bereits berichtet, werden alle Kosten für die Behandlung von den Gesundheitsbehörden bezahlt. Älteren Hämophiliepatienten wird ein Rehabilitationsprogramm im Krankenhaus angeboten. Für jüngere Erwachsene wird jedes Jahr ein Skicamp in Norwegen veranstaltet.

Inhibitoren

Ist ein Inhibitor erstmalig diagnostiziert worden, wird eine Hochdosierungsbehandlung mit 200 Einheiten Gerinnungsfaktor/kg Körpergewicht/Tag durchgeführt. Wird ein Zentralkatheter als permanenter Venenzugang benötigt, so wird während des chirurgischen Eingriffs rekombinierter Faktor VIIa und bei akuten Blutungen auch Faktor VIIa zur Blutungsstillung eingesetzt.

Ergebnisse des dänischen Prophylaxeprogramms

In der westlichen Region Dänemarks wurde 1972 mit der Prophylaxe begonnen. In 18 Fällen schwerer Hämophilie (15 A, 3 B) zwischen 2 und 23 Jahren (Median 10 Jahre) wurde regelmäßige Prophylaxe seit der Kindheit durchgeführt. Bei diesen Patienten wurden keine physischen Anzeichen von muskulärer Fehlfunktion oder Gelenkschädigungen festgestellt. Radiologische Scores wurden bei diesen Patienten in letzter Zeit nicht bestimmt.

In der östlichen Region Dänemarks wurde eine vergleichbare Zahl von Patienten prophylaktisch mit vergleichbar guten Ergebnissen behandelt.

Schlussfolgerung

In Anbetracht der Tatsache, dass Hämophiliebehandler in Dänemark einen relativ unbegrenzten Zugang zu Gerinnungskonzentraten haben, wurde mit der Prophylaxebehandlung bereits Anfang der 70er Jahre begonnen. Es scheint unzweifelhaft, dass die Prophylaxebehandlung zu einer deutlichen Verminderung der physischen Begleiterscheinungen der Hämophilie beiträgt, selbst im Vergleich zu optimaler Behandlung von Blutungsepisoden. Dennoch haben wir keinen letzten Beweis dafür, dass Prophylaxe die Entwicklung radiologischer Anzeichen von Gelenkzerstörung vermeiden helfen kann.

Geschichte der Ferienlager
der Deutschen Hämophiliegesellschaft
am Beispiel des „Fort Christoph" in Bayern

Darmstädter Gespräche, 11. Seminar 1995

M. H. Maurer

Auch vor 20 Jahren waren ärztlich betreute Ferienaufenthalte für hämophile Jungen, möglichst zusammen mit gleichaltrigen gesunden Kindern, ohne die beschützende Präsenz der Eltern die Wunschvorstellung vieler Familien.

Die ersten Kontakte zu dem 1967 gegründeten Fort Christoph begannen im Frühjahr 1976 auf Einladung des legendären und charismatischen Gründers und Leiters „Commander" Harry Scharfen und des Trägervereins *Fördergemeinschaft körperbehinderter und nicht behinderter Kinder in Ferien- und Freizeit e. V. München.* Ihnen war es gelungen, ein für ihre Vorstellungen geeignetes Gelände von der Gemeinde Hausham im Ortsteil Attenberg zur Benutzung überlassen zu bekommen.

Dort entstand nach den Vorstellungen des Gründers eine befestigte Siedlung im Stil einer Westernstadt der Vereinigten Staaten im 19. Jahrhundert, was nicht nur Kinderherzen immer wieder begeistert. In 1000 Meter Seehöhe, nur durch eine steile, unbefestigte Straße erreichbar, in gegliederter alpiner Waldlandschaft oberhalb des Schliersees standen etwa 6 ha zur Verfügung.

Tortürme, Palisaden, Häuser der Westernstadt und alle „wichtigen" Einrichtungen (Saloon, Reception, Sheriff, Jail, Blacksmith, Chapel, Horsegates etc.), die Straßen und Wege, die Brücken über die angestauten Bäche, die Zelt- und Rastplätze waren von Idealisten in Freizeitarbeit gebaut und mit Spenden finanziert worden. Für Schwerlastarbeit half das Pionierbataillon München der Bundeswehr.

Um die detailgetreue „Echtheit" dieser nachgelebten Go-West-Zeit bemühten sich eindrucksvoll zu ihrer eigenen und der Kinder Freude die weiblichen und männlichen Mitglieder des Münchner Traditionsvereins *US-Cavalry-Historical-Club of Germany e. V.*

Das Beschäftigungsangebot an die teilnehmenden Kinder war dem Westernstil angepasst: Angeln, Floß- und Kahnfahren, Reiten, Armbrust- und Bogenschießen, Luftgewehr- und Blasrohrschießen, Goldwaschen, Schmieden, Lederarbeiten, Töpfern, Geschicklichkeitsspiele, Wildwesttheater, Lagerfeuer, Wanderungen, Umgang und Pflege von Tieren (Pferde, Esel, Ziegen, Hühner, Hasen und Kaninchen).

Der Lageralltag war durchaus nicht bequem und problemlos, vor allem nicht für unsere oft überbehüteten Patienten, sondern eher unbequem, fordernd, anstrengend und auch etwas rauh. Dies hat aber die Begeisterung und die glückliche Erinnerung in keinem einzigen Fall gemindert, sondern im Gegenteil immer gefördert.

Organisation

Lagerpersonal

Der Betrieb des Lagers und seine Funktionsfähigkeit waren dem Lagerleiter und seinen vielen freiwilligen Mitarbeitern und Helfern aus den Vereinen, aus privaten Initiativen und aus der Bundeswehr anvertraut. Durchschnittlich waren etwa 30 betreuende Personen im Lager: Lagerleiter, Bürgermeister (Fachkraft für Verwaltung und Finanzen), Arzt, Sanitäter, Aufsichten für Mädchen und Buben, Reitlehrer, Handwerker, Helfer für Küche und Stallungen.

Die Mithilfe der Eltern eines hämophilen Kindes während der Lagerzeit, aber auch die Mithilfe erwachsener Bluter war eher Standard als Einzelfall. Alle Mitglieder des Lagerpersonals brachten ihre Hilfe aus Idealismus unentgeltlich ein, mit Ausnahme des von der Gesundheitsbehörde geforderten professionellen Kochs.

Die Deutsche Hämophiliegesellschaft zur Bekämpfung von Blutungskrankheiten leistete die Organisation der Anmeldungen und der Transporte der Lagerteilnehmer. Während der Lagerzeiten waren Mitglieder des Vorstandes und der Geschäftsführung in ständigem Kontakt mit der Lagerführung bzw. mit den Eltern.

Lagerteilnehmer

Von 1977 bis 1983 waren insgesamt 269 Hämophile im Alter von 8–15 Jahren für mindestens jeweils eine Woche (oft auch länger) während der Ferientermine der Bundesrepublik (Juli bis Mitte September) in Fort Christoph. Zusammen mit ca. 90–120 nichtbehinderten Kindern verbrachten unsere Hämophilen und ein Schweizer Gast in den einzelnen Lagerwochen ihre Ferien. Manche von ihnen kamen auch mit ihren gesunden Geschwistern. Die höchste Teilnehmerzahl Hämophiler war 1978 mit 48 Kindern.

Die Hämophilen waren nicht die einzigen Behinderten; es nahmen Spastiker, Querschnittsgelähmte, Gehörlose, Contergangeschädigte und Spina-bifida-Patienten teil. Die hämophilen Teilnehmer brachten ihre verschriebenen Gerinnungskonzentrate in das Lager mit; diese wurden im Arztzimmer gekühlt eingelagert, der Verbrauch wurde protokolliert.

Die Teilnahmekosten beliefen sich pro Kind und Ferienwoche auf ca. 200 DM. Die DHG leistete auf Antrag Beihilfe.

Ärztliche Versorgung

Die ärztliche Versorgung der hämophilen Lagerteilnehmer war im Prinzip lückenlos abgesichert.
- Die Erstbehandlung bei einer Blutung und die Überwachung der Selbstbehandlung übernahm der eingeteilte Lagerarzt: Ärzte der Bundeswehr-

hochschule, der Akademie des Sanitätswesens der Bundeswehr und des Bundeswehrkrankenhauses München; außerdem ein Arzt vom Hämophiliebehandlungszentrum Bonn.

– Die Klinik Innenstadt der Universität München und die Kinderklinik der Universität im Dr. von Hauner'schen Kinderspital waren in ständigem Kontakt als Hämophilieberater über Eurofunk erreichbar. Beide Kliniken waren während der Lagerzeiten zur sofortigen stationären Aufnahme bereit. Es musste indes kein Hämophiler während der sechs Jahre in Fort Christoph stationär versorgt werden.

– Das nahe gelegene Kreiskrankenhaus Hausham übernahm die Akutversorgung, ebenfalls konsiliarisch betreut von den Ärzten der Münchner Hämophiliebehandlungszentren. Außer drei Wundversorgungen nach Unfällen waren glücklicherweise keine gravierenden Probleme zu bewältigen.

Fort Christoph, eine nationale und internationale Modelleinrichtung für hämophile Kinder und Jugendliche

Auf der ersten Welt-Hämophiliekonferenz 1980 in Bonn und auf dem Welt-Hämophiliekongress in San José in Costa Rica 1981 wurde der von der DHG initiierte und mitgestaltete, von der Fa. Immuno gesponserte Film „Fort Christoph 1980" vorgestellt. Außerdem erschien am 11. Mai 1980 ein Bericht über das Ferienlager im ZDF.

Im Jahr 1979 besuchte der Kommandeur der Bundeswehrakademie, Generalarzt Dr. Linde, im Jahr 1980 die damalige Bundesministerin für Jugend, Familie und Gesundheit, Frau Huber, das Ferienlager.

So war Fort Christoph als Ferienlager für hämophile Kinder zusammen mit gesunden Kindern über die Bundesgrenzen hinaus bekannt geworden und hatte viele Interessenten, aber in dieser Form keine Nachahmer gefunden.

Es ist offensichtlich und muss mit Nachdruck betont werden, dass dieses ideale Jugendlager seine Existenz und seinen Erfolg dem Glücksfall einer Koinzidenz mehrerer aktivierender Instanzen verdankt:
– dem unerschütterlichen Optimismus seines Gründers und dessen Mannschaft,
– dem Trägerverein und dem Traditionsverein,
– der Bundeswehr,
– dem Bürgermeister und Gemeinderat der zuständigen Gemeindeverwaltung,
– der Deutschen Hämophiliegesellschaft zur Bekämpfung von Blutungskrankheiten e. V.

Wegen überörtlich verfügter Sperrung des Geländes von Fort Christoph infolge des Näherrückens einer zentralen Mülldeponie konnte ab 1983 das Lager nicht weitergeführt werden. Fort Christoph musste geschlossen und teilweise abgebaut werden; der Rest dieses liebenswerten Kinderferienparadieses wurde gewissermaßen schicksalhaft zur Geisterstadt.

Es war in der Folgezeit trotz angestrengter Versuche seitens Harry Scharfen, des Trägervereins, der Gemeinde und vor allen Dingen der DHG nicht möglich, ein annähernd gleichwertiges Gelände unter karitativen Konditionen zu finden.

Der Glücksfall Fort Christoph war nicht reanimierbar und nicht rekonstruierbar.

Kinder- und Jugendfreizeit in der Asse
Darmstädter Gespräche, 11. Seminar 1995

W. Eberl

Seit 1987 findet in der Asse, einem kleinen Höhenzug südöstlich von Wolfenbüttel, eine jeweils zehntägige Ferienfreizeit für Hämophile und ihre Geschwister statt. Das Zustandekommen dieses Angebots ist der Eigeninitiative der Eltern eines Hämophilen aus der Braunschweiger Region zu danken. Die Familie Möller organisiert und betreut die Freizeit, wobei Herrn Möller seine berufliche Tätigkeit als Pädagoge sicher prädestiniert. Seine Frau Eva darf jedoch mit Fug und Recht als Seele der Unternehmung bezeichnet werden. Seit nunmehr 8 Jahren opfert das Ehepaar Möller einen Teil des eigenen Urlaubs, um Familien mit hämophilen Kindern die Möglichkeit zu geben, ihre Töchter und Söhne einer kompetenten und fachkundigen Betreuung anzuvertrauen.

Eine schöne Umgebung, günstige Wohnbedingungen in einem Jugendgästehaus mit Vollverpflegung und großzügige Unterstützung von Sponsoren garantieren bisher den Erfolg, der sich vor allem auch an der Zahl von „Stammgästen" messen lässt.

Als Eltern eines Hämophilen sind die beiden Verantwortlichen für die Überwachung der Kinder, welche Selbstbehandler sind, gut gerüstet. Die medizinische Betreuung und auch ggf. die Versorgung mit Substitutionsmaterial erfolgt durch das Hämophiliebehandlungszentrum in Braunschweig.

Das Alter der teilnehmenden Kinder und Jugendlichen lag in den Jahren konstant zwischen 12 und 15 Jahren. Die Altersuntergrenze ist 8 Jahre, etwa zwei Drittel der Teilnehmer sind Bluter.

Besonders erfreulich ist, dass der Preis für die zehn Tage einschließlich aller Unternehmungen (Vergnügungspark, Tierschau, Kino, Kegeln, Boots-tour und natürlich Schwimmbad) in allen Jahren weniger als 400 DM betragen konnte. Dies ist der Unterstützung durch die Deutsche Hämophiliegesellschaft (DHG) einerseits und einer sehr großzügigen Spende des Round Table Wolfenbüttel/Salzgitter andererseits zu danken.

Immer wieder werden an den Anreisetagen die Ängste der erstmals teilnehmenden Familien deutlich, ihre „Problemkinder" plötzlich zum ersten Male fremder Obhut anzuvertrauen. Praktisch immer zeigt sich jedoch, dass die Abnabelung Kindern und Eltern nach anfänglicher Skepsis dann leichter fällt als zuvor gedacht.

Als besonderer Schwerpunkt und messbarer Erfolg ist das Training zur Selbsttherapie anzusehen. In jedem Jahr konnte mindestens ein Patient an die Selbstbehandlung herangeführt werden, sogar besonders „harte Nüsse", bei denen schon mehrjährige Versuche gescheitert waren, konnten „ge-

knackt" werden. In der Motivation durch die Gruppe liegt hier das Erfolgs-
rezept, so dass fast ohne Zutun von Betreuer oder Behandler der Wunsch
entsteht, sich wie die anderen – womöglich jüngeren – Jungen selbst zu
spritzen.

Auch wenn in der heutigen Zeit oftmals die Meinung gehegt wird, dass
richtiger Urlaub nur in Kenia, der Karibik oder aber mindestens in Spanien
möglich sei, sollte man das Wagnis, sein gehandikaptes Kind auf sich selbst
zu stellen und für eine Weile aus der Familienkontrolle zu entlassen, durchaus eingehen: Für das Kind kann die Freizeit in der Asse ein Urlaubserlebnis
darstellen, das an exotischeren Orten nicht erreichbar ist.

Erfahrungen aus der ärztlichen Betreuung von Ferienlagern für hämophile Kinder und Jugendliche in Ostdeutschland

Darmstädter Gespräche, 11. Seminar 1995; ergänzender Kommentar 2000

J. Wendisch

Hämophilie-Ferienlager haben in den ostdeutschen Bundesländern eine 20-jährige Tradition. Im Sommer 1975 fuhren erstmals 31 Hämophiliepatienten im Alter von 10 bis 15 Jahren in ein Ferienlager an der Ostsee. Das war ein bahnbrechendes Ereignis. Denn hämophile Knaben hatten erstmals die Möglichkeit, abseits eines Behandlungszentrums und außerhalb der Obhut der Familie gemeinsam mit 800 gesunden Altersgenossen und 60 körperbehinderten Kindern 18 Tage ihrer Schulferien zu verbringen.

1975 war die Heimselbstbehandlung in der damaligen DDR noch nicht generell etabliert. Dadurch waren die Patienten an ein Behandlungszentrum bzw. an einen betreuenden Arzt gebunden. Die in den Sommerferien durch Betriebe und staatliche Institutionen organisierten Ferienlager waren nicht für die Betreuung der hämophilen Kinder geeignet. Auf Initiative von Herrn Professor Remde und Herrn Professor Weißbach wurden die Ferienlager für unsere Patienten organisiert.

Bis 1990 fanden die Ferienlager wechselnd in Prebelos (bei Rheinsberg), am Störitzsee (unweit von Berlin) und in Markgrafenheide (an der Ostsee) statt. Organisatorisch verantwortlich war die Bezirksrehabilitationsstelle der Abteilung Gesundheitswesen des Bezirkes Potsdam. Die medizinische Betreuung wurde durch Ärzte, Schwestern und Physiotherapeuten aus den Hämophiliezentren der DDR gewährleistet. In der Regel standen für eine Belegung mit anfangs 30, später bis zu 60 Hämophiliepatienten zwei Ärzte zur Verfügung. Der Tagesablauf unterschied sich – abgesehen von Behandlungsmaßnahmen und den morgendlichen und abendlichen Visiten – wenig vom „normalen" Ferienlager.

Nach der politischen Wende konnte das Ferienlager in der bisherigen Form nicht mehr durchgeführt werden. Es wurde ab 1991 unter der Obhut des Allgemeinen Behindertenverbandes e. V. des Landes Brandenburg als Integrationsferienlager organisiert und fand vorwiegend in den Einrichtungen eines ehemaligen Pionierlagers 40 km nördlich von Berlin, am Werbellinsee, statt.

In jeder Belegung werden dort etwa 120 Kinder im Alter von 8 bis 15 Jahren betreut. Hämophile Patienten, geistig und körperlich behinderte sowie gesunde Kinder sind etwa zu gleichen Anteilen vertreten. Die Anmeldung der Hämophiliepatienten erfolgt über die Deutsche Hämophiliegesellschaft. Die finanzielle Absicherung des Ferienlagers wird aus Mitteln der Brandenburger Landesregierung, des Behindertenverbandes, der DHG und einem Elternanteil gewährleistet. Der Unkostenbeitrag der Eltern beläuft sich auf 200 DM.

Gemäß dem Gedanken der Integration, der auch schon zum Grundanliegen der Hämophilie-Ferienlager in der DDR gehörte, werden gesunde und kranke Kinder gemeinsam in altersentsprechenden Gruppen von 6 bis 10 Kindern durch jeweils zwei Betreuer versorgt.

Die ärztliche Tätigkeit im Ferienlager beinhaltet vier Schwerpunkte:
- spezifische medizinische Betreuung der Hämophilen: Therapie der akuten Blutung, prophylaktische Dauerbehandlung;
- Behandlung allgemeiner Erkrankungen;
- Anleitung und soziale Betreuung der Kinder;
- Anleitung des Betreuungspersonals.

An erster Stelle stehen die spezifischen medizinischen Anforderungen. Das umfasst die Durchführung bzw. Überwachung der prophylaktischen Dauerbehandlung und die Behandlung der akuten Blutungen.

In den zurückliegenden 20 Jahren wurde ein immer größerer Anteil von Patienten in die kontinuierliche Therapie einbezogen. Das verdeutlichen auch Zahlen aus den Ferienlagern. Bei etwa gleicher Anzahl von Patienten mit schwerer und mittelschwerer Hämophilie A und B waren 1975 nur 19%, 1994 aber 80% in eine prophylaktische Substitutionsbehandlung involviert. Bis zum Jahr 1990 wurden dann auch im Ferienlager über 50% der Hämophilen dauernd substituiert. Das Auflösen und Applizieren der Kryopräzipitate und PPSB-Präparate machte also einen großen Teil des vormittäglichen Arbeitspensums aus.

Mit der Anwendung der seit 1990 auch in Ostdeutschland verfügbaren höher gereinigten und virusinaktivierten Plasmakonzentrate haben sich die Qualität und das Management der Substitutionsbehandlung deutlich verbessert. Davon profitierte natürlich auch die Hämophilenbetreuung in den Ferienlagern. Schwere Gelenkschäden und Muskelatrophien werden jetzt kaum noch beobachtet.

Die Zahl von akuten Blutungsereignissen im Ferienlager ist erheblich zurückgegangen. Vergleicht man die Angaben der Hämophilie-Ferienlager von 1975 und 1994 (Tabelle 1), so zeigt sich, dass bei etwa gleicher Patientenzahl 1975 über dreimal mehr Blutungsereignisse stattgefunden haben. – Sprunggelenkblutungen waren in den letzten Jahren die häufigsten Blutungsereignisse. Ursächlich wird dafür das Herumtollen der Kinder und die damit gegebene Möglichkeit der Gelenkdistorsion angesehen.

Trotz adäquater Prophylaxe können natürlich immer akute Blutungen auftreten. Die Kinder werden angehalten, sich bei Blutungssituationen oder

Tabelle 1. Vergleich der Häufigkeit von Blutungsereignissen bei Hämophilen in den Hämophilie-Ferienlagern 1975 und 1994

Art der Blutung	1975	1994
Gelenkblutungen	30	8
Sprunggelenk	7	5
Weichteilblutungen	11	5
Schleimhautblutungen	3	0
Gesamt	*44*	*13*

dem Verdacht auf eine Einblutung sofort beim betreuenden Arzt vorzustellen. Auch die Gruppenbetreuer wurden entsprechen instruiert. Um die sofortige Behandlung zu gewährleisten, hält sich ständig einer der Ärzte in der Nähe der Gruppen auf. Verlassen Gruppen das Gelände des Ferienlagers, ist ebenfalls dafür gesorgt, dass im Notfall rasch eine Substitutionsbehandlung erfolgen kann.

Auf die Behandlung allgemeiner Erkrankungen soll hier nicht weiter eingegegangen werden. Die Kinder können natürlich auch akut erkranken und müssen dann medizinisch versorgt werden.

Die Anleitung und soziale Betreuung der hämophilen Kinder stellt einen weiteren wichtigen Aspekt der ärztlichen Arbeit im Ferienlager dar. Auf der einen Seite ist das Verhalten der Kinder geprägt durch ihr gewohntes soziales Umfeld, in dem z. B. eine Einflussnahme der Eltern und des Hausarztes zu verzeichnen ist. Im Kontakt zu anderen Patientengruppen und gesunden Kindern müssen sich die hämophilen Kinder neben ihrer eigenen Krankheit andererseits auch mit den Problemen ihrer gleichaltrigen Gefährten auseinander setzen. Daraus können zahlreiche Konfliktsituationen resultieren, die oft nur durch ein feinfühliges Eingreifen von Betreuern und Ärzten gelöst werden können. Es ist aber auch möglich, dass von eigenen Krankheitserlebnissen und -symptomen abgelenkt wird.

In der Mehrzahl passen sich die hämophilen Kinder dem Lebensrhythmus ihrer gesunden Altersgenossen an. Hemmungen werden dabei oft abgelegt, was besonders bei sportlicher Betätigung dann leicht zu Verletzungen führen kann. Gegenüber den geistig und körperlich behinderten Kindern zeigen sich die meisten Hämophilen hilfsbereit und vergessen darüber ihre eigene (nicht sichtbare) Behinderung. Problematisch erscheint, dass bei den gesunden Kindern teilweise das Verständnis für die Krankheit Hämophilie fehlt. Die betreuenden Ärzte sind gefordert, aufzuklären und Verhaltensmaßregeln bekannt zu geben.

Sportliche Aktivitäten nehmen im Kinderferienlager einen breiten Raum ein. Da uns für einen Ferienlagerdurchgang nur noch eine Physiotherapeutin zur Verfügung steht, ist eine individuelle physiotherapeutische Betreuung nur noch nach Gelenkeinblutungen oder bei chronischen Gelenkveränderungen möglich.

Obwohl die Hämophilen heute keine sichtbaren Gelenkschäden mehr haben und über eine gut ausgeprägte Muskulatur verfügen, wäre jedoch die Durchführung gezielter Übungsprogramme zur Kräftigung bestimmter Muskelgruppen wünschenswert.

Der Bewegungsdrang der Kinder unterscheidet sich kaum von dem ihrer gesunden Altersgenossen. Die Auffassungen, was sportlich erlaubt ist und was lieber nicht getan werden sollte, gehen z. T. auch bei den betreuenden Hausärzten weit auseinander. Allgemein anerkannt sind aber Sportarten wie z. B. Tischtennis, Schwimmen, Gymnastik und Radfahren.

Das allseits beliebte *Fußballspielen* erscheint für die hämophilen Patienten *nicht geeignet*. Hier muss der Arzt im Ferienlager bremsen.

Bei den Gruppenbetreuern handelt es sich vorwiegend um Studenten, die z. T. schon über einschlägige Erfahrungen bei der Betreuung von behinderten Kindern verfügen. Spezielle Kenntnisse über die Bluterkrankheit sind oft nicht vorhanden. Allerdings sind einige Betreuer selbst von der Hämophilie betroffen.

Ärztliche Aufgabe ist es, alle Helfer über das Krankheitsbild der Hämophilie zu informieren und ihnen erste Symptome eines Blutungsereignisses zu veranschaulichen. Neben dem Bluter selbst ist es häufig der Betreuer, der dann bei akuten Blutungsereignissen entsprechend handeln muss.

In einigen Fällen kann auch die Zusammenarbeit mit hämophilen Betreuern problematisch sein. Sie neigen aufgrund eigener Erfahrungen mit ihrer Krankheit zu einer Bagatellisierung der Symptome. Hier ist es wichtig, darauf zu achten, dass dieses Verhalten nicht auf die zu betreuenden Kinder übertragen wird. Im Allgemeinen versehen die Betreuer ihre nicht immer ganz leichte, ja teilweise auch schwere körperliche Arbeit zuverlässig und mit großer Anteilnahme.

Im Sommerlager der Hämophiliepatienten wird dem ärztlichen Betreuer die Chance gegeben, Patienten für eine kurze Zeit rund um die Uhr kennen zu lernen und auf entsprechende individuelle Probleme einzugehen. Häufig ergeben sich Möglichkeiten der Behandlungsintensivierung. Das betrifft sowohl die Anleitung bei sportlicher Tätigkeit unter Berücksichtigung der zu meidenden Sportarten als auch das Erlernen der Injektion von Faktorenkonzentraten im Rahmen der Heimselbstbehandlung. Ein erster Schritt dazu ist das selbständige Auflösen und Aufziehen der Gerinnungspräparate unter Beachtung hygienischer Belange. Im weiteren folgt dann die selbständige Platzierung der Kanüle in der Vene. Viele junge Patienten haben im Ferienlager die Injektionstechnik erlernt.

Die soziale Integration der Hämophiliepatienten ist ein wichtiger Bestandteil unserer Behandlungsstrategie. Dazu gehört auch eine ausgewogene Freizeit- und Urlaubsgestaltung. Mit der heute zur Verfügung stehenden Heimselbstbehandlung sind die Patienten weitgehend unabhängig von einer ärztlichen Versorgung am Aufenthaltsort. Problematisch erscheint jedoch auch gegenwärtig noch die Unterbringung von hämophilen Patienten in Ferien- und Jugendlagern vor allem dann, wenn die Kinder noch relativ jung und unselbständig sind.

Die Hämophilie-Ferienlager bieten hämophilen Kindern die Möglichkeit, unter Gleichaltrigen ihre Ferien zu verbringen und ihre Fähigkeiten, mit der eigenen Krankheit umzugehen, zu stabilisieren. Diese Ferienlager sollten deshalb auch weiterhin in die Betreuung unserer Patienten mit einbezogen werden.

Ergänzender Kommentar (2000)

Das Thema Ferienfreizeiten oder „Ferienlager" scheint mir heute aktueller denn je. In unserer „leistungsorientierten Gesellschaft" spielt die Integration der Patienten mit Hämophilie eine entscheidende Rolle. Der Integrationsgedanke solcher Freizeiten ist einer der wichtigsten Gesichtspunkte dieser Veranstaltungen und sollte deshalb unbedingt beibehalten werden.

Die vom Allgemeinen Behindertenverband Brandenburg organisierten Freizeiten finden weiterhin jeden Sommer in zwei Belegungen statt. Die Resonanz ist unverändert groß. Oft können nicht alle Teilnahmewünsche erfüllt werden. Trotzdem gewinnt man den Eindruck, dass nur Hämophile aus bestimmten Zentren teilnehmen und dass die Zahl der Teilnehmer mit Hämophilie leicht zurückgeht. Es wäre wünschenswert, dass die Termine für solche Freizeiten, unabhängig vom Organisator, deutschlandweit in den Mitteilungen der Patientenorganisationen bekannt gegeben werden.

Die angebotenen Freizeiten bieten besonders für junge Kinder mit Hämophilie Gelegenheit, abseits der häuslichen Fürsorge Erfahrungen zu sammeln, Grenzen auszuloten und Toleranz gegenüber anderen (Kranken und Gesunden) auszuüben und zu empfangen.

Alle in die Behandlung der Hämophilie integrierten Institutionen sind aufgefordert, den Fortbestand dieser Freizeiten zu unterstützen.

Integriertes Kur- und Ferienprogramm für Hämophile und ihre Angehörigen

Darmstädter Gespräche, 11. Seminar 1995

C. Heinrichs

30 Jahre Hämophiliebetreuung – 10 Jahre Kuren- und Ferienkonzept

Gegen Ende der 60er Jahre wurde die *Sektion Hämophilie* der „Gesellschaft für Hämatologie und Bluttransfusion der DDR" gegründet. Man wusste um die Bemühungen und Aktivitäten in den einzelnen Ländern, Hämophiliegesellschaften zu gründen, die sich mit den aktuellen Problemen der Hämophilie befassten. In dieser Phase begann sich durch Einführung der lyophilisierten Faktor-VIII-Präparate die Lebenserwartung für die Hämophiliepatienten deutlich zu verlängern, so dass die Blutungskomplikationen nicht mehr das alleinige Problem darstellten.

Die historischen drei großen „V" der Hämophilie – Verbluten, Verkrüppeln, Verarmen – begannen erstmalig in der Geschichte dieser Erkrankung ihre dramatische Bedeutung zu verlieren, und es galt nunmehr, diese Patienten angemessen in die Belange des täglichen Lebens zu integrieren.

In den nachfolgenden Jahren entstand eine rege Arbeit in dieser neu gegründeten Sektion Hämophilie, die den Betroffenen selbst, ihren Behandlern sowie anderen in deren Umfeld tätigen Personen in vielfältiger Weise Unterstützung bei der Lösung von Alltagsproblemen oder speziellen Fragestellungen gewähren sollte. Halbjährlich fand eine Beratung der Leiter der Hämophiliezentren statt. Jährlich wurden die Binzer Gespräche für alle an der Hämophilieproblematik Interessierten durchgeführt, an denen neben behandelnden Ärzten auch Hämophiliepatienten selbst oder deren Angehörige teilnehmen konnten. Dasselbe galt auch für das alle 4 Jahre stattfindende Hämophiliesymposium, an dem auch wenige ausländische Gäste teilnahmen. Die gesetzlichen Voraussetzungen der DDR ließen jedoch eine eigenständige Organisation der Hämophiliepatienten außerhalb dieser Veranstaltungen nicht zu, obgleich es auch hierzu mehrfach Initiativen gab.

Zu den Aktivitäten der Sektion Hämophilie zählten u. a. die Erarbeitung einer Vielzahl von Merkblättern, die bei fehlender Erfahrung den Umgang mit der Hämophilie erleichtern helfen sollte:
- Hinweise für Lehrer und Erzieher hämophiler Kinder;
- Facharbeiterberufe, die für Hämophile geeignet sind;
- Merkblatt für Leiter von Betrieben mit berufstätigen Blutern;
- Rehabilitationszentren mit Berufsbildungsmöglichkeiten für Hämophile;
- Empfehlungen eines Physiotherapieprogramms bei hämophilen Blutungen im Bereich des Stützapparates;

- Merkblatt zur Therapie und Metaphylaxe der Urolithiasis bei Hämophilen;
- Empfehlungen für die orthopädische Therapie bei Hämophilie;
- Merkblatt zur genomischen Diagnostik bei Hämophilie A und B;
- Merkblatt für Ärzte von Schwangerenbetreuungsstellen;
- Merkblatt für Konduktorinnen der Bluterkrankheit (Hämophilie A und B);
- Adressenverzeichnis humangenetischer Beratungsstellen;
- Adressenverzeichnis der Hämophiliezentren;
- klinische und radiologische Beurteilung von Blutergelenken;
- (Sonder-)Leistungen der Sozialversicherung für Hämophile;
- Merkblatt zur Zahnpflege und Zahnbehandlung Hämophiler.

Erfassung der Hämophiliepatienten

Alle Hämophiliepatienten wurden auf Initiative des Vorsitzenden der Sektion Hämophilie in einer zentralen Datei im Bezirkskrankenhaus in Potsdam erfasst, deren Einzeldaten nur behandelnden Ärzten im Notfall zugänglich waren. 1985 war folgender Stand der Erfassung zu verzeichnen:

Hämophilie A	850 Patienten
Hämophilie B	120 Patienten
Willebrand-Syndrom	242 Patienten
Gesamtzahl	1212 Patienten

Zu diesem Zeitpunkt wurde eine Dunkelziffer noch nicht erfasster Patienten von 300–500 angenommen. Die Betreuung der Hämophiliepatienten erfolgte in 37 Hämophiliezentren. Der in diesem Zusammenhang benutzte Begriff des „Zentrums" entspricht nicht unseren heutigen Vorstellungen und Definitionen eines Hämophiliezentrums mit kompletter fachspezifischer Betreuung, inklusive Operations- und Laborkapazität rund um die Uhr. Zu dem damaligen Zeitpunkt war mit diesem Begriff lediglich der Hinweis verbunden, dass ein in der Hämophiliebehandlung erfahrener Arzt in regionaler Nähe verfügbar ist. 1989 waren vom Hämophilieverband (HVD) nur 6 Betreuungseinrichtungen als Hämophiliezentren in den neuen Bundesländern zu deklarieren, während die übrigen lediglich als Hämophilie-Behandlungseinrichtungen zu bezeichnen waren.

Trotz dieser vielfältigen Aktivitäten war die Integration Hämophiler in sozialmedizinische Belange nicht in vollem Umfang geglückt, was durch folgendes Beispiel veranschaulicht werden soll:

Nachdem 1978 ein schwer behinderter, aber noch gehfähiger Patient mit schwerer Hämophilie A zum dritten Mal eine beantragte Kur abgelehnt bekam, kommentierte er dieses Ereignis verbittert mit den Worten: „Arbeitsfähig bin ich, aber nicht kurfähig!". In diesen wenigen Worten lag berechtigterweise Vorwurf, Unverständnis, Resignation, aber auch ein wenig Aggression.

Da dieser Satz aber in vollem Umfange die Situation kennzeichnete und mehrfache vorangegangene Bemühungen unsererseits auf regionaler Ebene, das Problem zu lösen, nicht gelungen waren, mussten energischere Maßnahmen eingeleitet werden, wenn wir endlich im Interesse unserer Patienten Erfolg haben wollten.

Jährliches Kurkontingent

Hieraufhin entstanden eine Vielzahl von Aktivitäten, die letztlich in einem Vertrag mit dem Bundesvorstand der Gewerkschaft (FdGB) und des Gesundheitsministeriums (MfG) endeten. Es wurden uns zur eigenen Verfügbarkeit der Sektion Hämophilie jährlich 75 Kuren (d.h. 3 Durchgänge à 25 Plätze für je 3 Wochen) bewilligt.

Im Sommer verfügte die Sektion Hämophilie in derselben Kureinrichtung über 25 Ferienplätze für Hämophile und ihre Angehörigen. Dieses Ferienplatzangebot wurde wegen des erhöhten Bedarfs dieser Patientengruppe im Jahr 1989 auf 90 Plätze erweitert, da die medizinische Betreuung für Hämophiliepatienten an den frei gewählten Ferienorten sehr zu wünschen übrig ließ.

Vielfach waren weder in der Hämophiliebehandlung erfahrene Ärzte am Ferienort erreichbar noch die erforderlichen Kryopräzipitate verfügbar. Den Patienten war die Selbstinjektion der Gerinnungspräparate offiziell nicht gestattet, wenngleich auch die von der Weltföderation für Hämophile herausgegebene „Standortbestimmung zur Hämophiliebehandlung" von 1981 als „kontrollierte Selbstbehandlung (oder Heimselbsthilfe)" mit den dazugehörigen Voraussetzungen auch in der DDR bekannt war. Als Ursache hierfür mag die unzulängliche Versorgung mit Kryopräzipitaten beigetragen haben, da man befürchtete, dass durch die Entscheidung zur Selbstinjektion ein höherer Bedarf an Präparaten zu erwarten sei, dem man möglicherweise nicht gewachsen sei. In den größeren Zentren wurde die Selbstinjektionstechnik – allerdings mit dem zur Verfügung stehenden „gröberen" Injektionsmaterial – bei Patienten mit schwerer Hämophilie dennoch geübt und auch praktisch mit Erfolg durchgeführt.

Kostenträger des Kur- oder Ferienaufenthaltes

Der Unkostenaufwand von 750 M pro Platz wurde für die Kuren komplett von der Gewerkschaft (FdGB) bzw. in selteneren Fällen vom Verband der gegenseitigen Bauernhilfe (VdgB) übernommen. Bei den Ferienplätzen musste jedoch ein Anteil von 210 M für Erwachsene und 30 M für Kinder pro Ferienplatz dazugezahlt werden.

Bei entsprechender medizinischer Indikation (z. B. nach einer größeren Operation) konnten die Kuren für einen Patienten auch auf 6 Wochen verlängert werden. Bei schwierigen sozialmedizinischen Bedingungen konnten auch ganze Familien zur Kur geschickt werden (z. B. Eltern eines hämophilen Jungen mit frühkindlichem Hirnschaden, die sich in der anspruchsvollen Pflege und Betreuung des Kindes wechselseitig ablösten.

Die zur Kur erforderlichen Präparate mussten anfänglich von den Patienten aus ihrer jeweiligen Behandlungseinrichtung mitgebracht werden. Da der Transport der Kryopräzipitate (zu diesem Zeitpunkt noch in schweren 1/2-Liter-Pressglasflaschen abgepackt) für die z.T. schwer behinderten Patienten äußerst beschwerlich war, wurde dem in der Nähe gelegenen Bezirksblutspendeinstitut Neubrandenburg vom MfG der Auftrag erteilt, die Kureinrichtung mit den aus eigener Produktion des Bezirktsinstitutes stammenden Gerinnungspräparaten zu versorgen.

Die zu diesem Zeitpunkt verwandten Kryopräzipitate (hergestellt im Kleinpoolverfahren aus zwei Spenderplasmen) enthielten pro Flasche 160 ± 20 E Faktor VIII, neben einem hohen Maß an Begleitproteinen. Das Plasma stammte von untersuchten Spendern, eine Virusinaktivierung wurde in den Bezirksblutspendeinstituten nicht durchgeführt.

Lage und Ausstattung der Kureinrichtung

Die Kureinrichtung lag in Klink bei Waren in einer industriefreien wald- und wasserreichen, leicht hügeligen Landschaft der Mecklenburger Seenplatte. Zu dem gesamten Komplex der Kureinrichtung gehörten ein Bettenhaus mit 600 Betten, mehrere Bungalows zwecks besserer Erreichbarkeit für Rollstuhlfahrer (dieses Angebot wurde von unseren Kurdurchgängern kaum beansprucht) sowie mehrere Pavillons, in denen ein Ambulatorium mit 4 Ärzten, Laboreinrichtung und Verwaltung untergebracht waren. Die Kureinrichtung verfügte über ein Hallenschwimmbad sowie zahlreiche Räumlichkeiten zur Freizeitgestaltung (wie z.B. Milchbar, Kaffeestube, Dachterassenrestaurant, Bar).

Für sportliche Betätigungen standen zahlreiche Möglichkeiten zur Verfügung:
- Schwimmen (Zielstellung: Erlangung von Schwimmstufen);
- Wanderungen und Waldspaziergänge;
- Radwanderungen;
- Gymnastik;
- Ball- und Staffelspiele (auf Wunsch);
- Tischtennis, Boccia, Minigolf, Krocket, Schießen, Schach, Billard.

Besonders großes Interesse fand stets der nur wenige hundert Meter entfernt gelegene Müritzsee, von dem aus auch Dampferfahrten unternommen werden konnten. In den Sommermonaten erfreute sich aber auch das Strandbad am See einer großen Beliebtheit. In den Wintermonaten war der See zugefroren.

Medizinische Betreuung

Da die in der Kureinrichtung tätigen Ärzte in der Hämophiliebehandlung anfangs völlig unerfahren waren, wurde zur Bedingung gemacht, dass jeder Kurdurchgang mit 25 Hämophiliepatienten von jeweils einem Arzt aus einem der Hämophiliezentren des Landes zu begleiten war. Der begleitende Arzt wurde für den Zeitraum des jeweiligen Kurdurchganges von seiner Verpflichtung in der Heimatklinik freigestellt, was bei den zuständigen Chefärzten nicht immer Begeisterung auslöste.

Der Arzt war während eines Kurdurchganges voll gefordert. Bei jedem Patienten wurde ein Aufnahmestatus erstellt und in Abhängigkeit von dieser Erstuntersuchung wurde das individuelle physiotherapeutische Programm festgelegt, für das mehrere Physiotherapeutinnen zur Verfügung standen. Neben der Besprechung einer Vielzahl psychosozialer, familiärer oder medizinischer Einzelprobleme mussten am Vormittag die Kryopräzipitatsubstitutionen durchgeführt werden, da ein großer Teil der Patienten die Technik der Selbstinjektion noch nicht beherrschte. Die meisten Patienten hatten jedoch bis zum Kurende die Injektionstechnik und die Methodik zur Auflösung der Präparate erlernt. Am Ende des Kurdurchganges erfolgte eine Abschlussuntersuchung sowie die Erstellung einer epikrischen Abschlusseinschätzung.

Ein besonders wichtiger Schwerpunkt galt dem Übungsprogramm im Hallenschwimmbad, das wir für unsere Patienten für zwei Stunden an jedem Mittag von der allgemeinen Nutzung durch andere Kurteilnehmer ausschließen konnten. Auf diese Weise bestand eine geringere Verletzungsgefahr für unsere z. T. sehr schwer behinderten Patienten. Viele dieser Patienten waren als Nichtschwimmer angereist und konnten bis zum Kurende eine Schwimmstufe aufweisen. Für besonders stark Behinderte, die nicht selbständig über eine Leiter in das Schwimmbecken gelangen konnten, wurde ein Tragekorb mit Hebeeinrichtung angefertigt, um auf diese Weise auch für diese Gruppe ein physiotherapeutisch geführtes Übungsprogramm im Wasser zu ermöglichen.

Neben individuell durchgeführten physiotherapeutischen Maßnahmen wurde das gymnastische Gruppentraining sowie gemeinsames Ballspielen besonders gefördert und auch von den Patienten gerne angenommen.

Für unerwartete akute Notfälle stand das nur 4 km entfernte, in Waren gelegene Krankenhaus zur Verfügung, mit dem wir im Bedarfsfall sehr engen Kontakt hatten. Mit Ausnahme von 3 mittelschweren Fällen mussten wir das Krankenhaus nicht in Anspruch nehmen.

Physiotherapeutische Konditionierung

Das physiotherapeutische Konditionierungsprogramm wurde unter individuellem Substitutionsbedarf durchgeführt und umfasste im Wesentlichen 3 Behandlungsstrategien.

- Behandlung der chronischen Arthropia haemophilica;
- allgemeine Konditionierung durch Gruppentraining;
- Behandlung akuter/subakuter Zustände (z.B. bei akutem Hämarthros, akutem Muskel- oder Weichteilhämatom, postoperativer rehabilitativer Konditionierung).

Wenngleich individuell orientierte Therapieführung einen hohen Stellenwert zur Wiederherstellung der Gelenkfunktion hat, muss dennoch das Gruppentraining in seiner Bedeutung zur psychischen Stabilisierung hervorgehoben werden. Beide Methoden ergänzen sich somit durch sehr unterschiedliche Angriffspunkte.

Ein Beispiel für die postoperative rehabilitative Konditionierung soll die Darstellung folgender Kasuistik sein:

31-jähriger Patient mit Hämophilie A: Entfernung eines heute kaum noch zu beobachtenden kindskopfgroßen Pseudotumors („Schokoladenzyste") der Beckenregion, der zu einer nahezu vollständigen Destruktion der Beckenschaufel führte. Die Beckenschaufel wurde aus Knochenspänen und Fibrinkleber neu modelliert und machte in der Folgezeit eine mehrmonatige Ruhigstellung im Gipsverband erforderlich.

Von welcher enormen Bedeutung die dann anschließende unter Substitutionsschutz geführte physiotherapeutische Rehabilitation ist, beweist jeder einzelne Patient immer wieder neu. In dem Maße, in dem die physische Rehabilitation gelingt, in demselben Maße vollzieht sich auch die psychische Stabilisierung und trägt zur nahezu vollständigen Integration in das familiäre und berufliche Leben bei.

Ein solches Therapiekonzept stellt aber hohe Ansprüche an die fachliche Qualifikation und das persönliche Engagement des medizinischen Personals, da auch zeitweilig auftretende Behandlungsstillstände, psychisch bedingte Aggressionen oder auch reaktive Depressionen aufgefangen werden müssen. Für eine komplexe Therapie sind im Allgemeinen 3 Wochen Kuraufenthalt nicht ausreichend, obgleich der Betroffene anfänglich mit einer Verlängerung auf 6 Wochen meist nicht einverstanden ist. Erst bei erkennbaren Erfolgen und Fortschritten entsteht langsam der Wunsch zu einer weiteren Optimierung und Stabilisierung des Behandlungsergebnisses.

Hieraus leitet sich eine weitere überlegenswerte Zielstellung ab: Zur Betreuung dieser schwerer betroffenen Patientengruppe sollten einige Kureinrichtungen ganz speziell ausgerichtet werden, um den sozialmedizinischen und psychologischen Problemen der Hämophiliepatienten besser gerecht werden zu können. Dagegen sollten Patienten mit leichteren Formen der Hämophilie eher in nicht speziell für Hämophile vorgesehene Kureinrichtungen integriert werden.

Hämophilielager in der Schweiz

Darmstädter Gespräche, 11. Seminar 1995

R. Kobelt

Nationale Hämophilielager haben in der Schweiz eine rund 30-jährige Tradition. Dies mag erstaunen, nachdem ich letztes Jahr über die Probleme berichtet habe, die sich aus der großen Autonomie der Kantone ergeben. Die Lager sind aber Ausdruck einer guten Zusammenarbeit unter den pädiatrischen Zentren unseres Landes und dem Wirken der Hämophiliegesellschaft. Sie werden zudem dadurch ermöglicht, dass die Kosten der Behandlung unserer hämophilen Kinder und Jugendlichen bis zum 20. Altersjahr von der gesamtschweizerischen Invalidenversicherung bezahlt werden, die auch für Geburtsgebrechen zuständig ist. Die Eltern bezahlen so nur noch Fr. 200.– pro Kind. Ein eventuelles Defizit übernehmen die Schweizerische Hämophiliegesellschaft und andere karitative Organisationen.

Frühere Lager

Die ersten Lager dienten, den beschränkteren Möglichkeiten der Behandlung dieser Zeit entsprechend, vorwiegend der Verbesserung der Therapie, insbesondere der Gelenksituation der Teilnehmer. Mit der Einführung der Heimselbstbehandlung konnte auch in unserem Land eine markante Verbesserung des Gesundheitszustandes der Hämophilen erzielt werden, das Interesse an den Lagern erlosch weitgehend. Der Initiative von Frau Dr. Meili und der damaligen Geschäftsführerin der Schweizerischen Hämophiliegesellschaft, Frau Schawalder, ist es zu verdanken, dass die Lager zu neuem Leben erweckt wurden.

Hämophilielager heute

In den letzten 10 Jahren habe ich die Ehre gehabt, das Schweizer Hämophilielager zu organisieren und zu leiten. Sehr schnell habe ich erkannt, welche einzigartige Gelegenheit ein solches Lager bietet. Ich habe dabei nicht nur sehr viel gelernt – sowohl was medizinische Belange angeht als auch und ganz besonders, was es heißt, ein hämophiles Kind oder dessen Eltern zu sein. Außerdem hat es sich gezeigt, dass gerade der psychosoziale Bereich in einem Lager sehr gut zu erfassen ist. Im engen Zusammenleben in einem Lager sind die einschlägigen Probleme viel leichter zu erfassen als in Klinik oder Praxis. Bei geeigneter Organisation kann das Lager selbst bereits einiges zur Behandlung, vor allem aber zur *Vorbeugung* dieser Schwierigkeiten beitragen. Nötigenfalls können auch weitere Maßnahmen nach dem Lager eingeleitet werden. Entsprechend ist das Konzept des Lagers immer mehr auf psychosoziale Zielsetzungen hin ausgerichtet worden.

Ziele unserer Lager

- Fördern der Selbständigkeit und des Selbstwertgefühls der jungen Hämophilen. Dazu gehört die Übernahme von Verantwortlichkeit für sich selbst bei der Behandlung der Hämophilie. Der Kontakt mit anderen Betroffenen sowie die Integration in eine fremde Gruppe fern von zu Hause sind ein weiterer wichtiger Punkt.
- Unterstützung der Eltern einerseits durch die kurzdauernde Entlastung während des Lagers und andererseits durch die Unterstützung bei der bereits erwähnten Förderung der Kinder.
- Verbesserung der bestehenden Therapie wo nötig und möglich in Zusammenarbeit mit Eltern, Hausarzt und behandelndem Zentrum.
- Geeignete und abwechslungsreiche sportliche und sonstige Betätigung.
- Vermeiden von Unfällen und Blutungen.

Organisation des Lagers

Grundsätzliches

Damit die Kinder überhaupt und oftmals über viele Jahre hinweg in das Lager kommen, braucht es selbstverständlich ein kindergerechtes, attraktives Ferienprogramm, das sich von Jahr zu Jahr ändert. Dazu gehören Ausflüge, Sport, Basteln und allerlei Spiele. Weil auf Physiotherapie oder andere zeitintensive Behandlungsmethoden verzichtet wird, dauert das Lager lediglich eine Woche. Es ist recht schwierig, ein geeignetes Haus zu finden, daher halten wir das Lager immer wieder am selben Ort ab. Es handelt sich um ein abgelegenes Haus in der Nähe von einem Naturschutzgebiet in den Voralpen. Trotzdem finden sich nicht weit entfernt verschiedene Sportmöglichkeiten samt Hallenbad und andere nützliche Anlagen.

Organisatorische Besonderheiten

Es ist sicher nicht möglich, im Detail aufzuzählen, worin sich unser Lager von einem gewöhnlichen Ferienlager unterscheidet; ich möchte aber doch versuchen, einige der Hauptpunkte aufzuzählen.

Familientreffen, Vorbereitung des Lagerbesuchs

Bei der modernen Heimselbstbehandlung tragen die Eltern, meist vor allem die Mütter, eine große Verantwortung für ihre Kinder. Vielen Eltern fällt es entsprechend schwer, ihr Kind nun plötzlich wegzugeben. Diese Angst ist nicht offensichtlich, bewirkt aber, dass es meist ein oder zwei Jahre der Überzeugungsarbeit braucht, bis ein Kind ins Lager angemeldet wird. Diese Arbeit wird zu einem Teil von den Leitern der pädiatrischen Zentren übernommen. Zudem organisiere ich jedes Jahr im Winter ein Treffen, zu dem die Familien der ehemaligen Lagerteilnehmer, aber auch Familien mit jüngeren Kindern eingeladen werden. Neben aktuellen Informationen über die Hämophilie werden Dias des vergangenen Lagers gezeigt, und die Kinder können Freundschaften schließen. Der Wunsch, ins Lager zu gehen, geht dann oft von den Kindern selbst aus.

Leiterteam

Unsere Kinder sind oft das erste Mal weg von ihrer Familie und brauchen eine recht intensive Betreuung rund um die Uhr. Eine übermäßig behütende Haltung, in die ja viele Eltern fast zwangsläufig geraten, muss aber vermieden werden. Mitleid ist fehl am Platz, wichtig ist hingegen liebevolles Verständnis. Nötigenfalls muss man aber auch klare Linien vorgeben können. Die Lagerziele müssen alle vor Augen haben. Gefragt sind daher reife Persönlichkeiten mit Lebenserfahrung und Ausdauer, die selbst merken, wo sie gebraucht werden, und die den Willen mitbringen, jederzeit zuzupacken. Fachspezifische Kenntnisse sind nicht bei allen erforderlich. Immerhin sollten aber doch mindestens zwei medizinisch geschulte Personen im Lager anwesend sein und mindestens eine davon muss fundierte Kenntnisse der Hämophiliebehandlung aufweisen. Insgesamt umfasst das Team vier bis fünf erwachsene Personen, also etwa eine für vier Kinder.

Nach meiner Erfahrung ist es von großem Vorteil, wenn das Lager über viele Jahre hinweg von derselben Person organisiert und geleitet wird. Sie muss das Lager im Hinblick auf die gestellten Ziele durchziehen und die Einhaltung der Schwerpunkte gewährleisten.

Obere und untere Altersgrenze der Lagerteilnehmer

Nach unten ergibt sich die Begrenzung weitgehend von selbst. Ein Kind sollte doch hinsichtlich der Grundfunktionen selbständig sein, was gewöhnlich spätestens mit dem Schuleintritt der Fall ist. Nach oben ist die Grenze aus verschiedenen Gründen bei rund 13 Jahren angesetzt worden. Die Entwicklung der Persönlichkeit, wie wir sie fördern wollen, ist eine Angelegenheit des jungen Schulkindes. Sie sollte bis in die mittlere Adoleszenz abgeschlossen sein, um die weiteren, daran anschließenden Entwicklungsschritte zu erlauben. Was bis dahin verpasst worden ist, lässt sich kaum mehr nachholen. Außerdem können wir ältere Jugendliche mit unserem Programm kaum mehr begeistern. Sie spielen sich zudem gegenüber den Kleinen gerne auf und stellen unter Umständen die Behandlung der Hämophilie demonstrativ in Frage. Dies ist an sich altersentsprechend normal, hat im Lager aber eine unerwünschte negative Vorbildwirkung.

Teilnehmerzahl, Gruppenbildung

Wir wollen eine Atmosphäre schaffen, die familiär und angstfrei sein soll. Die Kinder sollen erleben, dass sie bei uns weder krankheitsbedingte Sonderrechte noch Einschränkungen haben. Schließlich sind ja alle Kinder im Lager hämophil. Das Lager soll für alle übersichtlich bleiben, jeder muss mit jedem vertraut sein. Entsprechend der geringen Einwohnerzahl der Schweiz ist die Zahl der möglichen Teilnehmer ohnehin begrenzt, sodass wir im Schnitt rund 15 Gäste zu betreuen haben. Das entspricht vielleicht einem Drittel aller möglichen Kandidaten im ganzen Land. Die Kinder werden auf drei gemischte Gruppen von etwa sechs Kindern eingeteilt. Dabei sind Alter, Erfahrung im Lager, markante Charaktereigenschaften, Sprache usw. zu berücksichtigen. Jede dieser Gruppen hat eine „eigene" Leiterin (oder Leiter), die ständig für sie da ist.

Tagesablauf

Er hat sich nach den Zielen des Lagers zu richten und nicht nach einem fixen Programm. Ein großes Maß an Flexibilität ist erforderlich, um kurzfristig – je nach Anzahl Behandlungen, Wetter usw. – das geeignete Tagesprogramm festzulegen. Es müssen entsprechend immer viel mehr Programme vorbereitet werden, als schließlich zur Durchführung gelangen. Es ist auch kaum möglich, öffentliche Verkehrsmittel zu verwenden, genügend eigene Transportkapazität ist also unumgänglich.

Ausbildung

Keine Gelegenheit, und sei es mitten in der Nacht, darf ausgelassen werden, etwas zu erklären, einem Anfänger ein Präparat auflösen oder ein Kind das Stechen üben zu lassen. Zuschauer sind dabei (fast immer) willkommen. Die kürzlich eingeführten Diplome in verschiedenen Schwierigkeitsstufen, die durch praktische oder theoretische Prüfungen erworben werden können, haben sehr motivierend gewirkt.

Erfolgskontrolle

Bei den genannten Zielen soll ja vorwiegend ein langfristiger Erfolg erzielt werden, und somit lässt sich deren Erfüllung im Lager nur teilweise beurteilen. Offensichtlich wird der Erfolg natürlich bei den praktischen Dingen:

Viele neue Teilnehmer schwören zu Beginn des Lagers, sich nie selbst zu stechen. Trotzdem dauert es meist nicht lange, bis sie dem Beispiel der älteren Kollegen folgen und es doch tun. Auch im Sozialverhalten und in anderen Bereichen lassen sich Fortschritte sehen, sowohl im Lager selbst als auch übers Jahr bei den Kindern, die wiederkommen (Bettnässen, Kontaktprobleme, Unselbständigkeit, …). Von etlichen Eltern hören wir von Fortschritten der Kinder, aber auch von einer Änderung im eigenen Umgang mit der Krankheit. Schließlich sehe ich es auch als gutes Zeichen an, wenn mir ein Teilnehmer mitteilt, dass er nun nicht mehr in unsere Lager kommt, sondern seine Ferien anderswie verbringt. Es scheint mir ein Zeichen von Selbständigkeit und Ablösung auch von der beschützenden Sondersituation zu sein, die unser Lager letztlich doch noch kennzeichnet.

Schlussbemerkungen

Wie weit sich das Fernziel der psychosozialen Betreuung hämophiler Kinder, nämlich das Erreichen des Erwachsenenalters als reife, sozial integrierte Persönlichkeit, durch die Lager fördern lässt, wird sich wohl nie eindeutig klären lassen. Meine Überzeugung ist es aber, dass ein solches Lager einen guten Beitrag dazu leisten kann. Jedes Lager trägt natürlich den persönlichen Stempel der daran beteiligten Leiter(innen); die damit verfolgten Ziele können ganz verschieden sein. Wenn aber hinter einem Hämophilielager ähnliche Zielsetzungen stehen wie bei uns, sollte meines Erachtens von den oben genannten organisatorischen Punkten nur nach reiflicher Überlegung abgewichen werden.

Sportliche Aktivität und Hämophilie

Darmstädter Gespräche, 15. Seminar 1999; ergänzender Kommentar 2000

T. Hilberg

Bis Ende der 60er Jahre wurde hämophilen Patienten geraten, möglichst körperlich inaktiv zu bleiben. Sport war nahezu verboten. Dies diente zur Vermeidung von Gelenkblutungen und sollte helfen, eine Gelenkzerstörung zu verhindern. Bekannterweise führt ein rezidivierender Hämarthros zu Veränderungen an der Synovia und dem Gelenkknorpel und zur Zerstörung des Gelenkes, was in einer deutlichen Einschränkung der Lebensqualität des hämophilen Patienten resultiert.

Obwohl die Pathophysiologie der Gelenkzerstörung nicht vollständig aufgeklärt ist, so ist man sich doch der Bedeutung des frei werdenden Eisens bewusst. Roosendaal et al. untersuchten den Einfluss von Blutkomponenten auf den Gelenkknorpel. Der Kontakt des Gelenkknorpels mit Monozyten und Erythrozyten führt zu einer irreversiblen dosisabhängigen Inhibition der Proteoglykansynthese. Hinzu kommen Zytokine aus dem Blut. Unter Umständen führt das Freiwerden dieser Substanzen über eine Bildung von toxischen Hydroxylradikalen, katalysiert durch das freie Eisen aus den Erythrozyten, zu einer direkten Schädigung der Chondrozyten. Eiseneinlagerungen im Zytoplasma von Synoviazellen, subsynovialen Geweben und auch in Chondrozyten bei der hämophiliebedingten Synovitis konnten von Stein und Duthie nachgewiesen werden.

Diese Vorgänge gelten als mögliche Erklärung, wie Gelenkblutungen zu einer hämophilen Arthropathie und damit zu extremen Destruktionen an den Gelenken führen können.

Hämarthros
- Synoviahyperthrophie und Synovitis
- Knorpeldestruktion
    - Monozyten und Erythrozyten
    - Zytokine
    - Hydroxylradikale, katalysiert durch Eisen

Häufig ist das Knie Prädilektionsstelle, aber auch das Sprunggelenk, der Ellenbogen und weitere Gelenke sind betroffen. Aber nicht nur die direkte Gelenkblutung führt zur Bewegungseinschränkung, sondern auch die Blutungen in die Muskulatur gehen mit Beeinträchtigung der Beweglichkeit einher. Hierbei müssen Blutungen mit und ohne Beteiligung neurovaskulärer Strukturen unterschieden werden. Häufig treten muskuläre Blutungen im Bereich des M. iliopsoas bzw. der Wade oder Unterarmmuskulatur auf.

Insgesamt führen Hämarthos und Hämatome z. B. in der Muskulatur als häufige Komplikationen zur Immobilität des Patienten. Aus der Immobilität mit der fehlenden körperlichen Bewegung resultiert eine erniedrigte Muskelmasse und Muskelkraft sowie ein erniedrigter Muskeltonus bei den hämophilen Patienten im Vergleich zu Normalpersonen.

Die daraus folgende muskuläre Dysbalance in Verbindung mit einer muskuloskeletalen Dysfunktion führt aber zu Fehlbewegungen, wodurch das Auftreten von Gelenkblutungen und damit Gelenkzerstörungen eher begünstigt wird. Das Wissen dieser Zusammenhänge führte dazu, dass immer häufiger versucht wurde, den Kreislauf Blutung–Immobilität–muskuloskeletale Dysfunktion–Blutung zu durchbrechen.

Viele, die damals vom Sport abgeraten haben, sehen deshalb heute ein körperliches Training als unbedingte Notwendigkeit an. Trotz der positiven Meinungsänderung ist aber die Zahl der Studien gering, die sich mit der Untersuchung sportbedingter Veränderungen bei Hämophilen auseinander setzen. Bisher wurden ansatzweise Untersuchungen durchgeführt, dabei bleibt aber weiterhin unklar, aus welchen Anteilen sich ein optimales Sportprogramm für hämophile Patienten zusammensetzen soll.

Empfehlungen zum Sporttreiben wurden ausgesprochen. Diese betrafen aber am häufigsten die Wahl der geeigneten Sportart und basieren aber nicht auf wissenschaftlichen Studien. Trotzdem ist insgesamt erfreulich, dass heute das Sporttreiben von hämophilen Patienten unterstützt wird. Diese Entwicklung führt aber auch zu Übertreibungen, besonders wenn es sich um Sportarten mit einem hohen traumatologischen Risiko handelt.

Anfang der 90er Jahre spielte ein Patient mit milder Hämophilie B Eishockey in der NHL in Amerika. Zur Vermeidung von Blutungskomplikationen substituierte er sich selber 7000 Einheiten Faktor IX pro Tag. Das Präparat wurde von einer Pharmafirma gesponsert, die ihr Produkt nach Bedarf zur Verfügung stellte. Bei einem Preis von 75 Cents bis 2 $ pro Einheit belief sich der Tagesbedarf auf 5250–14 000 $.

Stand der Forschung

Obwohl 1992 durch die World Federation of Hemophilia eine Richtlinie für den Sport von Hämophilen mit dem Titel „Go for it" herausgegeben wurde, bleiben doch eine Reihe von Fragen offen. Die wissenschaftliche Beantwortung dieser Fragen soll helfen, die Vorteile des Sports zu nutzen, ohne das Risiko für den Patienten zu vergrößern.
- Wie beeinflusst der Sport die plasmatische Gerinnung?
- Welche Vorteile durch Sport sind beim hämophilen Patienten nachweisbar?
- Welche Inhalte (motorische Hauptbeanspruchungsformen) sollten schwerpunktmäßig trainiert werden?
- Führt der kontrollierte Sport zu einem erhöhten Blutungsrisiko?

Plasmatische Gerinnung

Viele Studien haben belegt, dass bei Gesunden nach akuter körperlicher Belastung die Faktor-VIII-Aktivität ansteigt. Erklärt wird dieser Anstieg über eine β_2-adrenerg vermittelte Reaktion bzw. Anstieg von anaeroben Metaboliten wie Laktat. Training scheint aber auf die Faktor-VIII-Aktivität keinen Einfluss auszuüben. Koch et al. untersuchten die Veränderungen der Faktor-VIII-Aktivität sowie des Faktor-VIII-Antigens bei Hämophilen nach körperlicher Maximalbelastung und konnten bei milder Hämophilie einen Anstieg sowohl der Faktor-VIII-Aktivität und -Antigen-Konzentration feststellen. Bei schwerer Hämophilie konnte keine Veränderung nachgewiesen werden. Ob ein Training zu einer vermehrten Ausschüttung von Faktor VIII bzw. Faktor-XIII-Antigen bei Hämophilen führt, ist unbekannt.

Nachweisbare Vorteile

Vielfach belegt sind die präventiven Möglichkeiten des Sports im Bereich der primären, sekundären und tertiären Prävention. Bei der Sporttherapie von Hämophilen handelt es sich um eine sekundäre bzw. tertiäre Prävention. Trotzdem spielen auch Aspekte der primären Prävention eine Rolle, wenn es darum geht, der Entwicklung von hämophilieunabhängigen Krankheiten durch Bewegungsmangel vorzubeugen bzw. die Verlangsamung altersbedingter Umbauten des Körpers zu erreichen.

Diese Vorteile bietet der Sport sowohl Hämophilen wie auch Gesunden, was hier nicht weiter diskutiert werden muss. Es soll nur eine Studie von Koch et al. erwähnt werden, die eindeutig den schlechten Ausdauerzustand von 11 Kindern mit Hämophilie A im Vergleich zu gleichaltrigen gesunden Kindern nachweist. Ein sportliches Training muss ein *Ausdauertraining als Basistraining* beinhalten.

Muskelkraft ist nicht nur bewegendes Element, sondern hat zusätzlich die Aufgabe, Energien zu absorbieren und damit Verletzungen vermeiden zu helfen. Die Kniestrecker sind dabei die stärksten Stoßdämpfer bei auftretenden Kräften in Verbindung mit dem Körpergewicht. Schwache Muskulatur führt, wie schon erwähnt, zu einer größeren Vulnerabilität der Gelenke. Daraus resultiert eine gehäufte Zahl von Gelenkblutungen, gefolgt von einer Synovitis und verstärkter Muskelatrophie. Dieser Kreislauf endet in der hämophiliebedingten Arthropathie.

Rolle der Muskulatur

Die Muskulatur hat nach Beeton drei wesentliche schützende Aufgaben:
- statische Kontrolle des Gelenkes,
- dynamische Kontrolle und Bewegung,
- propriozeptives Input für das ZNS.

Muskuläre Dysbalancen entstehen entweder aus überschießender Muskelspannung oder Muskelschwäche. Das harmonische Zusammenspiel zwischen Antagonist und Agonist bestimmt ein optimales Gelenkspiel.

Ein einfaches Beispiel soll verdeutlichen, dass über Verbesserung des Muskelspiels eine Verbesserung der klinischen Situation zu erreichen ist:

Ein 46 Jahre alter Patient mit einem Faktor-IX-Mangel (<1%) klagte seit 6 Monaten über Schmerzen im linken Knie. Dabei war ihm keine akute Blutung in der Vergangenheit erinnerlich. Bei der klinischen Untersuchung zeigte sich das rechte Bein 3 cm kürzer als das linke Bein. Der ROM (range of motion) lag zwischen 20 und 120°. Zusätzlich zeigte sich ein schwacher M. vastus medialis (MVM) und eine schwache Rumpfmuskulatur, die Patella war lateralisiert, der Tractus iliotibiales war verkürzt. Im Röntgenbild zeigte sich eine leichte Veränderung im Tibiofemoralgelenk, die Diagnose *patellofemorale Dysfunktion* wurde gestellt.

Als Maßnahmen wurde unter Gabe von Faktor IX eine passive Mobilisation des Tibiofemoralgelenkes und der Patella durchgeführt. Zusätzlich wurden der MVM und die Rumpfmuskulatur auftrainiert. Darunter nahmen die Beschwerden deutlich ab, der ROM erhöhte sich auf 10–120°.

Für die Verbesserung subjektiver und objektiver Beschwerden durch Ausgleich einer muskulären Dysbalance existieren viele weitere Beispiele. Bedauerlicherweise wird die muskuläre Dysbalance häufig erst nach Auftreten der Beschwerden krankengymnastisch behandelt, obwohl sie durch eine Verbesserung der Flexibilität in Kombination mit der Verbesserung der Muskelkraft schon vor Auftreten der Beschwerdesymptomatik vermieden werden könnte.

Propriozeption

Buzzard beschreibt die Propriozeption als unseren sechsten Sinn. Defizite im Bereich der Propriozeption führen zu funktionellen Instabilitäten eines Gelenkes. McLain und Raizadeh konnten zeigen, dass alle Gewebe eines synovialen Gelenkes mit Ausnahme des Gelenkknorpels innerviert werden. Viele Untersuchungen beschreiben propriozeptive Defizite als Folge, aber auch als Ursache einer Verletzung. Training der Propriozeption ist immer ein Bestandteil der Rehabilitation muskuloskeletaler Verletzungen, insbesondere des oberen Sprunggelenkes, aber auch nach Kreuzbandverletzungen des Knies. Die Basis dieser Therapie ist die Verbesserung des Muskel-Nervensystem-Zusammenspiels.

Buzzard hält die Testung und Verbesserung der Propriozeption gerade bei Kindern mit schwerer Hämophilie für notwendig. Hämophile Patienten scheinen eine geringere Sensibilität für die Gelenkposition zu besitzen. Als Ursache hierfür wird die Ausschüttung von lysierenden Enzymen und die Zerstörung von Rezeptoren der Gelenkkapsel vermutet. Auch wird eine altersbedingte Abnahme der Propriozeption beschrieben.

Trainingsinhalte

Aus den obigen Ausführungen wird deutlich, dass hämophile Patienten insbesondere von einem Training der Propriozeption sowie der Muskelkraft profitieren.

Empfohlene Trainingsschwerpunkte
- Propriozeption
    - Feineinstellung des Gelenks
    - Ausgleich von Fehlbewegungen
- Muskelkraft
    - Gelenkstabilisation
    - Puffer externer Kräfte
- Flexibilität
    - Ausgleich von muskulären Dysbalancen

Die Verbesserung der Muskelkraft hilft bei der Gelenkstabilisation und dient gleichzeitig als Puffer zur Aufnahme externer Kräfte. Die Verbesserung der Propriozeption dient zur besseren Feineinstellung der Gelenke und damit zum besseren Ausgleich von Fehlbewegungen. Interessanterweise wird ein Training der Propriozeption sowohl im Rehabilitations- wie auch intensiv im Leistungssport durchgeführt, so dass hier u. U. beide Bereiche von den gesammelten Erfahrungen profitieren können.

Weiter muss berücksichtigt werden, dass eine Verbesserung der Flexibilität zum Ausgleich der muskulären Dysbalance notwendig erscheint. Zur Abrundung dieser Trainingselemente ist ein begleitendes aerobes Grundlagenausdauertraining mit einem generellen gesundheitlichen Gewinn für den Einzelnen empfehlenswert. Dagegen spielt die Schnelligkeit als Inhalt eines sportlichen Trainings bei hämophilen Patienten keine Rolle.

Blutungsrisiko

Im Blickpunkt des Interesses steht immer wieder die Frage, welche Blutungskomplikationen bei der Sportausübung auftreten. Hierüber existieren aber keine Untersuchungen, weil hämophile Sportgruppen nicht existieren und damit eine Langzeitbeobachtung fehlt. Es besteht sicherlich ein deutlicher Nachholbedarf.

Hilfreich bei der Verletzungsprophylaxe kann der Einsatz verschiedener Hilfsmittel sein. So untersuchten Heijnen et al. die Verwendung eines Viscoheel-Kissens zur Schockabsorption: Sie konnten über einen Zeitraum von 6 Monaten weniger Blutungsepisoden nachweisen. Auch verschiedene Orthesen können Verwendung finden (Malleotrain, Push-brace), wobei hierbei u. U. aber die natürliche Propriozeption eher behindert wird. Des Weiteren können Körperprotektoren wie Helme und Gelenkschützer benutzt werden.

Zusammenfassung

Es besteht ein deutliches Defizit an wissenschaftlich fundiertem Wissen, in welcher Form hämophile Patienten durch ein kontrolliertes Sportprogramm profitieren. Aus diesem Grund müssen kontrollierte Studien durchgeführt werden. Diese Überprüfungen sollten Veränderungen im Bereich der Kraft, Koordination und Ausdauer erfassen. Parallel dazu sind gleichzeitig der Faktorenverbrauch sowie die Blutungskomplikationen zu überwachen. Nur mit Hilfe dieser Untersuchungen können positive Einflüsse eines Sportprogramms bewiesen, aber auch die Übungsinhalte gesichert werden.

Ergänzender Kommentar (2000)

Seit den 15. Darmstädter Gesprächen im April 1999 hat sich zunehmend eine Kooperation verschiedener Institute in München und Jena entwickelt, mit dem Ziel, das Projekt *AHS* (Aktion Hämophilie und Sport) zu verwirklichen.

Innerhalb dieses Projektes wird erstmals versucht, sportwissenschaftliche und sportmedizinische Erkenntnisse in die Sporttherapie mit Hämophilen zu integrieren. In diese Kooperation sind die Abteilung für Hämostaseologie/Angiologie, Medizinische Klinik der LMU München, der Lehrstuhl für Präventive und Rehabilitative Sportmedizin und der Lehrstuhl für Bewegungs- und Trainingslehre der TU München sowie der Lehrstuhl für Sportmedizin der Friedrich-Schiller-Universität Jena eingebunden.

Die Aktion Hämophilie und Sport wird im Frühjahr 2000 mit sportmedizinischen Untersuchungen begonnen und anschließend über ein halbes Jahr gemeinsam mit Hämophilen und Nichthämophilen durchgeführt – ein sportmedizinisch überwachtes Sportprogramm, abgestimmt auf die Erfordernisse moderner Sporttherapie.

Das Projekt wird sport- und trainingswissenschaftlich flankiert, so dass nach Abschluss des Pilotprojektes erstmals auch wissenschaftlich fundierte Erkenntnisse gewonnen werden können. Möglicherweise folgt auf die Gründung der ersten hämophilen und nichthämophilen Sportgruppe in München die Gründung einer zweiten Gruppe in Jena.

Wir hoffen für das Jahr 2000, unserem visionären Ziel einer sportwissenschaftlich fundierten, integrativen Therapie von Hämophilen und Nichthämophilen einen entscheidenden Schritt näher gekommen zu sein.

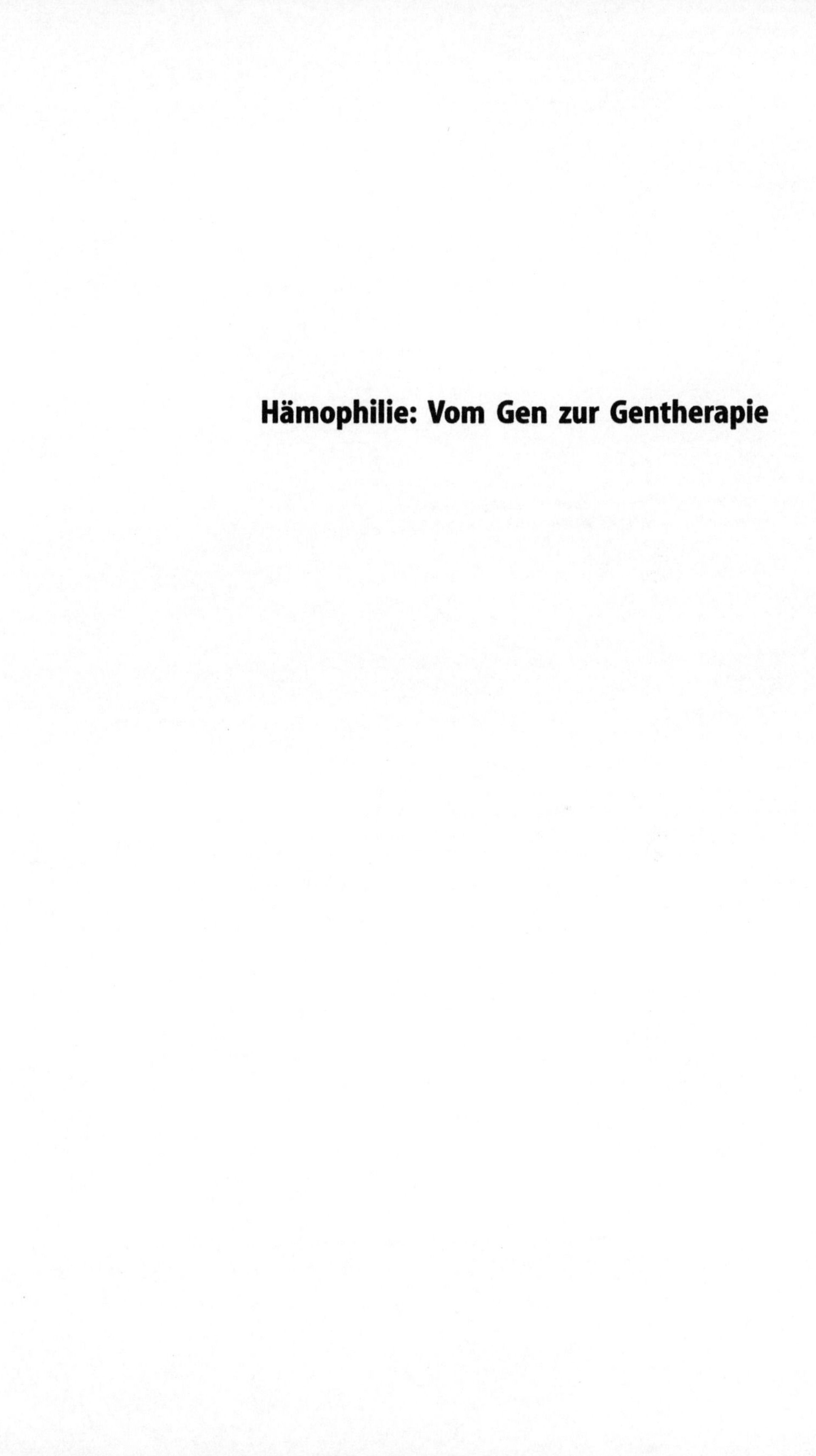

Hämophilie: Vom Gen zur Gentherapie

Einleitung

H.-J. Beer

Die klassische Genetik wurde von Gregor Mendel um 1865 begründet. In dieser Zeit war unser gegenwärtiges Wissen um die molekulare Basis der Vererbung noch in sehr weiter Ferne. Mit Oswald Theodore Averys Nachweis der DNA als materielle Basis genetischer Information wurde um 1943 die Epoche der molekularen Genetik eingeleitet. Die ersten erfolgreichen Schritte in Richtung genetischer Manipulation erfolgten ca. 1972 mit der Entdeckung der Restriktionsenzyme. Danach entwickelte sich die neue Wissenschaft aber in rasanter Geschwindigkeit. War es im Jahre 1984 gelungen, das Faktor-VIII-Gen sequentiell aufzuklären, so benötigte man noch 15 weitere Jahre, um im Dezember 1999 die komplette Sequenzierung des ersten menschlichen Chromosoms (Chromosom 22) zu veröffentlichen.

Das bereits 1990 begonnene internationale Humangenomprojekt ist wohl das größte und wichtigste Projekt der Biomedizin in unserer Zeit. Seit dem 8. Mai 2000 ist das zweite menschliche Chromosom (Chromosom 21) von deutschen und japanischen Forschern vollständig veröffentlicht worden. Es gehört zu den kleinsten der 23 menschlichen Chromosome und ist verantwortlich für eine der häufigsten genetischen Krankheiten, das „Down-Syndrom". Chromosom 21 trägt „nur" 225 Gene, von denen man bei 103 Genen die genaue Funktion kennt. Bei 14 Genen davon weiß man, dass sie für Morbus Alzheimer, spezielle Formen der Epilepsie, Autoimmunerkrankungen und Leukämien verantwortlich sind.

Ein großes Feld von neuen medizinischen Erkenntnissen wird sich der Menschheit nach Abschluss der kompletten menschlichen Chromosomensequenzierung eröffnen. Dieses Ereignis wird für das Jahr 2003 erwartet. Mediziner und Molekularbiologen werden zukünftig mit diesen Ergebnissen nach den Ursachen von Erkrankungen ihrer Patienten mit neuen standardisierten Methoden forschen können. Die DNA-Chips-Technik wird dabei zur Diagnose von Erkrankungen zweifelsohne von Bedeutung sein (DNA-Chips sind miniaturisierte Vorrichtungen, die in einer matrixähnlichen Anordnung synthetische Oligonukleotide enthalten).

Die derzeit wohl wichtigste Anwendung unserer Kenntnis von Gensequenzen ist der Versuch, mit Hilfe gentherapeutischer Methoden die hereditären oder erworbenen Gendefekte zu korrigieren. Hierbei wird die „intelligente" Weiterentwicklung biomedizinischer Methoden sicherlich in absehbarer Zukunft gewünschte Erfolge zeitigen.

Die sich als Folge unserer revolutionierenden Erkenntnisse etablierende „genetische Medizin" wird bei der durchaus verständlichen Euphorie noch stärker als bisher soziale und ethische Grundsatzfragen konsequent beachten müssen. Hierbei sei besonders auf die aktuelle Debatte über totipotente embryonale Stammzellen hingewiesen.

Die ethisch-sozialen Kontroversen werden voraussichtlich mit fortschreitenden wissenschaftlichen Erkenntnissen in ihrer Schärfe abnehmen, dennoch wird die Diskussion über Persönlichkeitsrechte des Individuums unter dem Aspekt der prädiktiven Medizin weiterhin einen hohen Stellenwert behalten.

Die verschiedenen Aspekte genetischer Grundfragen mit besonderer Fokussierung auf die Hämophilieerkrankung werden im folgenden Abschnitt beleuchtet.

Prädiktive Medizin –
ethisch-moralische Verantwortlichkeit

Darmstädter Gespräche, 15. Seminar 1999

M. Kunz

In den letzten Jahren ist zunehmend häufiger von einer bevorstehenden neuen Ära der Medizin die Rede. Eine neue prädiktive Medizin bzw. medizinische Forschung sei zu erwarten. Damit sind meist die durch Fortschritte der Gen- und Biotechnik in Diagnose und Therapie eingeleiteten Entwicklungen in der medizinischen Forschung gemeint.

Zwar war die Medizin schon seit ihren Anfängen prädiktiv, dass heißt, sie bemühte sich Vorhersagen über den Verlauf von Krankheiten bzw. den Zustand von Patienten zu ermöglichen; aber erst Projekte wie das der Gesamtaufklärung des menschlichen Genoms und die damit verbundenen Möglichkeiten der Gendiagnostik scheinen dem Anspruch einer prädiktiven Medizin nahe zu kommen.

Das weltweit laufende Projekt zur Totalsequenzierung des menschlichen Genoms zielt auf die Gesamtaufklärung der menschlichen Erbsubstanz ab. Gesamtaufklärung bedeutet hier in einem ersten Schritt die Bestimmung der Abfolge der DNA-Basensequenzen für die Erarbeitung eines genetisch-biochemischen Kartenwerks zur Lokalisierung der Gene auf dem Chromosom. Dies soll in einem zweiten Schritt die Aufklärung der genauen Funktion von Genen ermöglichen.

Erwartet werden ebenfalls Informationen über die Regulation von Genen, über exogene Faktoren und damit mittelbar über neue Diagnose-, Therapie-, und Präventionsansätze.

Es ist offensichtlich, dass von diesen neuen Möglichkeiten in Diagnose und Therapie maßgebliche Verschiebungen im Krankheitsbegriff ausgehen werden. Das Verständnis von Krankheit rückt dabei in die Nähe der genetischen Anomalie bzw. der von einer solchen Anomalie verursachten Symptome.

Mit diesen Entwicklungen ergibt sich aber auch die Frage, ob alle entstehenden Handlungsmöglichkeiten human ausfallen werden und wir sie ausschöpfen sollten. Hier werden ethische Fragen zum Bestandteil der Weiterentwicklung der Gentechnik.

Zunächst soll der Krankheitsbegriff der prädiktiven Medizin im oben beschriebenen Sinn näher betrachtet werden:

Das Englische unterscheidet bereits rein begrifflich zwei Krankheitskonzepte, die in der deutschen Sprache nicht so leicht verschieden benannt werden können, nämlich Krankheit im Sinne von „disease" als biomedizinisch feststellbare Erkrankung und „illness" als das subjektiv empfundene Beeinträchtigtsein von Funktionsstörungen des eigenen Organismus.

Gesund meint ursprünglich „vollständig" im Sinne von „heil" und „ganz". Alles Gesunde entspringt der Ordnung und Fügung. Das Adjektiv „krank" kommt schon im Althochdeutschen vor und bedeutet siech, schwach sein, ähnlich wie „krankalon" kränkeln, straucheln, schwanken bedeutet.

Krankheit kann vier Sachverhalte ausdrücken (Rothschuh 1976):
- die somatische, körperliche Schwäche,
- die sensorische Empfindung von Schmerz oder Beeinträchtigung,
- die geistige Krankheit im Sinne von böse und schlecht und
- die soziale Krankheit als Laster und dergleichen.

Als krank gilt der Mensch, der wegen eines Verlustes des abgestimmten Zusammenwirkens der leiblichen, seelischen oder leibseelischen Funktionsglieder des Organismus subjektiv oder klinisch hilfsbedürftig wird. Kranksein bedeutet für einen Menschen, ein anderes Leben zu führen, als er dies normalerweise will (Malherbe 1990).

Für das biomedizinische Modell bedeutet Heilen, ein Organ oder eine Funktion, die von der Norm abweicht, wieder ins Lot, d.h. auf die Ebene der Norm zu bringen. Doch dieser statistische Durchschnittswert hat nichts mit einem lebenden Organismus zu tun, dessen Aktivität eine gewisse Normativität für die medizinische Behandlung gewinnt, da es von der Anpassungsfähigkeit eines Organismus schließlich abhängt, wie er auf Belastungen reagiert (Malherbe 1990).

Das biomedizinische Krankheitskonzept untersucht z.B. Infektionen im Sinne des Eindringens von Krankheiten und die Antwort des Immunsystems sowie genetische Anomalien und die sich daraus ergebenden Veränderungen des Organismus bzw. seiner Regelkreise. Dabei ist von entscheidender Bedeutung die Disposition des Menschen, insbesondere das Immunsystem. Die genetische Deutung der Pathogenese erlaubt eine prädiktive Medizin, die Krankheiten vor ihrem Ausbruch unter bestimmten Voraussetzungen vorhersagen kann. Die sog. „natürliche Sicht" der Krankheit unterstellt, dass genetische Anomalien mit Krankheiten zu identifizieren seien.

Eine autopoietische Deutung der genetischen Grundlagen von Krankheiten macht aber auch immer deutlich, dass sich autopoietische Prozesse für einen Beobachter konstituieren. Es ist damit der Beobachter, Arzt oder Patient, der spezifische Strukturanpassungen im Unterschied zu anderen als Krankheit interpretiert. Dabei können Interpretationsschemata der Genetik, der medizinischen Zunft, des Arztes, der Gesellschaft (oder einiger ihrer Institutionen) sowie des Patienten selbst eine Rolle spielen.

Damit ergibt sich letztlich ein Ansatzpunkt für die Frage nach der legitimen Interpretation eines solchen Prozesses als Krankheit. Nicht allein der natürliche genetisch-evolutionäre Begriff der Krankheit kann der Maßstab für eine medizinische Therapie sein, vielmehr sind Aspekte des Selbstbestimmungsrechtes des Patienten zu berücksichtigen. Allerdings sollte die Patientenautonomie nicht so weit ausgedehnt werden, dass sie alle Aspekte des natürlichen Krankheitsbegriffes ignoriert.

Mit der genetischen Deutung vieler Krankheitsursachen sind eine Reihe von Krankheiten zu diagnostizieren, bevor es überhaupt zu einer Symptomausbildung kommt. Gerade in diesen Fälle wäre eine Position der Patientenautonomie schlecht beraten, mit Hinweis auf das Selbstbestimmungsrecht des Patienten eine Behandlung zu verweigern, bloß weil das subjektive Wohlbefinden nicht beeinträchtigt ist.

Der Patient selbst erhält damit eine neue Verantwortung für seine Erkrankung, wird aber auch durch die genetischen Grundlagen seiner Erkrankung entlastet. Denn mit der Betonung des Immunsystems für viele Krankheitserscheinungen wächst die Bedeutung der Persönlichkeitsstruktur als Kondition und wichtige Bedingung der Krankheitsentstehung und des durch sie bedingten Lebensstils (Findeisen 1990).

In diesem Zusammenhang muss auf Fragen hingewiesen werden, die sich schon allein aus der zunehmend klaffenden Lücke zwischen Diagnose- und Therapieangebot im Bereich der Gentechnik ergeben. Der Nutzen einer Diagnose ohne auch nur ansatzweise vorhandenes Therapieangebot kann „nur" im Fortschritt der medizinischen Forschung bestehen. Inwieweit z. B. eine große Zahl von betroffenen Personen, aufgeklärt freiwillige Zustimmung vorausgesetzt, an derartigen Projekten mitwirken will, bleibt im Einzelfall zu prüfen.

Deutlich wird durch diese Überlegungen, wie wenig sich in Worten und in Daten über komplexe Sachverhalte wie Gesundheit, Krankheit, Schmerz, Wohlfühlen, Wohlsein oder Unwohlsein aussagen lässt. Es lässt sich kein allgemeiner Krankheitsbegriff entwickeln, der nur auf der Beschreibung von Naturphänomenen beruht.

Auch subjektive Empfindungen – Leidensgefühl, Schmerz und Unwohlsein – sind für die Definition von Krankheit nur begrenzt verwendbar. Dies ist auch der Mangel der Gesundheitsdefinition der Weltgesundheitsorganisation, die Gesundheit als Zustand des vollkommenen biologischen, sozialen und psychischen Wohlbefindens definiert und so falsche Vorstellungen einer Gesellschaft mit radikaler Glücksorientierung verabsolutiert. Aber Gesundheit ist nicht Freiheit von Störungen, sondern die Kraft, mit Störungen zu leben (Marquard 1988).

In der Krankheit erfährt sich der Mensch in seiner Ungesichertheit, Anfälligkeit, Begrenztheit, Ohnmacht und Endlichkeit. Es ist daher nicht verwunderlich, dass mit Krankheit, Leid und Sterben immer auch die Sinnfrage verbunden wurde.

In manchen Fällen wird der Grund der Krankheit im Wirken einer übernatürlichen Macht gesehen, welche den Menschen mit der Krankheit oder anderen Plagen für sein Übertreten von Geboten oder sonstigen Lebensvorschriften bestraft oder warnt. Hier wird Krankheit als Strafe oder Prüfung bzw. Erziehungsmaßnahme verstanden. Andere wiederum geben der Krankheit einen biografischen Sinn, denn sie vermittele eine Chance, über das eigene Leben nachzudenken und evtl. den eigenen Lebensplan und die zugrunde liegende Strategie zu ändern. Auf jeden Fall aber werden ernsthafte, insbesondere lebensbedrohliche Krankheiten als Infragestellung der eigenen Identität erlebt.

Krankheit ist also zum einen eine objektive Erscheinung, eine Veränderung des Körpers oder Bewusstseins in bestimmten Regionen und Funktionen mit der Folge einer Unfähigkeit des Organismus, die anatomisch-physiologischen Abweichungen von der Norm auszugleichen, die seine Selbsterhaltung und Fortpflanzung gefährden.

Krankheit ist andererseits immer auch eine subjektive Erscheinung, eine Veränderung des Körpergefühls, des Raum- und Zeitempfindens, der allgemeinen Stimmung und des Selbstwertgefühls des Kranken (Eser 1989).

Gesundheit und Krankheit sind damit Weisen der Selbstzuschreibung bzw. der sozialen Rollenzuschreibung. Sie sind Interpretationskonstrukte mit empirischen und werthaften Komponenten. Dies wird, wie oben dargestellt, im Englischen besonders gut durch die Unterscheidung von „disease" für die naturwissenschaftlich-biologische Komponente und „illness" für die werthafte Komponente ausgedrückt.

Da es ein objektives Maß ärztlichen Handelns aufgrund des Fehlens eines entsprechend objektiven Krankheitsbegriffes nicht geben kann, ist eine medizinische Ethik nicht deontologisch anzulegen, sondern muss handlungstheoretisch interpretiert werden. Dieser Ansatz passt in besonderer Weise zu einer patientenzentrierten Sichtweise des medizinischen Handelns.

Ein patientenzentrierter Gesundheits- und Krankheitsbegriff sieht im Kranken einen Menschen, der ein neues Fließgleichgewicht zwischen eigener Organisation und Umwelt aufbaut, wobei ihn ein Arzt unterstützt, indem er ihn unter Berücksichtigung humanökologischer und insbesondere psychosozialer Aspekte behandelt und begleitet.

Die Patientenzentrierung bringt eine stärkere Berücksichtigung der psychosozialen Aspekte des Krankseins mit sich, ohne die Aspekte einer Erkrankung im Sinne der „disease" zu ignorieren.

Eine Erweiterung des Paradigmas prädiktiver Medizin findet in der sog. *Verhaltensgenetik* statt. Die Verhaltensgenetik versucht menschliches Verhalten zu beschreiben, insofern es ererbt ist. Daher wird ein Gen für Aggressivität gelegentlich öffentlichkeitswirksam ebenso postuliert wie ein Gen für sexuell von der Norm abweichendes Verhalten, z. B. Homosexualität. Aber auch wenn die Tatsache, dass menschliches Verhalten zumindestens teilweise ererbt ist, nicht bestritten werden soll, scheint die einfache These, dass es für bestimmte Verhaltensformen ein Gen gibt, kaum haltbar zu sein. Zu wenig sind die verschiedenen Grundlagen für Phänomene wie Aggressivität und Homosexualität bis heute erforscht. Da es sich aber in jedem Fall um ein Zusammenspiel verschiedener physischer und psychischer Prozesse handelt, ist die These eines „Aggressivitätsgens" sicher viel zu einfach.

Schon auf der Basis des heutigen Wissens erscheint daher der Glaube, dass menschliches Verhalten durch ein einziges Gen festgelegt sein könnte, geradezu naiv. Andererseits könnte die Untersuchung der genetischen Grundlagen z. B. für die Hormonsteuerung Aufschlüsse geben über körperliche Grundlagen bestimmter Verhaltensweisen. Diese Erkenntnisse hätten dann auch Auswirkungen auf unser Menschenbild bis hin zu moralischen Wertungen.

Allerdings müssten m. E. mindestens zwei verschiedene Begriffe des Gens unterschieden werden, die im Zusammenhang mit der Frage nach der genetischen Determination oft vermischt werden:

Zum einen bezieht sich der klassische Begriff des Gens auf die genetische Determinierung einer Aminosäure, und hier ist in der Tat von genetischer Determination zu sprechen. Aber menschliches Verhalten ist nicht nur durch eine Aminosäure determiniert, auch wenn das Fehlen eines Bausteins im Hormonhaushalt zu Verhaltensstörungen führen kann.

Der genetischen Bestimmung von Eigenschaften von Organismen, körperlicher Art oder gar im Hinblick auf Verhaltensweisen wie „aggressives" oder „altruistisches" Verhalten liegt aber ein populationsgenetischer oder evolutionärer Begriff eines „Gens" zugrunde, der biochemisch nicht klar definiert werden kann und damit methodisch-hypothetisch bleibt. Aussagen über das „Verhalten" dieser Gene sind statistischer Natur (Irrgang unterscheidet drei Konzeptionen des Gens). Gerade Untersuchungen im Bereich der Zwillingsforschung haben zu differenzierteren Erkenntnissen über den Zusammenhang von ererbten und erlernten Komponenten des Verhaltens geführt.

Ein zentraler Ansatz in der Verhaltensgenetik ist daher die Hypothese der Erblichkeit der Lernprogramme. In Zusammenarbeit mit der Lerntheorie wird der Übergang von Verstehen zu Wissen sowie von Verhalten zu Handeln untersucht. Bei beiden Prozessen ist dabei genetisch Prädisponiertes zu unterscheiden von verfestigter Erfahrung, eingeübten Fähigkeiten und Fertigkeiten, die die Kompetenz eines Menschen ausmachen.

Insofern dabei die Kompetenz des Menschen in absehbarer Zeit Gegenstand der prädiktiven Medizin wird, besteht die Gefahr, dass diese Medizin ihren Status als Instanz in der Diagnose und Therapie aufgibt und zu einer Institution der Menschenzüchtung degeneriert.

Eines wird schon heute klar: Die moderne Verhaltensgenetik zeichnet den Menschen nicht mehr platt als Marionette seiner Gene. Andererseits versucht sie mit den zu Gebote stehenden Mitteln, den genetischen Anteil an der Persönlichkeit zur Entwicklung aufzuzeigen. Dabei lässt sich sowohl eine überraschende Unberechenbarkeit als auch Offenbarkeit der Persönlichkeitsentwicklung insgesamt feststellen.

Die geheimnisvolle und unbeugsame Individualität des Menschen lässt sich dabei nicht leugnen, sondern wird von der Verhaltensgenetik im zunehmendem Maße erkannt. Allerdings weist sie auf den nicht unerheblichen Anteil der Gene bei der Entstehung dieser Individualität und Persönlichkeit auf.

Um es noch einmal prägnant zusammenzufassen: Jeder Fortschritt in der genauen Diagnose und Therapie z.B. monogener Erbkrankheiten kann die Lage von Betroffenen verbessern. Nicht nur der Ethik stellt sich die Aufgabe, auf faktische und mögliche Entwicklungen hinzuweisen, die unser Verständnis von Krankheit angesichts neuer Möglichkeiten vollzieht.

Gesellschaftliche Diskurse über das, was wir wollen und was wir nicht wollen, müssen interdisziplinär und zwischen allen gesellschaftlichen Gruppen geführt werden.

Eine Gesellschaft, die diese Aufgabe allein an die Naturwissenschaften delegiert, überstrapaziert das naturwissenschaftliche Denkmodell und erwartet von den beteiligten Naturwissenschaftlern Unmögliches. Das Horrorszenario einer Gesellschaft, die den Einzelnen auf die Funktionalität seiner Gene reduziert und den Kranken anstelle der Krankheit vermeidet, sollte genügend Motivation in sich tragen, an diesem Diskurs aktiv teilzunehmen.

Neuere Möglichkeiten des Konduktorinnennachweises und der Pränataldiagnose von Hämophilie A und B

Darmstädter Gespräche, 1. Seminar 1986; ergänzender Kommentar 2000

B. Zoll

Die genetische Beratung der Familien mit Hämophilie A oder B gestaltete sich bisher nicht immer zufrieden stellend. Neben der Stammbauminformation wurden die Gerinnungsanalysen potenzieller Konduktorinnen zur Ermittlung des Trägerinnenstatus und damit für die Berechnung des Erkrankungsrisikos von Kindern herangezogen.

Wegen der unterschiedlichen Inaktivierung der X-Chromosomen im weiblichen Geschlecht ließ ein Normalbefund in der Gerinnungsanalyse den Ausschluss des Konduktorinnenstatus nicht mit Sicherheit zu. Für eine Pränataldiagnose stand das Verfahren der fetalen Gerinnungsanalyse nach Punktion einer Nabelvene in der 18.–20. Schwangerschaftswoche zur Verfügung. Da diese Untersuchung nur in einigen Zentren vorgenommen wurde, blieb häufig nur die Abruptio eines männlichen Fetus als Möglichkeit, gesunde Kinder zu bekommen, übrig. Es ist daher wichtig, eine sichere Methode zur Identifizierung der Konduktorinnen einer Hämophilie zu entwickeln.

Dies ist in letzter Zeit gelungen. In vielen Fällen kann damit unbegründete Angst genommen, in vielen Familien auch eine pränatale Diagnose angeboten werden. Es ist gelungen, die Gene für die Hämophilie A und B auf dem langen Arm des X-Chromosoms zu lokalisieren, das Gen für Hämophilie A in der Region Xq26–Xqter, das Gen für Hämophilie B in der Region Xq26–Xq27. Die Gene wurden isoliert und sequenziert. Genomische und cDNA-Proben wurden hergestellt und damit Familienuntersuchungen durchgeführt.

Das Prinzip der Genanalyse nach Southern beruht darauf, mit Hilfe sog. Restriktionsenzyme die menschliche DNA, die aus Zellen (z. B. Leukozyten) gewonnen werden kann, in Fragmente unterschiedlicher Länge zu spalten. Diese Fragmente werden über eine Elektrophorese in einem Agarosegel nach ihrem Molekulargewicht aufgetrennt. Nach Dissoziierung der Doppel- in Einzelstränge werden die DNA-Fragmente von dem Agarosegel auf eine feste Matrix, einen Nitrozellulose- oder Nylonfilter, übertragen und dort fixiert. Einzelne Fragmente können durch Bindung an radioaktiv markierte DNA-Moleküle nachgewiesen werden. Bei den DNA-Molekülen handelt es sich um zu dem nachzuweisenden Fragment komplementäre Basenfolgen, die als sog. Gensonden molekular kloniert oder chemisch synthetisiert werden. Die Sichtbarmachung erfolgt über Autoradiografie des Filters. Genveränderungen wie Deletionen oder Punktmutationen können als fehlendes Fragment oder in der Größe verändertes Fragment auf diese Weise sichtbar gemacht werden. Dieser „direkte" Nachweis ist nur in wenigen Fällen möglich. In den meisten Fällen ist man auf den indirekten Nachweis über die genetische Kopplungsanalyse angewiesen.

Bei der Kopplungsanalyse bedient man sich des häufigen Vorkommens von DNA-Restriktionsfragmentlängenpolymorphismen. Diese RFLPs besitzen selbst meist keinen Krankheitswert. Sie werden jedoch, wenn sie nahe genug an dem entsprechenden Gen oder im Gen selbst lokalisiert sind, während der Meiose nicht durch Rekombination voneinander getrennt. Sie segregieren daher gemeinsam in den aufeinander folgenden Generationen. Derartige RFLPs sind somit in der Lage, als Markierer eine Genveränderung nachzuweisen.

Dieser verschiedenen Arten der Diagnostik bedient man sich bei dem Nachweis von Konduktorinnen für Hämophilie A oder B. In gleicher Weise kann die Methode in der Pränataldiagnostik angewendet werden.

Zwei Beispiele sollen die diagnostischen Möglichkeiten der Hämophilie veranschaulichen:

Beispiel 1: Eine junge Frau kam in der 10. Woche ihrer ersten Schwangerschaft in die genetische Beratungssprechstunde.

Der BcI-I-Genotyp des Faktor-VIII-Locus wurde wie folgt bezeichnet:

A 1,2, kb Fragment, a 0,9 kb Fragment.

Der Taq-I-Genotyp des St-14-Locus wurde wie folgt bezeichnet:

8:3,4 kb Fragment, 6:4,0 Fragment, 5:4,1 kb Fragment, 3:4,8 kb Fragment.

Die Schwester der Ratsuchenden hat einen an Hämophilie A erkrankten Sohn, während ihr zweiter Sohn gesund ist. Die Faktor-VIII-Aktivität wurde bei dieser Schwester mit 40% gemessen. Die Ratsuchende selbst hat eine normale Gerinnungsanalyse, die gemeinsame Mutter wurde nicht untersucht.

Für den Nachweis der Hämophilie A stehen uns für die Diagnostik momentan zwei Sonden zur Verfügung: eine genomische Probe und eine mit dem Gen für Hämophilie A eng gekoppelte Sonde St 14.

Für die Untersuchung benötigen wir DNA aus Blutproben der gesamten Familie. Gleichzeitig wurde aus einer Chorionzottenprobe des Fetus DNA extrahiert und mit einer y-spezifischen Genprobe der Nachweis eines männlichen Fetus erbracht. Die DNA wurde dann mit den Enzymen BcI und Taq I gespalten und nach der beschriebenen Methode auf einen Nitrozellulosefilter übertragen.

Zunächst erfolgte die Hybridisierung mit der genomischen Faktor-VIII-Sonde. Mit der genomischen Sonde werden zwei Polymorphismen aufgedeckt, eine 1,2-kb-Bande und eine 0,9-kb-Bande. Für diesen polymorphen Marker erwies sich die Ratsuchende als homozygot, so dass mit der Untersuchung keine Information über den Carrierstatus gewonnen werden konnte.

Eine weitere Untersuchung erfolgte dann mit der Sonde St 14, mit der 8 verschiedene Allele an diesem „Marker-Genort" bei der Analyse einer Kontrollgruppe gefunden wurden.

Bei dem Patienten ist die Hämophilie A mit dem Allel 8 assoziiert (3,4-kb-Bande). Der Fetus hat dieses Allel nicht geerbt und ist daher mit großer Wahrscheinlichkeit nicht Träger der Hämophilie A. Gleichzeitig konnte aber nachgewiesen werden, dass es sich bei dem in der Familie solitär vorkommenden Patienten um eine Neumutation handeln muss, da der Großvater als Überträger dieses Markiererallels gesund ist. Unter Hinzuziehung der Gerinnungsanalyse der Mutter ist das Ergebnis als zuverlässig mit einem Restrisiko von 0,3% anzusehen, da nach den bisherigen Analysen zwischen dem Hämophilie A- und dem St-14-Locus eine sehr enge Koppelung besteht.

Die Wahrscheinlichkeit, dass mit beiden Sonden kein Ergebnis erzielt wird, ist gering, da die Heterozygotenfrequenz für die genomische Probe ca. 50% und für die St-14-Sonde >80% beträgt.

Beispiel 2: Genetische Beratung einer Familie mit Hämophilie.

Der Taq-I-Genotyp des Faktor-IX-Locus wurde wie folgt bezeichnet: A 1,8 kb Fragment, a 1,3 kb Fragment.

In dieser Familie stand die Frage nach dem Konduktorinnenstatus der weiblichen Familienmitglieder im Vordergrund. Für die Diagnostik benutzten wir eine genomische Faktor-IX-Sonde. Blutproben der gesamten Familie wurden nach dem bekannten Verfahren aufgearbeitet und mit der Faktor-IX-Sonde hybridisiert.

Southern-blot-Analyse der mit Taq I verdauten DNA der Familienmitglieder unserer Familie mit Hämophilie B, hybridisiert mit der Exon „d" enthaltenden Sonde. Die Hämophilie B segregiert mit Allel A (1,8-kb-Bande).

Aufgrund der Stammbaumsituation sind alle weiblichen Familienmitglieder der Generation II Konduktorinnen der Hämophilie B, die weiblichen Probanden der Generation II sind fakultative Konduktorinnen.

Aufgrund der Homozygotie für die Taq-I-Allele im Faktor-IX-Polymorphismus von II.4,5,7,11 ist weder eine Pränataldiagnose möglich, noch kann für die Probandinnen III.4,7,8 eine Aussage über den Carrierstatus gemacht werden.

Anders sieht die Situation für die Probandin II.1 aus. Ihr kann eine Pränataldiagnose angeboten werden. Gleichzeitig ist eine Aussage über den Carrierstatus ihrer Tochter III.2 möglich.

Für den gezeigten Taq-I-Polymorphismus findet man bei 40% der weiblichen Bevölkerung Heterozygotie. Für sie kann der Nachweis des Carrierstatus ausgeschlossen bzw. erbracht und damit eine Pränataldiagnose angeboten werden.

Mit Hilfe der neuen Technologie ist es möglich, in vielen Familien den Konduktorinnenstatus weiblicher Familienmitglieder auszuschließen. Für andere, die als Überträgerinnen der Hämophilie A oder B identifiziert wurden, ist es bei der Hämophilie A in 90% der Fälle, bei der Hämophilie B in ca. 50% der Fälle möglich, eine pränatale Diagnose anzubieten. Die Pränataldiagnose kann aus einer Chorionzottenbiopsie in der 9.–11. Schwangerschaftswoche aus einer Amnionzellkultur in der ca. 20. Schwangerschaftswoche erfolgen. Nach der Diagnose eines betroffenen Fetus ist ein Schwangerschaftsabbruch auf Wunsch der Eltern möglich.

Die gentechnologischen Untersuchungen sind immer Familienuntersuchungen und sollten normalerweise vor einer Schwangerschaft erfolgen. Da die zur Verfügung stehenden Sonden im Gen bzw. in großer Nähe des Gens liegen, ist die Sicherheit der Aussage >95%.

Die neuen Methoden der Gentechnologie werden jedoch nicht nur für diagnostische Zwecke verwendet, sondern auch zur Verbesserung der Therapie. Da die Gene der Gerinnungsfaktoren VIII und IX bekannt sind, wird es in Zukunft möglich sein, das Genprodukt zu synthetisieren und damit die Gefahren der jetzigen Therapie auszuschließen.

Ergänzender Kommentar (2000)

Seit Einführung der molekulargenetischen Untersuchungen der Hämophilen hat sich ein enormer Zuwachs an Grundlagenwissen und technischen Entwicklungen zur Verbesserung der Diagnostik ergeben. Unter positiven Aspekten sind vor allem neu entwickelte Techniken zur sicheren Diagnosestellung, schnellere Untersuchungsverfahren, Untersuchung der Einzelpersonen ohne Hinzuziehung weiterer Familienmitglieder zu nennen. Durch die Möglichkeit der Genotyp-Phänotyp-Korrelation können Prognosen über den zu erwartenden Krankheitsverlauf und über die Effektivität der Therapie gemacht werden, es steht eine sichere und schnelle pränatale Diagnostik zur Verfügung.

Einer besonderen Erwähnung bedürfen auch die verbesserten und kostengünstigeren Therapien mit gentechnologisch hergestellten Gerinnungsfaktoren.

Alle genannten positiven Aspekte der molekulargenetischen Kenntnisse verleiten dazu, einen schwerwiegenden negativen Aspekt der gewonnenen Erkenntnisse zu vergessen bzw. herunterzuspielen. Wird nicht durch die einfachen und schnellen Untersuchungsverfahren einer vorschnellen Pränataldiagnostik Vorschub geleistet? Werden nicht zukünftige Eltern dazu verleitet, dem allgemeinen Wunsch nach dem „perfekten Kind" nachzugeben und auch Kinder, die an einer mittelschweren oder sogar leichten Hämophilie erkranken, nicht zur Welt kommen lassen?

Es gilt auch zu bedenken, dass verbesserte Untersuchungsmöglichkeiten dazu führen könnten, ein allgemeines Bevölkerungsscreening auf Mutationen in den Genen für die Gerinnungsfaktoren anzubieten. Diesen Gefahren muss entgegengewirkt werden.

Will man ein Fazit über die in den letzten 15 Jahren erreichte Entwicklung ziehen, so überwiegen derzeit die positiven Aspekte der Molekulargenetik. Die weitere Entwicklung sollte jedoch – insbesondere unter ethischen Aspekten – im Auge behalten werden.

Aktuelle Aspekte zur Konduktorinnenanalyse und pränatalen Diagnostik bei Gerinnungsstörungen

Darmstädter Gespräche, 3. Seminar 1988

M. ENDRES

Zielsetzung genetischer Beratung bei Gerinnungsstörungen

Aufgabe genetischer Beratung von Betroffenen und deren Familienangehörigen ist die umfassende Aufklärung der Ratsuchenden über Art, Verlauf, Therapiemöglichkeiten und Erblichkeit der vorliegenden Gerinnungsstörung. Im Mittelpunkt genetischer Beratung steht meist die Frage nach dem Risiko für die Geburt eines weiteren Kindes mit einer Gerinnungsstörung. Geschwister von Betroffenen oder weiter entfernte Verwandte fragen, ob für sie selbst ein Risiko besteht, ein Kind mit einer Gerinnungsstörung zu bekommen. Hierbei steht insbesondere die Problematik der Konduktorinnenerkennung im Vordergrund, die mit den Verfahren der hämatologischen Gerinnungsdiagnostik mit erheblichen Unsicherheiten behaftet ist. Durch neuere gentechnische Methoden wird es möglich, verlässliche Aussagen über den Konduktorinnenstatus zu treffen.

Fallbeispiel: Die im Stammbaum (Abb. 1) mit einem Pfeil markierte Patientin (IV/1) erkundigt sich nach ihrem Risiko, ein Kind mit einer Hämophilie A zur Welt zu bringen, da ihr Bruder (IV/2) an einer Hämophilie A erkrankt ist. Weiter ist bekannt, dass in der Familie der Mutter (III/2) bereits ein Fall von Hämophilie aufgetreten ist, ein Großonkel der Mutter (II/4) ist im Alter von 17 Jahren an einer Hämophilie verstorben.

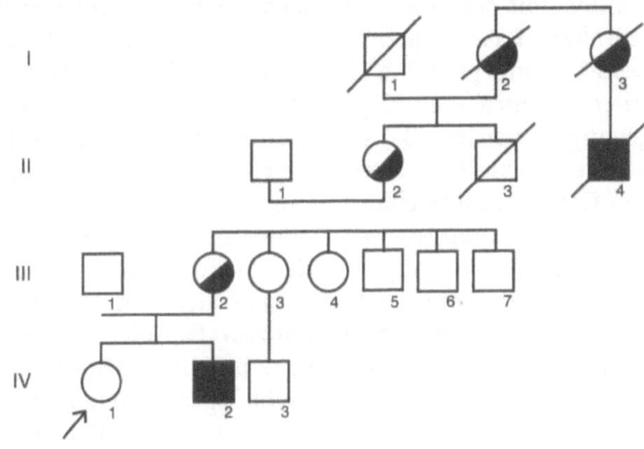

Abb. 1. Familiäres Vorkommen von Hämophie A

Da die Hämophilie A X-chromosomal-rezessiv vererbt wird, ist davon auszugehen, dass das kranke Gen über die Urgroßmutter (I/2), die Großmutter (II/2) und die Mutter der Patientin (III/2) durch klinisch gesunde Frauen (Überträgerinnen) vererbt wurde. Formalgenetisch besitzt die Patientin (IV/1) ein Risiko von 50%, selbst Überträgerin für die Hämophilie zu sein, was für sie ein Risiko von 12,5% bedeutet, ein krankes Kind zur Welt zu bringen.

Gentechnische Möglichkeiten zur Erkennung von Konduktorinnen und mögliche Anwendungen im Rahmen der pränatalen Diagnostik

In den letzten Jahren ist es gelungen, die Gene für die Hämophilie A, die Hämophilie B und den Willebrand-Faktor zu isolieren und die Genstruktur aufzuklären. Die Gene für die Hämophilie A und die Hämophilie B sind auf dem langen Arm des X-Chromosoms lokalisiert, der Genort für den Willebrand-Faktor liegt auf dem kurzen Arm des Chromosoms Nr. 12.

Die Gene von höheren Lebewesen sind außerordentlich komplex strukturiert, sie unterscheiden sich wesentlich von der Struktur bakterieller Genome. Genmutationen, die zur Produktion eines Gerinnungsfaktors führen oder Mutationen, die die Produktion eines Gerinnungsfaktors unmöglich machen, können daher äußerst vielfältiger Natur sein. Finden die Punktmutationen an Schlüsselstellen des Genoms statt, so ist eine regelrechte Produktion des Gerinnungsfaktors nicht mehr gewährleistet. Weiter wurden Genveränderungen gefunden im Sinne von Deletionen, Duplikationen oder Translokationen, die ebenfalls zu einer schwerwiegenden Veränderung der Genstruktur führen. Die exakte direkte Analyse des Gendefektes in einer Familie ist daher nur mit aufwendigen und langwierigen Methoden möglich.

Für die Routinediagnostik steht die *indirekte Genanalyse* zur Verfügung. Im menschlichen Genom ist es im Verlauf der Evolution an vielen Stellen der DNS in Bereichen, die keine für den Organismus lebenswichtige Information enthalten, zu Punktmutationen gekommen. Diese Punktmutationen können mit sog. Restriktionsenzymen erkannt werden, die die DNS an spezifischen Basensequenzen schneiden. Liegen diese Punktmutationen (die DNS-Polymorphismen) in der Nähe oder im untersuchten Gen, so kann von einer hochgradigen Kopplung und somit einer gemeinsamen Vererbung ausgegangen werden. Bei der indirekten Gendiagnostik wird somit nicht mehr das betroffene Gen direkt untersucht, sondern es genügt, den mit dem kranken Genort gekoppelten Polymorphismus nachzuweisen.

Voraussetzung für die Diagnostik der Hämophilie A oder B ist hierzu eine Familienuntersuchung, bei der in der Regel mindestens ein sicher betroffener und ein gesunder Sohn einer sicheren Überträgerin untersucht werden muss. In der eingangs erwähnten Familie wurde die Patientin (IV/1), ihr Bruder (IV/2), ihr Vater (III/1) und ihre Mutter (III/2) im Institut für Humangenetik der Universität Göttingen untersucht. Es konnte nachgewiesen werden, dass die Rat suchende Patientin (IV/1) das gesunde Gen von ihrer

Mutter geerbt hat, womit der Konduktorinnenstatus ausgeschlossen werden konnte.

Möglichkeiten der pränatalen Diagnostik

Zur pränatalen Diagnostik von Gerinnungsstörungen mit gentechnischen Methoden wird fetales Gewebe benötigt. Fetales Gewebe kann mit der Fruchtwasserpunktion in der 16. Schwangerschaftswoche gewonnen werden. Im Anschluss an die Punktion ist eine 2- bis 4-wöchige Kulturdauer erforderlich, um ausreichend fetales Gewebe zu gewinnen. Das Ergebnis der pränatalen Diagnostik steht dann erst in der 20. Schwangerschaftswoche fest.

Durch die Entwicklung der Chorionzottenbiopsie ist die pränatale Diagnostik bereits im ersten Trimenon der Schwangerschaft möglich geworden. Mittels eines dünnen Plastikkatheters können transzervikal in der 8.–12. Schwangerschaftswoche Chorionzotten, aus denen sich im weiteren Schwangerschaftsverlauf die Plazenta bildet, gewonnen werden. Da mit dieser Methode ausreichend fetales Gewebe aspiriert werden kann, ist für die Aufarbeitung keine weitere Kultur erforderlich. Eine pränatale Diagnostik kann kurzfristig erstellt werden. Voraussetzung ist natürlich, dass die gentechnische Untersuchung der Familie bereits erfolgt ist.

Praktisches Vorgehen bei der gentechnischen Untersuchung von Hämophilenfamilien

Die gentechnische Untersuchung einer Familie sollte nach Möglichkeit immer *vor einer Schwangerschaft* einer möglichen Konduktorin erfolgen. Hierzu empfiehlt es sich, mit der nächstgelegenen genetischen Beratungsstelle Kontakt aufzunehmen, die die genetische Beratung der betroffenen Familie sowie der Organisation der gentechnischen Diagnostik übernimmt.

Nach gentechnischer Beratung und nach Rücksprache mit dem Labor, das die gentechnische Untersuchung durchführen kann, wird den zu untersuchenden Familienmitgliedern jeweils 10 ml EDTA-Blut abgenommen und per Eilboten an das gentechnische Labor geschickt. Das Labor von Frau Dr. Zoll, Institut für Humangenetik der Universität Göttingen, hat derzeit die größten Erfahrungen in der gentechnischen Hämophiliediagnostik.

Aspekte zu Auswirkungen und Chancen des Genomprojekts für die medizinisch-genetische Diagnostik

Darmstädter Gespräche, 15. Seminar 1999

F. H. HERRMANN

Was wissen wir heute von unserem Genom? Was wissen wir heute noch nicht?

Wir rechnen mit ca. 80 000 Genen beim Menschen. Wie viele sind uns bekannt? Der aktuelle Stand: Fast 11 000 sind bekannt, ca. 5700 sind chromosomal lokalisiert (s. http://www.ncbi.nlm.nih.gov./Omin/Stats/mimstats.html im Internet). Aber: Von vielen Erbkrankheiten kennen wir noch nicht die Gene, wir wissen nicht, in welchem Chromosom sie liegen, wir wissen nicht, welche Funktion sie haben.

Was wissen wir von den „bekannten" Genen?

Von einer Reihe von monogen bedingten Erbkrankheiten kennen wir die zugrunde liegenden Gene, wir kennen Genmutationen, die die Defekte kausal bedingen, wir können diese Information zur genomischen Diagnostik nutzen.

Beispiel Hämophilie A

Die Intron-22-Inversion im Faktor-VIII-Gen ist der häufigste Gendefekt bei schwerer Hämophilie A. Diese Strukturmutation zerstört die Anordnung des Gens (Abb. 1) und verhindert eine normale Faktor-VIII-Bildung. Die Vererbung dieser Mutation kann in der Familie weiter verfolgt werden und zur Bestimmung des Konduktorinnenstatus bzw. zur pränatalen Diagnostik genutzt werden.

Beispiel Hämophilie B

Seit der Isolierung des Faktor-IX-Gens ist der Molekulardefekt bei mehr als 1700 Hämophilie-B-Patienten untersucht worden. Dabei wurden folgende Mutationstypen bestimmt: große Gendeletionen, Insertionen und Genrearrangements, kleine Deletionen/Insertionen (bis zu 30 Bp) und Punktmutationen. Mutationen wurden praktisch in allen Exons und in der Promotorregion nachgewiesen. Die aktuelle Datei ist über Internet abrufbar (ftp://ftp.ebi.ac.uk/pub/database/haemb/). Als Beispiel für die Vielfalt sind in Tabelle 1 die Ergebnisse von 149 Hämophilie-B-Patienten verschiedener ethnischer Herkunft vorgestellt („Greifswalder Hämophilie B-Studie").

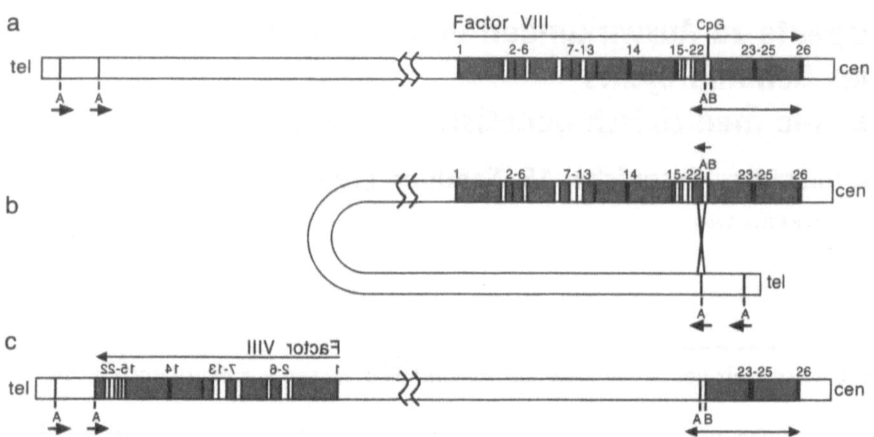

Abb. 1. Das Faktor VIII-Gen (**a**) und die Entstehung der Intron-22-Inversion (**b, c**). **a** Das humane FVIII Gen besteht aus 26 Exons, ist 186 kb groß und auf dem langen Arm des X-Chromosoms in der Region Xq28 lokalisiert. Von den 25 Introns sind 6 länger als 14 kb. Das Intron 22 (IVS22) ist 32 kb lang und enthält die intronlosen Gene F8A und F8B. F8B wird in der gleichen Richtung wie das FVIII Gen transkribiert, das F8A jedoch entgegengesetzt. 400 kb vom FVIII Gen entfernt in telomerischer Richtung liegen noch zwei Kopien des F8A Gens, die in der gleichen Transkriptionsrichtung wie FVIII abgelesen werden. **b** Die Intron 22-Inversionen wurden 1993 aufgeklärt. Die Inversion geht auf eine Paarung zwischen dem im Intron 22 liegenden F8A-Gen und einem der extragenen Kopien dieses Gens zurück. Crossing over Ereignisse zwischen der distalen extragenen Kopie und dem Intron 22-F8A Gen führt zur Typ I Inversion. Die Typ 2 Inversion geht auf ein crossing over Ereignis zwischen der proximalen extragenen Kopie und dem intragenen F8A-Gen zurück (**c**). Die verschiedenen Inversionstypen lassen sich durch Southernblot-Analyse nachweisen

> Die Mutation wird im Faktor-IX-Gen des Patienten direkt bestimmt. Durch Untersuchung der DNA weiterer Familienmitglieder kann die Weitergabe der Mutation in der Familie direkt verfolgt werden und zur Konduktorinnendiagnostik bzw. zur pränatalen Diagnostik eingesetzt werden (Abb. 2 und 3).

Mit der Aufklärung der Molekulardefekte lassen sich Beziehungen zwischen Genotyp und Phänotyp analysieren und Rückschlüsse auf die Funktionen der einzelnen Aminosäuren im Faktor-IX-Polypeptid ziehen und Struktur-Funktions-Beziehungen erkennen. In den meisten Fällen führen identische Mutationen zum gleichen Phänotyp. Deletionen sind in der Regel mit schwerer Hämophilie verbunden. Die Folgen der meisten Nonsense-Mutationen, die zum Abbruch der Polypeptidsynthese führen, sind ebenfalls schwere Hämophilien. Die unabhängig entstanden identischen Mutationen im Nukleotid 6460 (s. Tabelle 1) führten bei drei Patienten zu einer solchen schweren Verlaufsform, jedoch bei einem zu einer moderaten Form und deuten auf die Komplexität bei der phänotypischen Ausprägung hin.

In dieser Gruppe der identischen Nonsense-Mutationen im Nukleotid 6460 tritt ein weiteres Phänomen auf, das gerade heute intensiv untersucht

Tabelle 1. Greifswalder Hämophilie-B-Studie. Punkmutationen und kleine Deletionen (<30 nt) bei Hämophilie-B-Patienten (Stand 31.12.1999). *Herkunft:* Argentinien (A), Tschechien (C), Kuba (Cu), Estland (E), Deutschland (G), Ungarn (H), Indien (I), Litauen (Li), Polen (P), Rumänien (R), Singapur (Si), Schweiz (S)

Patient		Schweregrad	Aminosäuresub-stitution	Nukleotid		Codon (Nr.)	Exon (Nr.)
				Mutation	Position		
52	(P)	schwer	Promotor	G → A	(−26)	−	−
3792	(G)	mittelschwer	Promotor	T → A	(−20)	−	−
9845	(G)		Promotor	T → C	(7)	−	−
9069	(I)		Promotor	C → G	(9)	−	−
3587	(G)		Promotor	A → C	(13)	−	−
9189	(G)		Ile → Phe	A → T	(48)	−40	−
9169	(G)		Frameshift/ stop in −27	ΔC	(84)	−28	a
43	(P)	mittelschwer	Cys → Arg	T → C	(111)	−19	a
9280	(G)		Val → Ile	G → A	(117)	−17	a
55	(P)	schwer	Donor splice	G → A	(122)	−	−
37	(Si)		Donor splice	ΔGTTT	Δ121−124	−	−
8205	(R)		Arg → Trp	C → T	(6364)	−4	b
1989	(G)		Arg → Trp	C → T	(6364)	−4	b
9232	(G)		Arg → Trp	C → T	(6364)	−4	b
1784	(P)	schwer	Arg → Gln	G → A	(6365)	−4	b
31	(P)	schwer	Arg → Gln	G → A	(6365)	−4	b
3571	(P)	schwer	Arg → Gln	G → A	(6365)	−4	b
2252	(G)	schwer	Arg → Leu	G → T	(6365)	−4	b
2270	(G)	schwer	Arg → Leu	G → T	(6365)	−4	b
2271	(G)		Arg → Leu	G → T	(6365)	−4	b
8783	(G)		Arg → Leu	G → T	(6365)	−4	b
2269	(G)	schwer	Frameshift	ΔAA	(6370−71)	−2	b
14	(P)	mittelschwer	Arg → Ser	G → T	(6375)	−1	b
3	(P)	schwer	Glu → Val	A → T	(6395)	7	b
44	(P)	schwer	Glu → Asp	G → C	(6399)	7	b
8	(P)	schwer	Glu → Asp	G → C	(6399)	8	b
2705	(G)	schwer	ΔArg, ΔGlu	ΔGAGAGA	(6420−25)	16, 17	b
3282	(G)	mittelschwer	Cys → Arg	T → C	(6427)	18	b
2232	(A)	mittelschwer	Glu → Val	A → T	(6434)	20	b
3408	(G)	schwer	Cys → Arg	T → C	(6442)	23	b
3149	(G)	schwer	Phe → Ser	T → C	(6449)	25	b
9172	(Li)		Glu → Gln	G → C	(6451)	26	b
2133	(H)		Arg → stop	C → T	(6460)	29	b
2225	(A)	schwer	Arg → stop	C → T	(6460)	29	b
2230	(A)	schwer	Arg → stop	C → T	(6460)	29	b
2237	(A)	mittelschwer	Arg → stop	C → T	(6460)	29	b
3168	(G)	schwer/ Inhibitor	Arg → stop	C → T	(6460)	29	b
9048	(G)		Arg → stop	C → T	(6460)	29	b
2254	(G)	schwer	Glu → stop	G → T	(6463)	30	c
2309	(Cu)		Acceptor splice	G → C	(6677)	−	−
2249	(G)	mittelschwer	Tyr → Cys	A → G	(6697)	45	c
1	(P)	schwer	Asp → Asn/ Donor splice	G → A	(6702)	47	d
1759	(P)	schwer	Donor splice	A → G	(6706)	−	−
53	(P)	mittelschwer	Donor splice	G → A	(6707)	−	−
2257	(G)	schwer	Tyr → Cys	A → G	(10458)	69	d
2332	(S)	schwer	Cys → Phe	G → T	(10470)	73	d

Tabelle 1 (Fortsetzung)

Patient		Schweregrad	Aminosäuresub-stitution	Nukleotid		Codon (Nr.)	Exon (Nr.)
				Mutation	Position		
8135	(G)	mittelschwer	Cys → Tyr	G → A	(10497)	82	d
2489	(G)	schwer	Acceptor splice	T → C	(17665)	–	–
6	(P)	schwer	Cys → Arg	T → C	(17677)	88	d
2265	(G)	mild	Ile → Thr	T → C	(17684)	90	e
9182	(Li)		Asn → Asp	A → G	(17689)	92	e
2067	(G)	schwer	Gly → Asp	G → A	(17693)	93	e
8705	(G)		Gly → Asp	G → A	(17693)	93	e
33	(P)	schwer	Cys → Phe	G → T	(17741)	109	e
1760	(P)	schwer	Ser → Pro	T → C	(17743)	110	e
10567	(G)		Ser → Pro	T → C	(17743)	110	e
62	(P)	schwer	Ser → Pro	T → C	(17743)	110	e
3551	(G)	schwer	Cys → Arg	T → C	(17746)	111	e
2243	(G)	mild	Gly → Glu	G → A	(17756)	114	e
2268	(G)	mild	Gly → Glu	G → A	(17756)	114	e
2059	(G)		Gly → Gln	G → A	(17756)	114	e
9222	(G)		Gly → Arg	G → A	(17775)	114	e
9274	(G)		Arg → Arg	C → A	(17761)	116	e
2228	(A)	mild	Gln → His	G → T	(17778)	121	e
2235	(A)	mild	Gln → His	G → T	(17778)	121	e
2367	(A)		Gln → His	G → T	(17778)	121	e
8070	(G)	schwer	Ser → Ser	C → T	(17784)	123	e
			Cys → Phe (Doppelmut.)	G → T	(17786)	124	e
8744	(G)		Ala → Ala	A → G	(17796)	127	e
3647	(I)		Donor splice	G → A	(17798)	–	–
2276	(G)	schwer	Cys → Trp	T → G	(20376)	132	f
856	(G)	mittelschwer	Arg → Cys	C → T	(20413)	145	f
8260	(G)		Arg → Cys	C → T	(20413)	145	f
8923	(G)		Arg → Cys	C → T	(20413)	145	f
8720	(G)		Arg → Cys	C → T	(20413)	145	f
2253	(G)		Arg → His	G → A	(20414)	145	f
3997	(G)	schwer	Arg → His	G → A	(20414)	145	f
8987	(G)		Arg → His	G → A	(20414)	145	f
10569	(G)		Arg → His	G → A	(20414)	145	f
64	(P)	mild	Arg → His	G → A	(20414)	145	f
1763	(P)	schwer	Arg → Trp	C → T	(20518)	180	f
34	(P)	schwer	Arg → Trp	C → T	(20518)	180	f
2130	(H)		Arg → Gln	G → A	(20519)	180	f
2132	(H)		Arg → Gln	G → A	(20519)	180	f
1764	(P)	schwer	Arg → Gln	G → A	(20519)	180	f
8469	(G)		Arg → Gln	G → A	(20519)	180	f
9170	(Li)		Arg → Gln	G → A	(20519)	180	f
10566	(G)		Arg → Pro	G → C	(20519)	180	f
47	(P)	schwer	Val → Phe	G → T	(20521)	181	f
2280	(S)		Val → Asp	T → A	(20522)	181	f
49	(P)	mittelschwer	Pro → Ser	C → T	(20557)	193	f
2352	(G)	schwer	Gln → Gln/ Donor splice	G → A	(20565)	195	f
58	(P)	schwer	Gly → Glu	G → A	(30073)	206	g
2308	(Cu)		Gly → Glu	G → A	(30073)	207	g
2274	(G)	mild	Ala → Thr	G → A	(30107)	219	g
9227	(G)		Ala → Thr	G → A	(30107)	219	g

Tabelle 1 (Fortsetzung)

Patient		Schweregrad	Aminosäuresub-stitution	Nukleotid		Codon (Nr.)	Exon (Nr.)
				Mutation	Position		
8711	(G)		Ala → Thr	G → A	(30150)	233	g
2128	(C)		Asn → Asp	G → A	(30830)	237	h
2244	(G)	schwer	ΔGlu	ΔGAG	(30839–41)	240	h
2259	(G)	schwer	ΔGlu	ΔGAG	(30839–41)	240	h
2260	(G)	schwer	ΔGlu	ΔGAG	(30839–41)	240	h
2267	(G)	schwer	ΔGlu	ΔGAG	(30839–41)	240	h
3814	(G)		Glu → Lys	G → A	(30854)	245	h
17	(P)	schwer	Arg → Stop	C → T	(30863)	248	h
952	(G)	schwer	Arg → Gly	C → G	(30863)	248	h
9141	(G)		Arg → stop	C → T	(30863)	248	h
2273	(G)	mittelschwer	Arg → Gln	G → A	(30864)	248	h
3328	(G)	mild	Arg → Gln	G → A	(30864)	248	h
19	(P)	schwer	Arg → Leu	G → T	(30864)	248	h
3146	(G)	schwer	Arg → stop	C → T	(30875)	252	h
8459	(G)		Arg → stop	C → T	(30875)	252	h
3867	(E)	mittelschwer	Arg → stop	C → T	(30875)	252	h
9056	(G)		Arg → stop	C → T	(30875)	252	h
8948	(G)		Arg → stop	C → T	(30875)	252	h
54	(P)	schwer	Arg → stop	C → T	(30875)	252	h
8426	(G)		His → Tyr	C → T	(30890)	257	h
2131	(H)		Frameshift/stop codon 279	ΔC	(30892)	257	h
1986	(P)	schwer	Tyr → stop	C → A	(30919)	266	h
51	(P)	schwer	Tyr → stop	C → A	(30919)	266	h
10	(P)	schwer	Asp → Val	A → T	(30927)	269	h
3969	(G)	schwer	Ala → Asp	C → A	(30933)	271	h
3147	(G)	schwer	Leu → Gln	T → A	(30945)	275	h
2266	(G)	schwer	Frameshift/stop codon 308	ΔA	(30968)	283	h
8839	(G)	schwer	Frameshift/stop codon 308	ΔA	(30968)	283	h
2234	(A)	mild	Pro → His	C → A	(30981)	287	h
8832	(G)		Cys → Arg	C → T	(30986)	289	h
1757	(P)	schwer	Tyr → stop	C → G	(31006)	295	h
40	(P)	schwer	Tyr → stop	C → G	(31006)	295	h
2121	(C)	mittelschwer	Frameshift/stop codon 308	ΔA	(31007)	296	h
1758	(P)		Thr → Met	C → T	(31008)	296	h
2256	(G)	mittelschwer	Thr → Met	C → T	(31008)	296	h
27	(P)	mild	Thr → Met	C → T	(31008)	296	h
8711	(G)		Thr → Met	C → T	(31008)	296	h
8954	(G)		Thr → Met	C → T	(31008)	296	h
9113	(G)		Thr → Met	C → T	(31008)	296	h
2722	(G)	mild	Thr → Lys	C → A	(31008)	296	h
1765	(P)	schwer	Trp → Arg	T → A	(31049)	310	h
61	(P)	schwer	Trp → Arg	T → A	(31049)	310	h
10568	(G)		Trp → Arg	T → A	(31049)	310	h
3913	(G)	mild	Trp → Leu	G → T	(31050)	310	h
9195	(G)		Trp → Leu	G → T	(31050)	310	h
2223	(A)	schwer	Trp → Cys	G → T	(31051)	310	h
41	(P)	schwer	Gly → Arg	G → A	(31052)	311	h
50	(P)	schwer	Gly → stop	G → T	(31052)	311	h

Tabelle 1 (Fortsetzung)

Patient		Schweregrad	Aminosäuresub-stitution	Nukleotid		Codon (Nr.)	Exon (Nr.)
				Mutation	Position		
3371	(G)	schwer	Gly → Arg	G → A	(31052)	311	h
830	(G)	mittelschwer	Lys → Glu	A → G	(31067)	316	h
1761	(G)	schwer	Frameshift/stop codon 321	ΔA	(31069)	317	h
4	(P)	schwer	Gln → Pro	A → C	(31092)	324	h
9168	(Li)		Gln → Pro	A → C	(31092)	324	h
26	(P)	schwer	Tyr → stop	C → A	(31096)	325	h
8095	(G)		Val → Phe	G → T	(31103)	328	h
1984	(P)	schwer	ΔLeu	ΔTTG	(31113–15)	331	h
1766	(P)	schwer	Arg → stop	C → T	(31118)	333	h
41	(P)	schwer	Arg → stop	C → T	(31118)	333	h
3549	(P)	schwer	Arg → stop	C → T	(31118)	333	h
3294	(G)	mittelschwer	Arg → Gln	G → A	(31119)	333	h
1756	(P)	schwer	Arg → Gln	G → A	(31119)	333	h
25	(P)	schwer	Cys → Arg	T → C	(31127)	336	h
1990	(P)	schwer	Arg → stop	C → T	(31133)	338	h
29	(P)	schwer	Arg → stop	C → T	(31133)	338	h
16	(P)	schwer	Arg → stop	C → T	(31133)	338	h
37	(P)	mild	Ser → Pro	C → T	(31136)	339	h
2245	(G)	mittelschwer	Ile → Phe	A → T	(31151)	344	h
2261	(G)	schwer	Ile → Phe	A → T	(31151)	344	h
2120	(G)		Tyr → stop	T → A	(31156)	345	h
8433	(G)		Phe → Tyr	T → A	(31167)	349	h
45	(P)	schwer	Cys → Arg	T → C	(31169)	350	h
965	(G)	schwer	Cys → Ser	G → C	(31170)	350	h
42	(P)	schwer	Gly → Asp	G → A	(31176)	352	h
2248	(G)	schwer	Cys → Ser	T → A	(31202)	361	h
9	(P)	schwer	Cys → Gly	T → G	(31202)	361	h
1780	(P)	schwer	Ser → Asn	G → A	(31215)	365	h
35	(P)	schwer	Pro → His	C → A	(31224)	368	h
1762	(P)	schwer	Pro → His	C → A	(31224)	368	h
3299	(G)	schwer	Glu → stop	G → T	(31241)	374	h
8712	(G)		Leu → stop	T → G	(31257)	379	h
59	(P)	mild	Ser → Cys	A → T	(31271)	384	h
3591	(H)		Ser → Arg	C → G	(31273)	384	h
2227	(A)	mittelschwer	Trp → Arg	T → A	(31274)	385	h
2251	(G)	schwer	Gly → Ser	G → A	(31277)	386	h
3633	(G)		Gly → Ala	G → C	(31278)	386	h
8787	(G)		Gly → Ala	G → C	(31278)	386	h
36	(P)	mittelschwer	Glu → Lys	G → A	(31280)	387	h
10565	(G)		Glu → Lys	G → A	(31280)	387	h
63	(P)	schwer	Glu → Lys	G → A	(31280)	387	h
3625	(G)		Glu → Ala	A → C	(31281)	387	h
8200	(R)	mittelschwer	Glu → Ala	A → C	(31281)	387	h
39	(P)	schwer	Cys → Tyr	G → A	(31287)	389	h
1987	(P)	schwer	Cys → Tyr	G → A	(31287)	389	h
8878	(G)		Gly → Val	G → T	(31308)	396	h
2229	(G)	mild	Arg → Trp	C → T	(31328)	403	h
22	(P)	schwer	Trp → stop	G → A	(31342)	407	h
28	(P)	schwer	Trp → stop	G → A	(31342)	407	h
8027	(G)	mild	Trp → Cys	G → C	(31342)	407	h

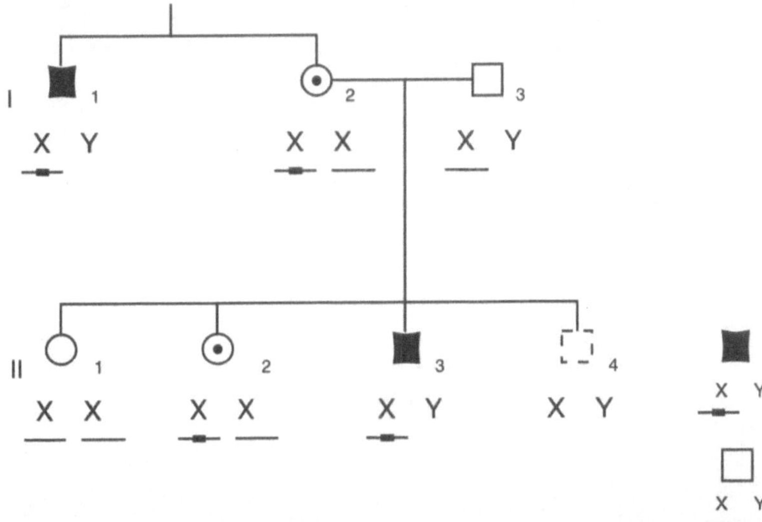

Abb. 2. Die direkte genomische Diagnostik bei Hämophilie: Charakterisierung des Gendefektes (Mutation) in der DNA. Direkter Nachweis der Weitergabe (Vererbung) dieser Mutation in der Familie. — Das untersuchte Gen auf dem X-Chromosom; — das Gen mit der charakterisierten Mutation

wird, nämlich das Phänomen der Inhibitorpatienten: Eine Reihe von Hämophilie-B-Patienten entwickeln unter Faktor-IX-Substitution Antifaktor-IX-Antikörper (Inhibitorpatienten). Mehr als die Hälfte von Hämophilie-B-Patienten mit großen Gendeletionen entwickeln Antikörper, aber nur ca. 1% der Patienten mit Punktmutationen. Beim überwiegenden Teil der Inhibitorpatienten liegen Frameshift- und Nonsense-Mutationen des Faktor-IX-Gens vor. Jedoch entwickelt nur ein Teil der Patienten mit solchen identischen Mutationen Antikörper. Unter 34 Patienten mit der oben beschriebenen Nonsense-Mutation bei nt 6460 sind z. B. nur drei Inhibitorpatienten beschrieben worden. Warum bei identischen Mutationen einige Patienten einen Antikörper entwickeln und andere nicht, ist bisher nicht klar.

Was wissen wir also: Wir haben – wenn es perfekt gelaufen ist – eine Kausalkette von der Mutation zum Defekt.

Wird damit – von der DNA-Sequenz abgeleitet – der ganze Phänotyp erklärbar?

Offensichtlich nicht, wie das Beispiel der Nonsense-Mutation 6460 gezeigt hat. Es gibt also mehr, das den Phänotyp bedingt, als nur die DNA-Struktur des einen Gens, u.a.:
- Interaktionen auf der Proteinebene (Antikörperbildung);
- Zusammenwirken von verschiedenen Genen (eine Methode zu deren Erfassung stellen Assoziationsuntersuchungen dar, z. B. Assoziationsstudien von HLA-Konstitution oder Blutgruppen bei Inhibitorpatienten).

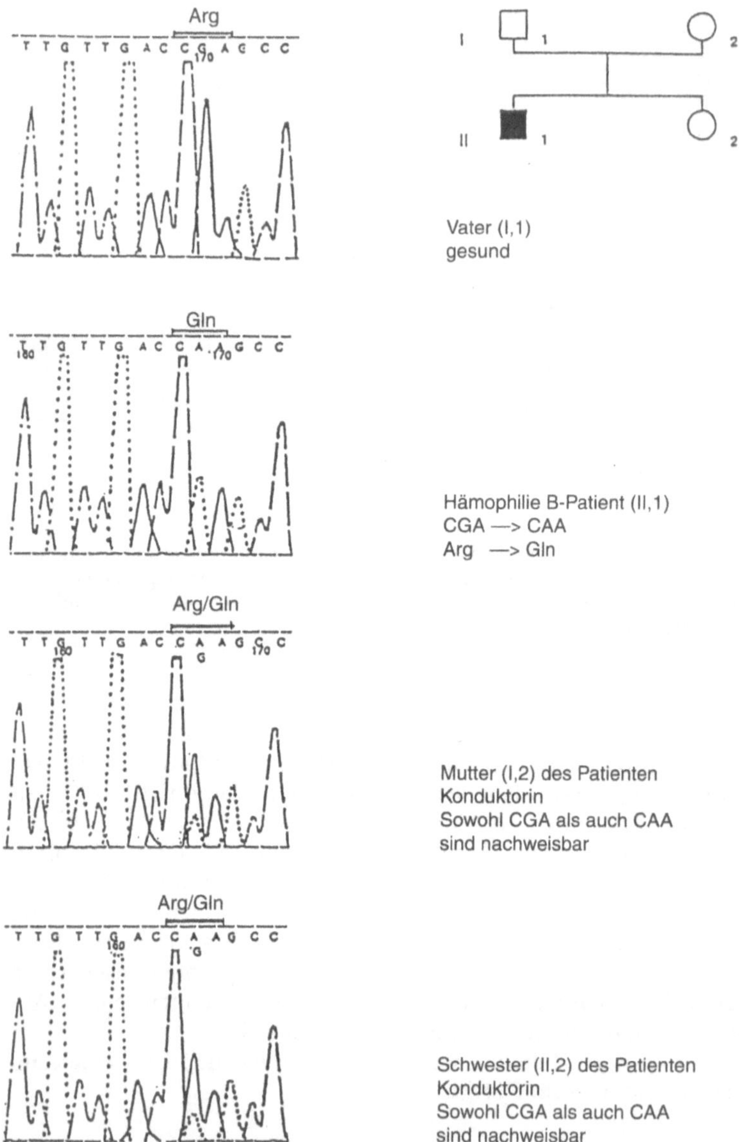

Abb. 3. Charakterisierung einer Mutation im Faktor IX-Gen durch automatische Sequenzanalyse und direkte genomische Diagnostik. Sequenzausdruck eines 14 Nukleotid langen Abschnittes des Faktor IX-Gens von 4 Mitgliedern einer Hämophilie B-Familie. In der Sequenz des Gens vom gesunden Vater (I, 1) kodieren CGA für die Aminosäure Arg (Arginin). Beim hämophilen Sohn (II, 1) wurde eine Mutation bestimmt, der Code CGA ist mutiert zu CAA), wodurch statt Arginin (Arg) Glutamin (Gln) in das Faktor IX-Protein eingebaut wird. Der dadurch defekte Faktor IX verursacht die Hämophilie. Mutter (I, 2) und Schweser (II, 2) des Patienten weisen an der betreffenden Stelle der DNA sowohl ein G als auch ein A auf, sie sind heterozygote Genträger, also Konduktorinnen

Was wissen wir von der natürlichen Variation in der DNA Sequenz bekannter Gene?

Voraussetzung ist die Kenntnis des Gens und die Analyse dieses Gens bei verschiedenen Menschen, um die normalen Variationen zu erfassen. Welche können das sein? Synonymkodonen und Silent-Mutationen, Polymorphismen in den Introns und Exons u. a.

Welche funktionelle Rolle können die Variationen spielen?

- Sie können funktionell unauffällig sein, wie z. B. Polymorphismen, die als Marker für die indirekte genomische Diagnostik eingesetzt werden (Abb. 4 und 5).
- Sie können die Funktion beeinflussen, z. B. hinsichtlich der Aktivität (z. B. FVII-Polymorphismen Arg353Gln, 10Bp-Insertionspolymorphismus in der Promotorregion des Faktor-VII-Gens oder der 4G/5G-Polymorphismus des PAI-Gens, der Prothrombingenpolymorphismus G20210 A).
- Sie können Prediktoren oder Protektoren für multifaktoriell bedingte Krankheiten wie Thrombophilie, Myokardinfarkt, Schlaganfall, Schizophrenie usw. darstellen. Hochaktuell sind dabei Assoziationsstudien, die mehr beschreibend einen Einfluss statistisch abzusichern suchen, jedoch nicht die Kausalität erklären.

Bcl I Spaltort in der DNA-Sequenz   T↓GATCA
(Bcl I spezifische Palindromsequenz)   ACTAG↓T

Teilabschnitt des FVIII Gens   —□———□———□———□—
exons   16   17   18   19

Bcl I Schnittstellen (B) im Intron 18

Bei 29 % der FVIII Gene liegt keine polymorphe Schnittstelle (B') vor

B   B
↓   ↓

Fragmentlänge kB   1,2

Bei 71 % der FVIII Gene ist eine polymorphe Schnittstelle (B') vorhanden

B   B' B
↓   ↓ ↓

Fragmentlängen kB   0,9   0,3

Abb. 4. Der Bcl I Polymorphismus (RFLP) im Faktor VIII Gen. Bezüglich der Bcl I Spaltorte lässt sich bei ca. 29% der FVIII-Gene ein langes (1,2 kb) Fragment nachweisen (Allel 1, Polymorphismus 1), das auf die Spaltung in den beiden B Spaltorten zurückzuführen ist. Bei den anderen FVIII-Gene liegt ein zusätzlicher Spaltort (B') vor, der zu einem kürzeren Fragment von 0,9 kB (Allel 2, Polymorphismus 2) führt. Diese polymorphen Fragmente sind mit molekulargenetischen Techniken (Southern-Methode, PCR) nachweisbar

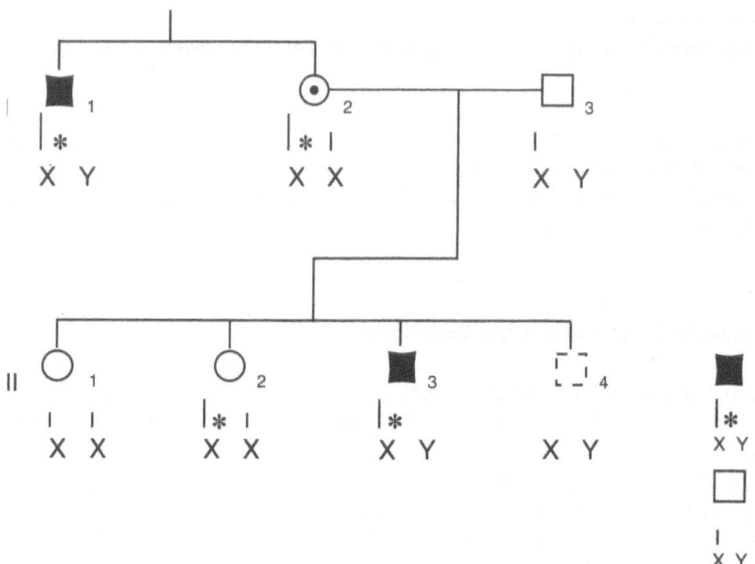

Abb. 5. Die indirekte genomische Diagnostik: Analyse von Markern in der Nachbarschaft des Mutationsortes (intra- und intergen). Nachweis der Weitergabe dieser Marker in der zu untersuchenden Familie. Indirekter Nachweis der Weitergabe der kausalen (aber nicht analysierten) Genmutation über die eng gekoppelten Marker. Voraussetzungen: *1. Informativität der Marker* zur *Unterscheidung* der verschiedenen X-Chromosomen (Chromosomenbereiche, Gene). *2. Familienuntersuchung* zur *Zuordnung* der sich unterscheidenden Marker

Welche Gene (DNA-Sequenzen) sind wirksam bei multigen/multifaktoriell bedingten Krankheiten und in welcher Weise sind sie wirksam?

Eine weitgehend offene Frage, die durch die oben erwähnten Assoziationsstudien zu klären versucht wird. Das Spektrum der einbezogenen Genvariationen ist groß, wenn wir uns nur die Gene aus dem Gerinnungssystem betrachten, die heute für solche Assoziationsstudien für Thrombophilie, koronare Herzkrankheiten untersucht werden.

Wie groß ist bei multifaktoriellen Krankheiten die Rolle der exogenen Faktoren, d. h., welchen Anteil hat die genetische Determination bei der Ausprägung des Krankheitsbildes?

Ein weites Feld, das man gerade intensiv hinsichtlich der Prädisposition bei kardiovaskulären Erkrankungen beackert. So wird der Einfluss der genetischen Faktoren durch Assoziationsstudien z. B. bei High-risk-Gruppen (Raucher, Adipositas, Hypertonie) und Low-risk-Gruppen untersucht und es werden Risikoberechnungen aus dem Assoziationsgrad erstellt (empirische Studien, die vielfach noch weit entfernt sind von einer kausalen Erklärung der möglichen Assoziationen).

Es gibt also selbst bei der Kenntnis der DNA-Sequenz von einzelnen Genen immer noch mehr Fragen als Antworten, wenn man die Funktion, die phänotypische, klinische Ausprägung komplex verstehen will!

Was werden wir am Ende der ersten Phase des Humanprojekts wissen?

In der ersten Phase – und über die diskutieren wir hier – werden wir vom Menschen die vollständige DNA-Sequenz kennen, eine unendlich lange Struktur, aber:
- ohne funktionelle Zuordnung,
- ohne voll verstandene Exon-Intron-Strukturen,
- ohne Informationen zur natürlichen Variabilität zwischen verschiedenen Menschen und verschiedenen Populationen (Repeat-Sequenzen sind sicher erkennbar, aber Polymorphismen sind nicht bekannt),
- ohne Information zu Wechselwirkungen der Gene.

Es handelt sich also um eine aneinander gereihte Informationskette, von der wir noch nicht wissen, wofür die Information im Detail vorliegt. Wir wissen auch nichts über die komplexen Wechselwirkungen, die in der Information verschlüsselt sind, d. h., wir haben einen Informationsträger analysiert und nun muss erst die Information in ihrer funktionellen Basis verstanden werden.

Damit geht die Arbeit erst richtig los! Was wir dazu haben, ist das Werkzeug, die Grundlage zur Identifikation der Funktion. (Die Informationsmatrix allein ist noch nicht der gläserne Mensch!)

Was kann sich für bekannte Gene ergeben?

Aus der vollständigen Sequenz allein ist mit Sicherheit eine Vielzahl von Informationen in der trockenen Computerauswertung zu erhalten, die bisher unbekannt war, z. B. aus dem Vergleich und der Lage bekannter Strukturelemente (Repeatsequenzen, Promotorsequenzen) oder aus der Ableitung der kodierten Proteinstrukturen. Sicher werden auch neue Strukturelemente in den Introns erkannt (ähnlich wie F8 A, F8B in Intron 22 des F8-Gens), die dann auch erst noch hinsichtlich ihrer funktionellen Zuordnung erforscht werden müssen.

Was kann sich für unbekannte Gene ergeben?

Zuerst einmal haben wir eine unendlich lange DNA-Sequenz, die tatsächlich Ausgangspunkt zur Charakterisierung der Funktion ihrer Teilbereiche sein kann, z. B.
- Vergleich mit bereits aufgeklärten Sequenzabschnitten (Promotorregionen, Tataboxen usw.),

– Vergleich und Suche nach ähnlichen Sequenzen, Suche nach Genfamilien, Zuordnung von Teilsequenzen aus Expressionsbanken zu entsprechenden DNA-Abschnitten, um damit das ganze Gen aufzuklären (Funktionsvoraussagen im trockenen Labor!).

Damit stellt die DNA-Sequenz das Werkzeug und den Informationsträger dar, dessen Informationen aber erst verstanden werden müssen. Der Erkenntniszuwachs in Form der strukturierten Information wird also Ausgangspunkt für neue zu erforschende Fragestellungen sein, die uns neue Lösungen und Sichtweisen bringen werden. Hier liegt also eine der großen Potenzen und Chancen für weitere Untersuchungen zum besseren Verstehen der genetischen Determination. Damit ist die DNA-Sequenz die Informationsgrundlage, die uns helfen wird, die phänotypische Ausprägung unseres biologischen Systems in seiner Wechselwirkung zwischen genetischer Determination und den exogenen Determinanten vielleicht langsam besser zu verstehen.

Somit wird bis 2005 durch das Genomprojekt selbst erst der Untersuchungsgegenstand zur Verfügung stehen, die Lösung ist es noch nicht. Wir haben aber ein entscheidendes Werkzeug für diese Untersuchungen der komplexen Fragestellungen in der Hand.

Welche Chancen und Herausforderungen gibt es?

Die größte Potenz liegt in der funktionellen Identifikation von unbekannten Genen für monogene und multifaktoriell bedingte Erbkrankheiten im umfassenden Maßstab. Wie viel dazu an Forschung erforderlich ist, habe ich bei der Darstellung des Standes der Analyse der Wechselwirkung schon vorgestellt, nur wird dies nun in einem komplexeren und größeren Maßstab möglich sein (Big Biology), neue Methoden und viel mehr Geld erfordern und vor allem neue Ideen!

Es liegt nur *eine* Sequenz vor, die natürliche Variabilität und molekularpathologische Variationen, die zum genetischen Defekt führen, ergeben sich aus dieser Sequenz noch nicht, aber auf dieser Basisinformation aufbauend muss dies in breiterem Maßstab untersucht werden.

Wie kann die Information zur genetischen Diagnostik genutzt werden?

Was wir heute für einzelne Gene tun, wird später, wenn wir die DNA-Sequenzen entsprechenden Genen funktionell zugeordnet haben, in umfassenderem Maße möglich sein. Darin liegt auch die Chance zur Diagnostik – und das Risiko in dieser Diagnostik, indem die Diagnostik nicht zum Nutzen für den Patienten genutzt wird, sondern zur Diskriminierung. Das ist jedoch kein neues Problem, das erst mit dem Genomprojekt auftritt, sondern ein altes, für das die Gesellschaft die ethische Verantwortung trägt.

Das Risiko ist also das altbekannte: entweder zum Nutzen oder zum Schaden – entweder Atomkraft oder Atombombe, Auto oder Panzer –; allein die Erfindung des Fahrzeuges kann nicht verantwortlich gemacht werden für dessen Einsatz im Krieg.

Die Chancen, die sich aber ergeben sind enorm und sind zu nutzen. Wir sind vom umfassenden Nutzen sicher noch weit entfernt. Näher sind wir dran an den offenen Fragestellungen. Die nächsten Aufgaben im Humangenomprojekt sind die funktionelle Aufklärung, der Vergleich mit Modellobjekten (Maus, Fliege, knock-out, transgene Tiere), die Notwendigkeit völlig neuer Methoden, an deren Erarbeitung man heute denken muss, denn wir haben hier nur reflektiert von unseren bisherigen Kenntnissen. Es wird viel neue Erkenntnisse geben, und daraus werden sich auch neue Chancen und Risiken ableiten lassen.

Schlussbemerkung

Tausende an Forscherjahren sind nunmehr bei E. coli und anderen niederen Organismen eingesetzt worden – und noch verstehen wir sie nicht vollständig. Wie allein sollte das bei einem so komplexen Organismus wie dem Menschen nun in absehbarer Zeit möglich sein? Das Humangenomprojekt ist ein enormer Schritt dahin, aber eben nur ein Schritt. Und dieser muss gegangen werden, wohl wissend, dass viele weitere Schritte notwendig sind.

Ich hoffe, mit dieser kritischen, aber auch provokativen, manchmal vereinfachenden Darstellung den Einstieg zu einer Diskussion gegeben zu haben.

Medizinisch-therapeutische Aspekte des Humangenomprojekts

Darmstädter Gespräche, 15. Seminar 1999

J. Oldenburg

Das Humangenomprojekt ist für den klinisch und auch für den in der Forschung tätigen Hämostaseologen ein eher entferntes Feld, von dem zwar jeder schon etwas gehört hat und von dem auch viele sprechen; aber es kann sich keiner so recht vorstellen, wie dieses Projekt gerade der Hämophilietherapie nutzen könnte.

Ich möchte gerne versuchen, mit den nachfolgenden Erläuterungen eine Brücke vom Humangenomprojekt zur Hämophilie zu schlagen.

Die *klassische Forschung* (Abb. 1 oben) geht von dem Krankheitsbild aus und versucht über den klinischen Verlauf der Patienten, über klinische Therapiestudien und über die Untersuchung von bei der Erkrankung involvierten Genen und Proteinen neue Erkenntnisse zu gewinnen, vor allem mit dem Ziel, die Therapie der Erkrankung zu verbessern.

Für die Hämophilie bedeutet dies, dass man ausgehend vom klinischen Verlauf, der Blutungsanfälligkeit, dem Konzentratbedarf, der Inhibitorbildung, von klinischen Anwendungsbeobachtungen der verschiedenen Konzentrate und nicht zuletzt auch durch Untersuchungen des Faktor-VIII-Gens und Faktor-VIII-Proteins neue Erkenntnisse zum Krankheitsbild erforscht, die alle letztendlich auch zu einer Verbesserung der Therapie führen (z.B. Weiterentwicklung der Faktor-VIII-Konzentrate, Gentherapie).

Die bisherige Forschung im Rahmen des Humangenomprojektes hat einen ganz anderen Ansatz (Abb. 1 unten). Hier sollen alle Gene des menschlichen Genoms charakterisiert werden. In einem weiteren Schritt werden diesen Genen Funktionen und Krankheitsbilder zugeordnet. Und ein Teil dieser Gene wird sicherlich auch Bereiche betreffen, die entweder direkt mit der Hämophilie zu tun haben oder aber indirekt, weil sie die allgemeine Gerinnung (Wechselwirkungen von Faktor VIII zu anderen Gerinnungsfaktoren) oder Immunologie (Hemmkörperproblematik) betreffen.

Diese über das Humangenomprojekt gewonnenen Erkenntnisse fließen in die klassische Forschung mit ein und beschleunigen diese und damit auch die Entwicklung neuer Therapien.

In der jüngsten, *2. Phase des Humangenomprojektes*, wurde den ursprünglichen Zielen zur Identifizierung von Genen und deren Funktion noch ein weiteres Ziel hinzugefügt, das direkt die Verbesserung der Therapien und eine enge Zusammenarbeit mit der Industrie zur Folge hat, die *Verknüpfung der Humangenomforschung mit Pharmakologie und Medizin.*

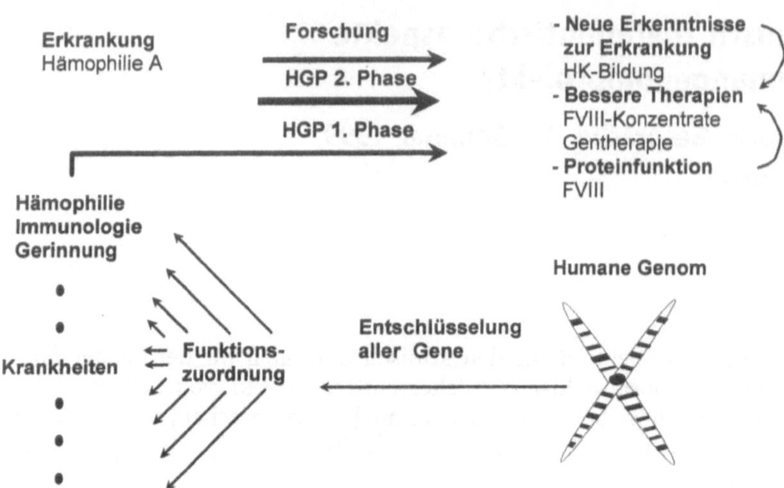

Abb. 1. Forschung klassisch und Humangenomprojekt (1. und 2. Phase)

Dieser Punkt führt zu einer beträchtlichen und vor allem direkten Unterstützung der Forschung und liefert damit einen ganz konkreten Beitrag zu einer Beschleunigung der Entwicklung neuer Therapien.

Hinsichtlich der Hämophilie hat sich ein Konsortium, bestehend aus Herrn Dr. Brackmann (Bonn), Herrn Dr. Graw (München), Herrn Dr. Oldenburg (Würzburg), Herrn Prof. Schramm (München) und Herrn Dr. Schwaab (Bonn) mit einem Projektvorschlag um die Förderung durch das Humangenomprojekt beworben.

Ziel dieses Projektes ist es, über die Erforschung der Zusammenhänge von Genotyp (Faktor-VIII-Gen-Mutation) und Phänotyp (Blutungsanfälligkeit, Konzentratbedarf, Inhibitorbildung und -therapie) sowie über die Zusammenfassung aller relevanten Daten in einem Hämophilieregister die Therapie der Hämophilie A zu verbessern.

Standard und Perspektiven der Gentherapie

Darmstädter Gespräche, 14. Seminar 1998; ergänzender Kommentar 2000

A. Haack, R. Schwaab, C. Schmitt

Die Hämophilien A und B sind X-chromosomal-rezessiv vererbbare Gerinnungsstörungen. Die Ursache für die Hämophilie A ist ein fehlender oder defekter Gerinnungsfaktor VIII, die Hämophilie B beruht auf einem defekten oder fehlenden Gerinnungsfaktor IX. Wenn die Hämophiliepatienten nicht adäquat behandelt werden, ist die Krankheit lebensbedrohlich.

Seit der Einführung der Substitutionstherapie mit Gerinnungskonzentraten in der Mitte der 60er Jahre sind Lebenserwartung und auch Lebensqualität der Hämophilen deutlich gestiegen. Dennoch ist man aufgrund von verschiedenen Nachteilen der Substitutionstherapie (sehr teure Faktorenkonzentrate, theoretisches Risiko zukünftiger noch unbekannter Infektionskrankheiten, deutliche Beeinträchtigung der Lebensqualität der Patienten durch Dauersubstitution) auf der Suche nach neuen Behandlungsmethoden für die Hämophilen. Da die Hämophilien A und B monogene Erbkrankheiten sind – d.h., der krankheitsverursachende Defekt liegt jeweils in einem einzigen Gen – und sowohl das FVIII- als auch das FIX-Gen sehr gut charakterisiert sind, liegt die Entwicklung einer somatischen Gentherapie nahe.

Der Hauptsyntheseort der Gerinnungsfaktoren VIII und IX sind die Hepatozyten der Leber. Ein Ziel der somatischen Gentherapie für die Hämophilie ist das Einbringen der intakten, ablesbaren Erbinformation für den jeweiligen Gerinnungsfaktor in die Leberzellen, so dass diese wieder in der Lage sind, ein funktionsfähiges Protein zu bilden. Zudem besteht auch die Möglichkeit, andere Zelltypen zur Expression von Gerinnungsfaktoren zu nutzen. Für diese Zwecke muss ein geeignetes Gentransfervehikel gewählt werden. Dieses soll eine effektive Transfektion der Zielzellen und eine langanhaltende starke Expression des Gerinnungsfaktors ermöglichen.

Es gibt zwei Wege, die man im Rahmen einer somatischen Gentherapie einschlagen kann:

- Der *Ex-vivo-Ansatz* basiert darauf, dass dem zu behandelnden Patienten Zellen entnommen werden und diese außerhalb des Körpers (ex vivo) mit der intakten Erbinformation behandelt werden (Abb. 1). Die in vitro erfolgreich behandelten Zellen werden selektiert und dem Patienten reimplantiert. Wieder in den Körper eingegliedert, sollen die modifizierten Zellen das fehlende Protein produzieren.
- Bei einem *In-vivo-Ansatz* soll die intakte Erbinformation mit Hilfe eines Transfervehikels direkt im Patienten in das gewünschte Zielgewebe gelangen und die Information zur Produktion des fehlenden Proteins liefern (Abb. 2).

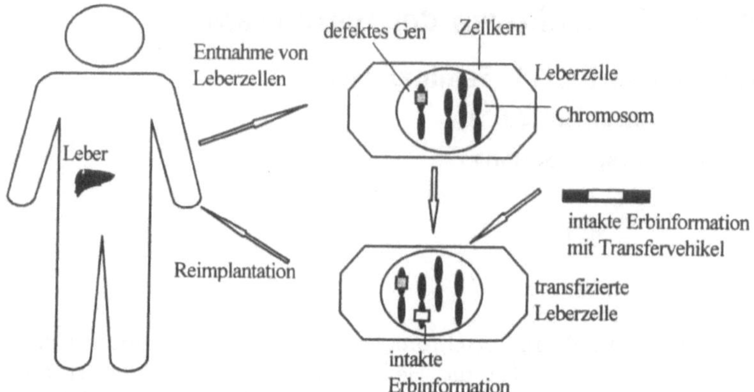

Abb. 1. Ex-vivo-Ansatz

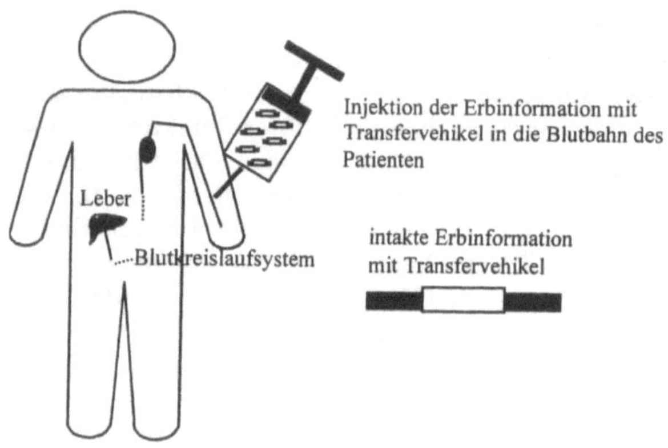

Abb. 2. In-vivo-Ansatz

Transfersysteme

Prinzipiell hat man die Wahl zwischen viralen und nichtviralen Transfersystemen. Zu den gängigen viralen Transfervehikeln zählen Retro-, Adeno- und adenoassoziierte-Viren, seltener werden Herpesviren benutzt. Der Vorteil der viralen Vehikel besteht in ihrer hohen Effektivität bezüglich der Übertragung und der Expression des intakten Erbmaterials, der Nachteil beruht auf ihrer geringen Verpackungskapazität und die mit ihrer Anwendung verbundenen Risiken.

Nichtvirale Systeme, wie z. B. Liposomen, Polylysinkomplexe und die Injektion „nackter DNA", besitzen kein Größenlimit für die zu übertragende Erbinformation und bergen nur geringe Risiken. Allerdings sind sie in Bezug auf Übertragung und Expression der intakten Erbinformation sehr ineffektiv. Dies macht die nichtviralen Systeme weniger attraktiv für die Gentherapie, auch wenn ihre Handhabung unproblematischer erscheint als die der viralen Transfersysteme.

Beim Einsatz viraler Transfersysteme kann man zwei verschiedene Mechanismen unterscheiden. Manche Viren, wie z. B. Adenoviren, belassen ihr Erbmaterial neben dem Genom der Zelle im Zellkern. Andere Viren, wie z. B. Retroviren, integrieren ihr Erbmaterial in das Genom der Zelle. Diese Integration hat den Vorteil, dass das fremde Erbmaterial stabil mit dem Genom der Zelle verbunden ist und nicht mehr verloren gehen kann. Dies hat aber auch, zumindest in der Theorie, den Nachteil, dass durch die Integration und der damit verbundenen Veränderung der zelleigenen Erbinformation eine normale Zelle in eine Tumorzelle überführt werden kann.

Gentherapieansätze für die Hämophiliebehandlung

Für eine Gentherapie der Hämophilie testet man in erster Linie virale Transfersysteme. Dabei wurden zunächst hauptsächlich Retro- und Adenoviren untersucht, seit kurzem beschäftigen sich die Forscher auch vermehrt mit adenoassozierten Viren.

Erste Erfolge zur Entwicklung einer Gentherapie für die Hämophilie B hatte man mit retroviralen Transfersystemen sowohl in Ex-vivo- als auch In-vivo-Ansätzen. Ermutigende Ergebnisse erhielt man ebenfalls bei der In-vivo-Austestung von adenoviralen Transfersystemen. Bei der Entwicklung einer Gentherapie für die Hämophilie A macht man durch die Austestung von In-vivo-Ansätzen mit adenoviralen Transfersystemen große Fortschritte.

Nachdem anfangs hauptsächlich die Expressionseffektivität der Erbinformation in Kombinantion mit dem Transfersystem getestet wurde, bilden heute Untersuchungen über die Stabilität der intakten Erbinformation in der Zielzelle und die Immunantwort gegen das Transfersystem die Forschungsschwerpunkte. Das Expressionsverhalten der Vektoren wird momentan in verschiedenen Modellsystemen untersucht (immunkompetente und immundefiziente Mäuse, Hämophilie-B-Hunde etc.).

Bevor jedoch eine Gentherapie für die Anwendung am Hämophiliepatienten zugelassen werden kann, muss diese sehr sicher und mit möglichst wenig Nebenwirkungen verbunden sein, da eine effektive Therapie zur Behandlung der Hämophilie bereits existiert, die den Patienten ein nahezu normales Leben ermöglicht. Dies unterscheidet die Situation der Gentherapie bei Hämophilie ganz wesentlich von der bei malignen Erkrankungen, bei denen mangels therapeutischer Alternativen auch Nebenwirkungen akzeptabel wären.

Ergänzender Kommentar 2000

Da die Hämophilien A und B trotz der bisher ausgezeichneten Therapierbarkeit mit Gerinnungskonzentraten attraktive Modelle für die Entwicklung einer Gentherapie darstellen – schon eine Erhöhung des fehlenden Gerinnungsfaktors um wenige Prozente machen aus einer schweren eine leichte Hämophilie; eine Regulation der Proteinsynthese ist (bisher) nicht nötig –, wurden schon frühzeitig Anstrengungen unternommen, für die Hämophilie Gentherapieprotokolle am Tiermodell zu entwickeln.

Die erste Gentherapiestudie eines humanen Gerinnungsfaktors, nämlich die des Faktors IX, wurde an der Maus 1988 mittels eines retroviralen Vektors durchgeführt. Seit dieser Zeit wurden die Dauer und die Höhe der Expression des in die tierischen Körperzellen eingeführten humanen Faktor-IX-Gens und auch mittlerweile des Faktor-VIII-Gens immer weiter verbessert. Zusätzlich zu den retroviralen Vektorsystemen kamen dabei auch vorwiegend adenovirale und adenoassoziierte Vektoren zum Einsatz.

Bei vielen Gentherapieversuchen wurde als Nebenwirkung allerdings eine humorale und/oder zelluläre Immunantwort der Tiere gegen die viralen Proteine gefunden. Letzteres war besonders bei den adenoviralen Vektoren ausgeprägt, da die hier noch in geringen Mengen produzierten viralen Proteine eine starke, immunogene Wirkung aufweisen. Als weitere große Komplikation kam hinzu, dass das tierische Immunsystem häufig Antikörper gegen das humane Gerinnungsprotein bildete. Dies trat besonders häufig bei der Synthese des humanen Faktor-VIII-Proteins auf.

Um die starke Immunantwort gegen die adenoviralen Systeme in den Griff zu bekommen, wurden diese weiter modifiziert, mit dem Ziel, die Synthese von viralen Proteinen weiter zu minimieren (helferabhängige Vektoren). Doch auch mit diesen Systemen konnte die Immunantwort gegen die adenoviralen Proteine nicht vollständig verhindert werden.

Zur Untersuchung des Problems der Antikörperbildung gegen das therapeutische Protein wurden autologe Tiersysteme entwickelt, indem Hunde, die an einer Hämophilie A bzw. B litten, mit einem Hundefaktor VIII oder Faktor-IX-Gen behandelt wurden. Trotz dieser Anstrengungen wurden in einigen Tierstudien weiter Antikörper gegen die gentherapeutisch synthetisierten Gerinnungsproteine gebildet. Laufende Untersuchungen scheinen zu bestätigen, dass hier – wie bei der Hemmkörperbildung von Hämophiliepatienten gegen substituiertes Gerinnungsprotein (Schwaab et al. 1995) – der zur Hämophilie führende molekulare Defekt eine wesentliche Rolle spielt. Die ersten Ergebnisse dieser autologen Tierstudien wurden letztes Jahr in einer Zusammenfassung veröffentlicht (Kaufman 1999).

Trotz der bisher noch ungelösten Probleme wurden seit Ende letzten Jahres insgesamt drei unterschiedliche Gentherapieprotokolle für Hämophilie-A- bzw. Hämophilie-B-Patienten genehmigt, die modifizierte Retroviren, adenoassoziierte Viren oder ein Expressionsplasmid als Gentransfersystem einsetzen. Da es sich hier um Phase-I-Studien handelt, die die Verträglichkeit der Gentransfersysteme überprüfen, sind die Dosen so gering gewählt, dass therapeutisch kaum Aktivitätssteigerungen des jeweils defekten Gerinnungsfaktors zu erwarten sind.

Der Hauptgrund, dass diese Gentherapieprotokolle von den Behörden genehmigt wurden, liegt darin,
- dass aufgrund der unterschiedlichen Ergebnisse der (autologen) Gentherapieversuche an Hunden letztlich nur am Menschen selbst die Verträglichkeit eines Gentherapiesystems getestet werden kann

– und dass es – trotz der vielen Gentherapieprotokolle, die für Menschen mit den unterschiedlichsten erworbenen und vererbten Krankheiten (schätzungsweise 4000 Probanden) zugelassen wurden – nur wenig Langzeitversuche gibt, die eine Einschätzung des langfristigen Risikos eines viralen Gentransfersystems bei der Behandlung eines Menschens erlauben.

Ein herber Rückschlag für die Gentherapie bedeutete am 17.09.1999 der Tod eines Patienten, der an einer Ornithintranscarbamylase-(OTC-)Defizienz litt und der mittels eines modifizierten adenoviralen Gentransfersystems behandelt worden war. Bei dem Gentransfersystem handelte es sich um einen Vektor der 3. Generation, mit Deletionen der Regionen E1 und E4. Durch aufwendige Studien konnte im Nachhinhein gezeigt werden, dass der Patient einen bisher nicht bekannten Defekt des Immunsystems besaß, so dass das Immunsystem durch das adenovirale Gentransfersystem über Maßen stimuliert wurde und dies letzlich dazu führte, dass das Immunsystem hauptsächlich die Lunge zerstörte. Auch wenn es sich hier um eine Verkettung unglücklicher Umstände handelte, bedeutet dies, dass das Immunsystem eines jeden Patienten, der gentherapeutisch behandelt werden soll, sehr aufwendig und intensiv überprüft werden muss, um solche Nebenwirkungen ausschließen zu können. Doch auch unter diesen Voraussetzungen muss – solange die komplexe Wirkungsweise des menschlichen Immunsystems nicht im Detail bekannt ist – immer mit neuen, unkalkulierbaren Reaktionen gegen Gentransfersysteme gerechnet werden.

In Bezug auf die bisher für die Hämophiliepatienten genehmigten Protokolle bedeutet dies, dass Patienten, die in Zukunft mit einem (viralen) Vektor behandelt werden, vor allem auf den neu identifizierten Defekt des Immunsystems untersucht werden sollten. Sobald neue, durch das Immmunsystem verursachte oder anderweitige Komplikationen auftreten, sollte überlegt werden, die Gentherapie so lange einzustellen, bis die Ursachen hierfür geklärt sind.

Im Zusammenhang mit dem Tod des OTC-Patienten wurde bekannt, dass mittlerweile auch Patienten anderer Gentherapiestudien verstorben sind, ohne dass deren Tod sofort den Behörden gemeldet worden ist. Als Begründung gaben die Wissenschaftler und Ärzte an, dass diese Patienten an den Folgen ihrer schweren Erkrankung verstorben sind und sie deshalb die Behörden darüber nicht direkt in Kenntnis gesetzt haben.

Diese Vorfälle zeigen, dass die Gentherapie noch nicht die Transparenz hat, die für ihre erfolgsorientierte Entwicklung von großer Bedeutung ist. Dies ist nicht nur wichtig, um eine breite Akzeptanz in der Öffentlichkeit zu erlangen, sondern auch um alle möglichen Risiken und Fehler zu erforschen, die bei zukünftigen Gentherapieprotokollen ausgeschlossen werden können. Dabei darf auch das finanzielle Interesse von Firmen nicht davor abhalten, die Gentherapie vor ihrem Einsatz am Menschen genauestens zu überprüfen, und – wenn nötig – alte Strategien zu verwerfen und neue zu suchen.

Zusammenfassend lässt sich sagen, dass die Hämophilie nach wie vor ein gutes Modell für die Entwicklung einer Gentherapie ist. Es ist zwar noch ein weiter Weg, bis die Gentherapie denselben Sicherheitsstandard der bisher entwickelten Substitutionstherapie erreicht hat, aber man sollte dabei auch nicht vergessen, dass die Entwicklung dieser jetzt verfügbaren Therapie mit z. T. großen Komplikationen verbunden war.